Kohlhammer

Regina Becker

Beratung als pflegerische Aufgabe

Arbeitsmaterialien für Unterricht und Praxis

Verlag W. Kohlhammer

1. Auflage 2017

Alle Rechte vorbehalten
© W. Kohlhammer GmbH, Stuttgart
Gesamtherstellung: W. Kohlhammer GmbH, Stuttgart

Print:
ISBN 978-3-17-021170-4

E-Book-Format:
pdf: ISBN 978-3-17-024040-7

Danksagung

An der Erstellung eines Buches sind immer sehr viele Menschen beteiligt. Die größte Unterstützung zur Erstellung der Grafiken und deren Bearbeitung habe ich von Claudia Gembe erhalten. Sie leitet adacus, die Computerschule für Frauen in Wiesbaden. Claudia Gembe hat mich über viele Jahre mit einer unerschütterlichen Geduld, mit einer hohen Fachkompetenz und einer sehr motivierenden Freundlichkeit begleitet, dass ich kaum weiß, wie ich mich jemals bei ihr bedanken kann. Sie hat mit einer hohen Kreativität dazu beigetragen, dass die Dateivorlage vom Verlag akzeptiert werden konnte. Ganz herzlichen Dank dafür. Ihre Tochter, Sarah Gembe, hat zum Schluss das Setzen der Dateien und Grafiken vorgenommen. Nachdem wir die Termine dafür immer wieder verschieben mussten, danke ich ihr für ihre Geduld.

Als ich mit der Erstellung der Arbeitsblätter begonnen habe, dachte ich nicht an deren Veröffentlichung in Form eines Fachbuches. Deshalb danke ich der ehemaligen Schulleitung sowie der nachfolgenden Schulleitung Frau Regina Ludy der Gesundheits- und Kranken-/Kinderkrankenpflegeschule der Dr. Horst-Schmidt Kliniken Wiesbaden, dass sie mich mit dem Unterricht zur Beratung in den Lehrbetrieb aufgenommen haben. Sie haben mich mit viel Fachkenntnis unterstützt und mir immer motivierend zur Seite gestanden. Ganz besonders möchte ich mich bei dem stellvertretenden Schulleiter der Gesundheits- und Kranken-/Kinderkrankenpflegeschule Herrn Achim Rekow sowie allen Kursleiterinnen und der Praxisanleiterin bedanken. Die gemeinsamen Gespräche waren so unterstützend und hilfreich, dass mir dadurch immer neue Perspektiven für die Thematik eröffnet wurden. Seit langem arbeite ich mit Frau Birgit Schlier, der ehemaligen Kursleiterin für die Gesundheits-Kinderkrankenpflege an der Umarbeitung des Curriculums und der Standardisierung des Unterrichts. Ich danke ihr ganz besonders für ihre Anregungen, ihren Weitblick bei der Umsetzung des Themas im Unterricht aber auch für die Teilhabe an ihren umfangreichen Erfahrungen mit diesem Thema.

Ganz herzlich bedanken möchte ich mich auch bei allen Mitarbeiterinnen der Caritas AKADEMIE St. Vincenz, Altenpflegeschule Wiesbaden. Die Möglichkeit dort das Thema Kommunikation, Beratung, interkulturelle Beratung, Supervision und Ehrenamt zu unterrichten hat mich für die Schwierigkeiten der Unterrichtsgestaltung aber auch für die Umsetzung in die Pflegepraxis sensibilisiert. Ganz herzlichen Dank für die angenehme, wertschätzende und kooperative Atmosphäre in der Schule.

Ein großer Dank gilt auch den Mitarbeiterinnen des Deutschen Berufsverbandes für Pflegeberufe. Besonders möchte ich mich bei Herrn Klaus Kraft, dem Bildungsreferent vom DBfK Südwest in Stuttgart sowie den ehemaligen Bildungsreferentinnen Frau Kerstin Jährling-Roth und Frau Birgit Planitz bedanken. Sie haben mir die Möglichkeit gegeben, die Thematik als Fortbildungen für Pflegekräfte aufzuarbeiten und umzusetzen. Ganz herzlichen Dank dafür.

Meinen Schülerinnen und Schülern gilt ein ganz besonderer Dank. Sie haben mich durch vielfältige Diskussionsbeiträge auf Problemfelder hingewiesen, die ich so nicht bedacht hatte. Sie haben mir immer wieder die Stärken meines Unterrichtsansatzes aufgezeigt und mit mir zusammen überlegt, Schwachstellen zu verbessern. Ich danke Ihnen ganz besonders.

Für die vielen Anregungen, Korrekturvorschläge und die hohe fachliche Begleitung möchte ich mich zum Schluss ganz herzlich bei Nicole Köhler vom Lektorat Pflege beim Kohlhammer Verlag bedanken.

Inhaltsverzeichnis

Einleitung

Von April 2008 bis März 2016 arbeitete ich als Dozentin für die Gesundheits- und Krankenpflegeschule der Dr. Horst-Schmidt-Kliniken in Wiesbaden, etwas später habe ich an der Caritas Altenpflegeschule Wiesbaden begonnen Unterricht zum Thema Beratung in der Pflege zu konzipieren und zu gestalten. Parallel dazu konnte ich mit dem Deutschen Berufsverband für Pflegeberufe (DBfK) Fortbildungen zu dem Thema vorbereiten. Bei der Unterrichtsvorbereitung merkte ich schnell, dass es zwar eine unglaubliche Fülle von Literatur zum Thema Beratung gibt, dass aber kurze übersichtliche Arbeitsblätter für die Ausbildung in der Pflege eine Mangelware im Lehrbuchbereich sind. Ich wollte den Schülerinnen* in überschaubaren Portionen die wichtigsten Aussagen über das Thema vorlegen und so habe ich selbst angefangen Arbeitsblätter zum Thema Beratung in der Pflege zu erstellen. Die Rückmeldungen zu den Materialien wurden immer besser und aus der Sammlung entstand dann die Idee für dieses Buch.

Das vorliegende Buch ist die Zusammenfassung und Dokumentation meiner Arbeit der letzten acht Jahre. Es ist insgesamt ein privat entwickeltes und von den Schulen akzeptiertes Modellprojekt, um den Unterricht zur Beratung in der Pflege zu systematisieren und zu gestalten. Es bietet konzeptionelle sowie inhaltliche Vorschläge und leistet dabei zusätzlich den Transfer, theoretische Beratungsansätze in die Pflegepraxis umzusetzen.

Ein nicht zu unterschätzendes Problem des Themas ist, dass Beratung als Aufgabe der Pflege erst seit sehr kurzer Zeit verbindlich formuliert wurde. In der Pflegepraxis selbst wird Beratung aber schon seit Anbeginn der Pflege durchgeführt. Das bedeutet, dass wir auf eine lange historische Beratungstradition in der Pflegepraxis zurückgreifen können. Das Problem ist nun, dass es keine theoretischen Beratungskonzepte gibt, die speziell aus der Pflegepraxis entwickelt wurden. Problematisch ist auch, dass deshalb Beratungskonzepte aus der Psychologie und Sozialpädagogik in den Pflegebereich implementiert werden. Es geht dabei nicht nur um die Differenz zwischen der Theorie und Praxis, sondern auch um die Differenzen in der Theorie und der Praxis selbst. Sicherlich sollten psychologische sowie sozialpädagogische Grundkenntnisse Bestandteil jeder Pflegeausbildung sein, aber die Pflege ist ein davon zu unterscheidender Theorie- und Praxisbereich.

Pflegeschülerinnen müssen einen sehr umfangreichen Blick auf Probleme, Ressourcen und Behandlungsmöglichkeiten von Patientinnen entwickeln und dann auch in einer unmittelbaren Beziehung täglich stattfindende enge Körperkontakte zu Patientinnen erlernen. Die theoretische und praktische Komplexität der Pflegepraxis erfordert einen weit über psychologische sowie sozialpädagogische Konzepte hinausreichenden Blick und auch einen viel komplexeren Unterricht.

In diesem Sinn sind die vorliegenden Ausführungen als eine Tastbewegung an den sehr komplexen Themenbereich zu bewerten. Grundsätzliche Fragestellungen werden überhaupt erst deutlich, wenn die potenziellen Inhalte vorliegen. Erst dann werden die Differenzen, Spannungsverhältnisse, Umsetzungsschwierigkeiten sowie die Komplexität des Themas deutlich.

Eine umfassende wissenschaftliche Diskussion darüber, was denn Beratung als pflegerische Aufgabe sein soll, wie sie durchgeführt werden soll, wie die Vermittlung in der Ausbildung stattfinden soll und wie dieser Arbeitsbereich konkret von anderen Professionen abzugrenzen ist, steht noch aus. Vielleicht kann das vorliegende Buch einen Impuls für diese Debatte liefern.

In der Psychologie und Sozialpädagogik wird die Unterscheidung zwischen Erziehung, Bera-

---

* Aus Gründen der besseren Lesbarkeit wird im Text verallgemeinernd die weibliche Form verwendet. Diese Formulierung umfasst gleichermaßen weibliche und männliche Personen; alle sind damit selbstverständlich gleichberechtigt angesprochen.

tung und Therapie vorgenommen. Während Erziehung ein langwieriger Prozess ist, den jeder Mensch durchläuft, ist Beratung als eine kurze, punktuelle Intervention bei speziellen Problemen zu verstehen. Im Gegensatz zur Beratung ist Therapie ein längerer Prozess, der die Veränderung grundsätzlicher Verhaltensweisen anstrebt. Für jede einzelne dieser Interventionsformen gibt es speziell ausgebildete Fachkräfte: Erzieherinnen, Lehrerinnen, Sozialpädagoginnen sowie psychologische Psychotherapeutinnen und Psychiaterinnen etc.

Die Fachdiskussion zur Beratung in der Pflege unterscheidet im Gegensatz dazu die Interventionsformen der Information, Anleitung, Beratung und Unterstützung. Pflegekräfte sollen all diese Formen in der Ausbildung erlernen, patientenorientiert einsetzen und situationsgemäß reflektieren können. Das ist ein sehr hoher Anspruch sowohl für die theoretische Ausbildung, die Begleitung in der Praxis aber auch für die Bewertung der Beratungsleistungen von Schülerinnen.

Psychologische und sozialpädagogische Beratungskonzepte können uns dafür einen Weg zeigen. Sie können uns eine Strukturierungs- und Orientierungshilfe bieten. Aber wir sollten uns auch über deren Grenzen und Schwierigkeiten für die Pflege sensibilisieren. Die Beratung von Patientinnen wird aufgrund gesellschaftlicher Veränderungen immer wichtiger. Sie bietet der Pflege die Möglichkeit, ihr gesamtes Kompetenzspektrum einzusetzen. Bedeutsam ist, dass die Pflege ihren eigenen Weg im Beratungsdschungel finden muss. Perspektivisch ist es sinnvoll, selbstbewusst und kompetenzorientiert eine eigene Definition von Beratung zu entwickeln und sich nicht von den Erwartungshaltungen und Bewertungen anderer Professionen verunsichern zu lassen. Erst wenn die eigene Standortbestimmung in Bezug auf Beratung selbstbewusst vorgenommen wird, ist es auch möglich eine optimale Zusammenarbeit mit den anderen Professionen in die Praxis umzusetzen. Hierzu gibt es noch einen erheblichen Entwicklungsbedarf.

Das vorliegende Buch ist in diesem Sinne als ein Schritt auf einem bestimmt langen und diskussionsreichen Weg zu bewerten. Da in der Pflege vorwiegend Frauen arbeiten, wurde der Text weitestgehend in der weiblichen Sprachform verfasst. Männer sind in dieser Schreibweise eingeschlossen.

1 Voraussetzungen für die Beratung als pflegerische Aufgabe

Der Themenbereich „Beratung als pflegerische Aufgabe", wie er sich heute gestaltet, ist ein relativ neuer Arbeitsbereich. Es ist ein Theorie- und Praxisbereich, der sich noch in der Entwicklung befindet. Für die Beratung in der Pflege sind in den letzten Jahren einige konzeptionelle Vorschläge erarbeitet worden. Wir befinden uns aber in einer Situation, in der es noch keine verbindlichen Vorgaben gibt.

Die aktuelle Situation über die Beratung in der Pflege könnte man mit dem Bild des vorsichtigen Tastens beschreiben. Theoretikerinnen, Lehrende und andere Professionelle tasten sich langsam an die Frage heran, was Beratung in der Pflege sein kann, wie sie zu psychologischen Modellen steht, wie das Verhältnis von Theorie und Praxis zu handhaben ist und wie überhaupt der Unterricht gestaltet werden kann. Es ist auch unklar, welche Ziele in der Ausbildung angestrebt werden sollen. Erprobte und verbindliche Lösungsangebote sowie eindeutige Handlungsanweisungen liegen bislang nicht vor.

Um den Themenbereich zu strukturieren und die verschiedenen Diskussionslinien zu verdeutlichen, werden neun Ebenen voneinander unterschieden (siehe Abbildung). Um die Ansatzpunkte und Problemfelder der Beratung als pflegerische Aufgabe zu verdeutlichen, werden die unterschiedlichen Ebenen und die Ausgangssituation aus der jeweiligen Perspektive kurz beschrieben.

1.1 Fachdiskussionen

Die Entwicklung der Fachdiskussion zum Thema „Beratung als pflegerische Aufgabe" ist durch vielschichtige Beiträge begründet und begleitet worden. Die Notwendigkeit, dass Pflegekräfte nun auch offiziell Beratungsleistungen übernehmen sollen, hat theoretische, berufspolitische, gesellschaftliche und politische Hintergründe.

Innerhalb der Akademisierung der Pflege werden Konzepte diskutiert, die den Menschen nicht mehr als vorwiegend medizinisch betrachten, sondern als ein soziales Wesen in einer Körper-Seele-

Diskussionsebenen

Fachdiskussionen

Unterrichtskonzepte

Vorgaben für die Ausbildung

Expertenstandards

Die Inhalte des Unterrichts

Die Lehrenden

Die Schülerinnen

Die Situation in der Praxis

Die Patentinnen

Geist-Gesamtheit ansehen. Bedarfslagen von Patientinnen werden nicht mehr auf Krankheit und deren Beseitigung bezogen, sondern mit dem Ansatz der Salutogenese werden die Ressourcen und Fähigkeiten von Patientinnen in den Betrachtungsmittelpunkt gerückt. Wir befinden uns in einen Paradigmenwechsel der Theorie über Pflege.

Berufspolitische Diskussionen finden parallel zu dieser Entwicklung statt. Pflege grenzt sich deutlich von medizinischen Betrachtungsweisen ab und entwickelt eine eigene berufliche Identität, die sich zunehmend als gleichwertige Partnerinnen zu Ärzten und Ärztinnen positionieren. Die Diskussionen über die Beratung als pflegerische Aufgabe sind aber auch durch gesellschaftliche Veränderungen begleitet und begründet. Die demografische Alterung und die steigende Anzahl von alten und hochaltrigen Menschen verdeutlicht die Notwendigkeit einer kompetenten Versorgung durch Pflegekräfte. Im Rahmen der gesellschaftlichen Entwicklung sind die Erwartungshaltungen der Bevölkerung an Pflegekräfte gestiegen. Es gilt nicht nur die reine, praktische pflegerische Versorgung von Patientinnen zu übernehmen, sondern darüber hinaus auch begleitend und beratend zur Seite zu stehen. Die Anspruchshaltung und das Anspruchsniveau sind in den letzten Jahren erheblich gestiegen.

Zusätzlich haben sozialpolitische Veränderungen die Diskussion über die Beratung als pflegerische Aufgabe beeinflusst. Nicht nur die Implementierung des Pflegeversicherungsgesetzes sieht die Beratung von Pflegebedürftigen und Pflegepersonen vor, sondern auch die Kosteneinsparungen im Gesundheitswesen und die verkürzte Verweildauer im Krankenhaus begründen intensive Beratungen von Patientinnen und deren Angehörigen.

1.2 Unterrichtskonzepte

In der Literatur sind nur wenige Veröffentlichungen mit Unterrichtskonzepten zum Thema Beratung in der Pflege zu finden. Sonja Hummel-Gaatz und Axel Doll (2007) haben in dem Buch „Unterstützung, Beratung und Anleitung in gesundheits- und pflegerelevanten Fragen fachkundig gewährleisten" einen Vorschlag ausgearbeitet. Sie selbst haben ein systemisches Beratungsmodell mit dem Namen HUGADO entwickelt, mit dem sie Aspekte verschiedener psychologischer Ansätze auf die Pflege transferieren. Darin unterscheiden sie ein System der „Lebenswelt Patient" von einem „Betreuungssystem". Der Beratungsprozess stellt die Interaktionen zwischen der Pflegekraft, also dem „Betreuungssystem" und dem System „Lebenswelt Patient" dar. Dieser Prozess wird als dynamisch und interdependent verstanden und nicht als statisch, linear und eindimensional. Hummel-Gaatz und Doll (2007) beschäftigen sich aber auch mit der Umsetzung von Beratungswissen in der Ausbildung. Sie gehen auf Bedingungen, die inhaltliche Darstellung, die Didaktische Analyse sowie die Umsetzung und Evaluation des Unterrichts zur Beratung ein. Ziel des Unterrichts ist die Vermittlung

folgender Kompetenzbereiche (vgl. Hummel-Gaatz/ Doll 2007, S. 50-54):

- Fachkompetenz
- Methodenkompetenz
- Sozialkompetenz
- Personalkompetenz

1.3 Vorgaben für die Ausbildung

„In der Pflege gewinnt das Thema Beratung seit Jahren an Bedeutung. Als Teil des beruflichen Selbstverständnisses der Pflege findet sie beispielsweise ihren Niederschlag in den Inhalten der Expertenstandards des Deutschen Netzwerks für Qualitätsentwicklung in der Pflege (DNQP) und den neuen Qualitätsniveaus der Bundeskonferenz zur Qualitätssicherung im Gesundheits- und Pflegewesen (BUKO-QS). Beratung nimmt hier als pflegerisches Angebot einen wichtigen Stellenwert ein. Auch in der Rahmenberufsordnung, die der Deutsche Pflegerat im Jahr 2004 vorgelegt hat, wird Beratung der ‚Leistungsempfänger' und ihrer Bezugspersonen nicht nur als eigenständige Aufgabe professionell Pflegender aufgeführt, es wird darüber hinaus eine Pflicht zur Beratung dieser Personengruppen postuliert" (Koch-Straube 2008, S. 211-212).

Nach dem neuen Krankenpflegegesetz von 2004 gewinnt die Beratung, Anleitung und Unterstützung von Patientinnen eine besondere Bedeutung in der Ausbildung zur Gesundheits- und Krankenpflege. Im Krankenpflegegesetz § 3 Abs. 2 steht folgende Formulierung:

„(2) Die Ausbildung für die Pflege nach Absatz 1 soll insbesondere dazu befähigen, 1. die folgenden Aufgaben eigenverantwortlich auszuführen: [...] c) Beratung, Anleitung und Unterstützung von zu pflegenden Menschen und ihrer Bezugspersonen in der individuellen Auseinandersetzung mit Gesundheit und Krankheit" (www.juris.de).

In der Sozialgesetzgebung erlangt die Bedeutung der Beratung als pflegerischer Aufgabe einen zunehmenden Stellenwert. „Zu nennen sind hier die Beratung im ambulanten Bereich gemäß Rahmenempfehlung von § 132 SGB V, die Beratungseinsätze durch ambulante Pflegedienste bei Bezug von Pflegegeld nach § 37 Abs. 3 SGB XI, die Beratung pflegender Angehöriger nach § 45 SGB XI und die Arbeit der Pflegeberatungsstellen. Krankenhäuser sind durch die Rahmenempfehlung nach § 112 SGB V ebenfalls zur Beratung der Patienten verpflichtet. Auch wenn Pflege dort nicht explizit genannt wird, muss sie sich als größte Berufsgruppe dieser Beratungspflicht im Krankenhaus stellen" (Koch-Straube 2008, S. 212).

1.4 Expertenstandards

Historische Entwicklung

1999 wurde das Deutsche Netzwerk für Qualitätsentwicklung in der Pflege (DNQP) in Kooperation mit dem Deutschen Pflegerat (DPR) und mit finanzieller Förderung des Bundesministeriums für Gesundheit (BMG) als Pilotprojekt gegründet.

„Diesem Gremium aus Fachkollegen der Pflege wurde die Entwicklung, Konsentierung und Veröffentlichung von evidenzbasierten Nationalen Expertenstandards übertragen. Für die Durchführung wissenschaftlicher Projekte und Veröffentlichungen steht außerdem ein wissenschaftliches Team an der Fachhochschule Osnabrück zur Verfügung" (Schmidt 2009, S. 3).

Das Deutsche Netzwerk für Qualitätsentwicklung hat bisher sieben Expertenstandards erarbeitet und veröffentlicht (vgl. Schmidt 2009):

Veröffentlichte Expertenstandards

1. Dekubitusprophylaxe (2. Auflage 1999–2000)
2. Entlassungsmanagement (April 2004)
3. Schmerzmanagement (Mai 2005)
4. Sturzprophylaxe (Februar 2006)
5. Förderung der Harnkontinenz (April 2007)
6. Pflege von Menschen mit chronischen Wunden (Juni 2008)
7. Ernährungsmanagement zur Sicherstellung und Förderung der oralen Ernährung (2007–2009).

Ziele von Expertenstandards

1. Berufliche Aufgaben und Verantwortungen zu definieren.
2. Innovationen in Gang zu setzen.
3. Eine evidenzbasierte Berufspraxis, berufliche Identität und Beweglichkeit zu fördern.
4. Grundlage für einen konstruktiven Dialog über Qualitätsfragen mit anderen Gesundheitsberufen zu sein. (Schmidt 2009, S. 3)

Struktur eines Expertenstandards

S 1	Risikoerhebung, Sceening, Assessment
S 2	Erforderliche Kompetenz
S 3	Maßnahmenplanung
S 4	Schulung und Beratung
S 5	Kooperation
S 6	Evaluation (ebd. S. 4)

Zur Struktur gehören die jeweilige Beschreibung der Prozesskriterien (P1–6) sowie die Ergebniskriterien (E1–6).

„Das DNQP verbindet mit der Beratung ein zentrales ethisches Prinzip, das verpflichtet, Patienten umfassend zu beraten und ihnen Entscheidungs- und Handlungsfreiraum zu eröffnen. Mehrere Handlungsalternativen sollten dem Bewohner [Patienten] vorgestellt werden und die Folgen und Gefahren diskutiert werden. Um eine gute Beratung durchführen zu können, sollte die beratende Fachkraft über spezielle Kompetenzen verfügen" (Schmidt 2009, S. 8):

Beratungskompetenz

- Fundiertes Fachwissen
- Ggf. Spezialwissen
- Intuition
- Kommunikationsfähigkeit
- Problemlösekompetenz
- Erkennen der Selbstkompetenz des Patienten bzw. seiner Angehörigen (ebd.)

Beratungsziele

- Gesundheitsförderung
- Vermeidung von Krankheiten
- Dadurch Senkung von Behandlungskosten
- Beratungseinsatz nach SGB XI, § 37, 3:

- zur Sicherung der Qualität
- zur regelmäßigen Hilfestellung
- zur praktischen pflegefachlichen Unterstützung der häuslich Pflegenden (ebd.)

1.5 Inhalte des Unterrichts

Der Rahmenlehrplan gibt eine grobe Richtung, welche Inhalte im Unterricht behandelt werden sollen und welche Ziele angestrebt werden.

Ein zentrales Ziel darin ist die Ausbildung von Beratungskompetenz. Welche Beratungskonzepte gelehrt werden, wie die Inhalte in den anderen Fachunterricht integriert werden können und welche Anleitung in der Praxis notwendig ist, bleibt allerdings offen.

Letztendlich bleibt die inhaltliche Ausgestaltung des Unterrichts in der Hoheit jeder einzelnen Schule. In der Konsequenz müssen die Lehrenden ein eigenes Unterrichtskonzept erstellen und dies auch evaluieren. Es ist eine Situation, die eine hohe Fachkompetenz über die Beratung als pflegerische Aufgabe von allen Lehrenden erwartet ohne verbindliche Orientierungshilfen nutzen zu können. Das Positive an dieser Situation ist, dass ein großer Handlungsspielraum zur Gestaltung des Unterrichts möglich ist, der auch einen Raum für kreative Impulse ermöglicht.

Da die Beratung als pflegerische Aufgabe auf sehr unterschiedliche Pflegesituationen und sehr unterschiedliche „Pflegeinhalte" zu beziehen ist, müssen sich die unterschiedlichen Dozentinnen optimal miteinander vernetzen. Der Unterricht zur Beratung setzt daher eine hohe Form der Kooperation zwischen den Dozentinnen voraus.

Gleichzeitig wird mit dem Inhalt über die Beratung die Frage zum Verhältnis zur Praxis aufgeworfen. Beratung gilt es sowohl theoretisch als auch praxisorientiert zu vermitteln und zu üben.

Die Schwerpunkte der inhaltlichen Gestaltung des Unterrichts werden mit diesem Buch systematisiert. Grundsätzlich ist es darüber hinaus sinnvoll, den Unterricht in vier Schwerpunkte zu unterteilen: Die Theorie der Beratung, der Fachunterricht, die Praxisanleitung und die Praxis. Die einzelnen Schwerpunkte können dann mit Fallbesprechungen vernetzt vermittelt und gelernt werden.

1.6 Lehrende

Die Lehrenden in der Gesundheits- und Krankenpflegeausbildung sind nun gefordert, die gesetzlichen Vorgaben und die Rahmenlehrpläne umzusetzen. Sie sind mit spezifischen Zielsetzungen des Gesetzgebers konfrontiert, aber der Weg zu diesen Zielen bleibt sowohl in der Fachdiskussion als auch in den Unterrichtskonzepten doch etwas im Dunkeln. Die Tatsache, dass es relativ wenige Unterrichtsmaterialien zur Beratung in der Pflege gibt, ist ein Indiz für das Schattendasein dieses Themas.

Das Ziel Beratungskompetenz bei den Schülerinnen aufzubauen, kann aus der Sicht der Lehrenden unterschiedlich verstanden und umgesetzt werden. Während eine Sichtweise an der Ausbildung von Sozialpädagoginnen orientiert ist und Selbsterfahrung als einen zentralen Baustein zum Erlernen von Beratungskompetenz bewertet, orientieren sich andere eher am traditionellen Unterricht zur Pflege, die aus einer Kombination von Theorie und Praxisanleitung besteht.

Die Lehrenden befinden sich in einem Tastfeld, das zwischen den gesetzlichen Zielen, ihren Erfahrungen in der Lehre, den Ressourcen der Schülerinnen und den potenziellen Bedürfnissen von Patientinnen einen Weg zur Beratung als pflegerische Aufgabe finden soll.

Ein Anker sind die Beratungskonzepte, die aus dem psychologischen und sozialpädagogischen Bereich stammen. Die Lehrenden und auch die Schülerinnen erkennen relativ schnell die Möglichkeiten aber auch die Grenzen dieser Konzepte im Transfer auf die Pflegepraxis. Sie müssen dann den Schülerinnen die Diskrepanz zwischen psychologischer und pflegerischer Beratung sowie die Diskrepanz zwischen Theorie und Praxis kompetent verdeutlichen. Fallbesprechungen bieten dabei eine Möglichkeit, den Nutzen für die Pflegepraxis aufzuzeigen. Der direkte Bezug zwischen Theorie und Praxis kann damit hergestellt werden, sodass die Diskrepanzen der Umsetzung so gering wie möglich bleiben.

An dieser Stelle wird deutlich, dass ein erheblicher Forschungsbedarf zu diesem Thema besteht. Für die Lehrenden müsste die Pflegeforschung Anregungen, Strukturierungshilfen und methodische Vorschläge für den Unterricht anbieten.

1.7   Schülerinnen

Die Schülerinnen der Gesundheits- und Krankenpflege sind in der Regel junge Erwachsene, die zu Beginn der Ausbildung wenig Wissen und Erfahrung zur Beratung mitbringen. Sie sind gefordert, sich inhaltliches Wissen zur Pflege von Patientinnen anzueignen und sollen parallel dazu Beratungskompetenz erwerben. Das heißt, dass sie das in der Ausbildung erworbene Wissen, Handeln und Verstehen in der Beratung von Patientinnen weitergeben sollen. In den Beratungen müssen sie nicht nur über kompetentes Fachwissen sondern auch über hohe kommunikative Fähigkeiten und methodische Kompetenz verfügen.

Aus der Perspektive der Schülerinnen entstehen nun mehrfache Diskrepanzen: Zum einen erleben sie einen kaum überwindbaren Gegensatz zwischen Theorie und Praxis. Sie erlernen Beratungswissen, das in der Praxis nur schwer umsetzbar ist. Parallel dazu lernen sie manchmal auf den Stationen Pflegekräfte kennen, die Beratung in der Pflege nicht als ihren Aufgabenbereich definieren. Die Schülerinnen finden nur wenige Vorbilder für eine optimale Beratung.

Es scheint, als ob dies mit einer berufspolitischen Sinn- und Identitätsfrage verknüpft ist, die diametral den Vorgaben zur Ausbildung gegenübersteht. „Weshalb sollen wir nun auch noch die Patientinnen beraten, dafür haben wir doch gar keine Zeit"; „Das mit der Beratung, das machen wir so zwischendurch"; „Wenn es einem Patienten schlecht geht, dann können wir den psychologischen Dienst einschalten". Es scheint, als ob die Beratung in der Pflege noch nicht als zentraler Bestandteil pflegerischer Tätigkeit angekommen ist und noch nicht die berufspolitische Identität bestimmt.

Irgendwie müssen dann die Schülerinnen einen Weg zwischen den Anforderungen zur Ausbildung und dem in der Praxis gängigen Umgang mit dem Thema Beratung finden. Um die Ausbildungsziele zu erreichen, müssen sie mehr oder weniger in individueller Verantwortung einen Weg finden, die Diskrepanzen zu bewältigen. Hier sind insbesondere die Lehrenden aber auch die in der Praxis Verantwortlichen gefordert, Hilfen zur Bewältigung anzubieten.

1.8   Situation in der Praxis

Der Berufsalltag im Krankenhaus ist durch eine hohe Arbeitsdichte mit vielfältigen Aufgaben verbunden. Zeitdruck und hohe Anforderungen an die Auszubildenden und examinierten Pflegekräfte lassen ausführliche Gespräche mit Patientinnen selten zu. Bei einigen examinierten Pflegekräften liegt eine Mentalität vor, nach der Gespräche mit Patientinnen als „Luxus" bewertet werden. Beratungsgespräche werden nicht als arbeitsbezogene pflegerische Tätigkeit aufgefasst. Selten sind Pflegekräfte auf den Stationen in Gesprächsführung oder Methoden der Beratung geschult.

Es kann auch eine Mentalität vorherrschen, in der alle Beratungsleistungen an andere Berufsgruppen abgegeben wird. Patientinnen mit Diabetes Mellitus werden in die Hände der Ernährungsberaterinnen gegeben oder solche mit einem Schlaganfall werden den Krankengymnastinnen zugeordnet. Bei psychischen Schwierigkeiten wird der psychologische Dienst eingeschaltet und bei Fragen zur sozialen Situation wird die Case Managerin oder der Sozialdienst mit Beratungsdienstleistungen beauftragt.

Die Situation in der Praxis ist den „Vorgaben zur Ausbildung" im Grunde diametral entgegengesetzt. Damit die Schülerinnen Beratungskompetenz entwickeln können und Beratung in der Pflege als zentralen pflegerischen Aufgabenbereich lernen und bewerten können, bräuchten wir im Grunde ganz andere Voraussetzungen in der Praxis.

Auf einer organisatorischen Ebene wären Beratungsnetzwerke und Beratungsvisiten sinnvoll.

Auf einer personellen Ebene wären Fortbildungen in Beratung für examinierte Pflegekräfte notwendig. Es wäre auch zu überlegen, Mentoren zur Beratung auszubilden, die Schülerinnen in der Praxis zu Beratungen anleiten und begleiten.

Zu berücksichtigen ist auch der immense Beratungsbedarf im Übergang vom Krankenhaus in das häusliche Umfeld. Die Beratung sollte sowohl für den stationären als auch für den ambulanten Pflegebereich ausgerichtet sein. Es scheint derzeit, dass Pflegekräfte im ambulanten Bereich viel selbstverständlicher Beratungsleistungen erbringen als im stationären Umfeld von Krankenhäusern. Hier kann die stationäre Pflege noch einiges verbessern.

1.9 Patientinnen

Wir haben es in der Praxis mit den verschiedensten Menschen zu tun. Bei der systematischen Betrachtung von Patientengruppen sollten u. a. folgende Aspekte berücksichtigt werden:

- Alter (Säuglinge, Kleinkinder, Kinder, Jugendliche, Erwachsene, ältere Menschen, hochaltrige Menschen)
- Geschlecht
- Bildungsstand
- Kulturelle Identität
- Religiöse Zugehörigkeit
- Sexuelle Orientierung
- Krankheitsbilder
- Soziale Situation
- Bewältigungsstrategien
- Finanzielle Situation etc.

Die Beratung in der Pflege sollte diese unterschiedlichen Aspekte, die die Persönlichkeit von Patientinnen kennzeichnen, berücksichtigen und personenzentriert darauf eingehen können. Das ist sicherlich eine immense Anforderung an die Theorie und Praxis der Beratung, aber nur durch die Berücksichtigung dieser Aspekte kann Beratung überhaupt zieldienlich sein.

Die Vielschichtigkeit von Beratungssituationen und auch der Beratungskompetenzen, die ge-

fordert sind, wird deutlich, wenn wir uns verschiedene Patienten anschauen. Es ist ein immenser Unterschied, ob wir eine Wöchnerin beim Stillen anleiten und beraten oder ob wir einen dementiell erkrankten hochaltrigen Mann begleiten.

Aber bei allen Unterschieden, die in der Beratungspraxis zu berücksichtigen sind, ist es möglich eine Grundstruktur oder Grundhaltung der Beratung zu implementieren. Die Grundhaltung von Auszubildenden und examinierten Pflegekräften sollte durch eine Haltung der Achtung, des Respekts und der Toleranz gekennzeichnet sein. Die Kommunikation zwischen Pflegekräften und Patientinnen sollte dabei durch Empathie, Wertschätzung und Echtheit von Seiten der Pflegekräfte gestaltet werden.

1.10 Ausblick

Beim Blick auf die unterschiedlichen Diskussionsebenen zur pflegerischen Beratung fallen mindestens vier Spannungsverhältnisse auf:

Theorie versus Praxis

Die Theorieentwicklung zur Beratung in der Pflege verwendet zum größten Teil Ansätze aus der Psychologie oder Pädagogik. Beratungsansätze, die speziell den Bereich der Pflege berühren oder aus der Praxis der Pflege selbst entstanden sind, liegen nur im Ansatz von Ursula Koch-Straube (2001)/(2008) und Hummel-Gaatz/Doll (2007) vor. Problematisch ist, dass in der Praxis viele Vorraussetzungen für eine gelungene Beratung nicht gegeben sind. Allein der Zeitdruck im Krankenhaus oder die fehlenden Räumlichkeiten sind Schwierigkeiten, die eine Beratung nach den Vorgaben der Theorie erschweren. Aber auch das berufspolitische Verständnis ist ein Problemfeld. Während ältere Pflegekräfte oft Beratung nicht als eine originär pflegerische Aufgabe betrachten und auch über wenig theoretische Kenntnisse zu den Beratungsansätzen verfügen, werden nun jüngere Generationen ausgebildet, bei denen Beratung einen deutlichen Schwerpunkt hat.

Ambulant versus stationär

In der ambulanten Pflege hat Beratung eine wesentlich höhere Bedeutung als in der stationären Versorgung. Dies wird durch die Vorgaben des Pflegeversicherungsgesetzes deutlich. Beratung kann dort auch als spezielle pflegerische Leistung abgerechnet werden.

Akutkrankenhaus versus Langzeitpflege

Obwohl gerade in einem Akutkrankenhaus die Liegezeiten immer kürzer werden und die Anzahl chronisch Erkrankter zunimmt, also der Beratungsbedarf steigt, ist es momentan nicht vorgesehen, Beratungen durch Pflegekräfte institutionell zu verankern und zu finanzieren. In der Langzeitpflege so z. B. in Reha-Einrichtungen oder in der stationären Altenpflege hingegen ist die Bedeutung der Beratung wesentlich höher. Insbesondere der Einbezug von Angehörigen wird hier als wichtig erachtet. Aufgrund der längeren Liegezeiten kann auch eine nähere Beziehung zu Patientinnen oder Heimbewohnerinnen aufgebaut werden, die dann für Beratungen in der Pflege ein engeres Vertrauensverhältnis schafft als bei kurzen Liegezeiten in einem Akutkrankenhaus. Eine Schwierigkeit ist dort, dass innerhalb kürzester Zeit und mit ganz geringem Zeitaufwand eine patientenorientierte Beratung erfolgen soll.

Bedarfsorientierung versus Budgetorientierung

Insgesamt ist zu erkennen, dass die Versorgung nach den Pflegestandards und einer patientenorientierten Pflege eher bedarfsorientiert ist. Im Gegensatz dazu ist die Ausrichtung der Träger im Gesundheitswesen budgetorientiert. Die Bedürfnisse der Patienten und Angehörigen stehen damit im Gegensatz zu ökonomischen Interessen.

2 Curriculum für die Ausbildung in der Gesundheits- und Krankenpflege

2.1 Ausbildungsbestandteile

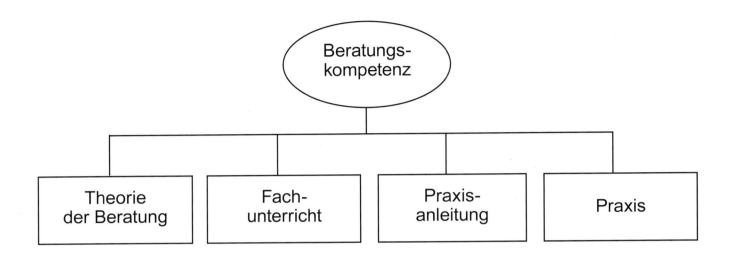

Beratungskompetenz in der Pflege

In der Pflegeausbildung ist es sinnvoll, vier Lernbereiche miteinander zu verbinden:

- die Theorie der Beratung,
- den Fachunterricht,
- die Praxisanleitung und
- die Ausbildung in der Praxis.

Im Unterricht zur Beratungstheorie sollten zuerst Grundlagen der Beratung besprochen werden. Dazu sollte ein Verweis auf die Bedeutung der Kommunikation sowie der Bezug auf die Prävention und Gesundheitsförderung für Beratungssituationen verdeutlicht werden. Außerdem sollte die gesellschaftliche, berufspolitische aber auch individuelle Bedeutung der Beratung erläutert werden. Danach können Grundlagen der Gesprächsführung besprochen werden. Das Thema Anleitung in der Pflege baut darauf auf. Anschließend wird die Anleitung von Patienten und Angehörigen anhand von Fallbeispielen und Rollenspielen vertieft. Im Anschluss werden Beratungskonzepte vorgestellt. Es ist sinnvoll, nicht mehr als drei Konzepte vorzustellen, damit die Auszubildenden nicht überfordert werden. Es folgen dann Fallbesprechungen und Rollenspiele zur Verknüpfung der Beratungskonzepte mit der Praxis. Gleichzeitig können die Schülerinnen dadurch einen ersten Zugang zur Planung und methodischen Gestaltung von Beratungssituationen erlangen.

Im Anschluss daran wird das Thema Beziehungs- und Konfliktmanagement näher vertieft. Die Beratungsansätze zur Begleitung von Pflegekräften schließen die theoretischen Grundlagen ab. Parallel dazu werden in den einzelnen Schwerpunktmodulen die Beratungskonzpte auf spezifische Problemsituationen wie Schmerzen, Rehabilitation, Frühgeborene, ältere Menschen, chronische Erkrankungen, psychische Erkrankungen, Demenz, Angehörige sowie onkologische Erkrankungen angewendet und mit Fallbesprechungen verdeutlicht. Das Curriculum bezieht sich auf den Rahmenlehrplan und Ausbildungsrahmenplan für die Ausbildung in der Gesundheits- und Krankenpflege und Gesundheits- und Kinderkrankenpflege des Landes Rheinland-Pfalz (vgl. Ministerium für Arbeit, Soziales, Gesundheit, Familie und Frauen des Landes Rheinland-Pfalz 2005).

2.2 Methoden des Unterrichts

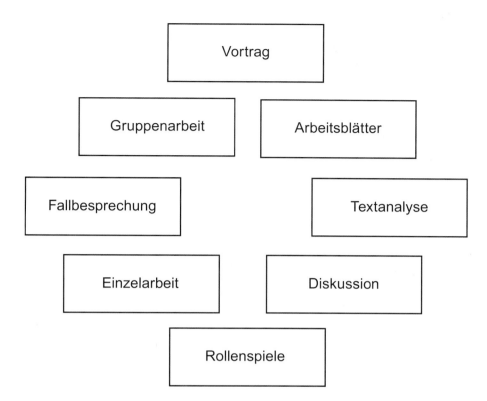

Inhaltliche Verbindungen

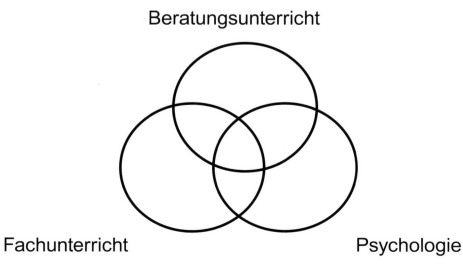

2.3 Curriculum zur Anleitung und Beratung in der Pflege als Übersicht

1. Einheit	Grundlagen der Beratung	Modul 1	Einführungsblock	8 Std.
2. Einheit	Anleitung in der Pflege	Modul 4c	Block 2	16 Std.
3. Einheit	Bearbeitung eines Fallbeispiels	Modul 4b	Block 3	8 Std.
4. Einheit	Beratung in der Pflege	Modul 6c/ 8c/10c	Block 4	20 Std.
5. Einheit	Vertiefung und Reflexion	Modul 13c	Block6/7	8 Std.
6. Einheit	Beziehungs- und Konfliktmanagement	Modul 15 a/b	Block 6/7	16 Std.
7. Einheit	Beratung für Pflegekräfte	Modul 22/23	Block 9/10	12 Std.

Becker/Schlier 2010

Modul 17c	Schmerzen	Block	8 Std.
Modul 18c	Rehabilitation	Block	8 Std.
Modul 24	Frühgeborene	Block	4 Std.
Modul 25	Ältere Menschen	Block	4 Std.
Modul 27	Chronische Erkrankungen	Block	4 Std.
Modul 28	Psychische Erkankungen	Block	1 Std.
Modul 29	Demenz	Block	4 Std.
Modul 25/ 27/28/29	Angehörige	Block	16 Std. (Einarbeiten)
Modul 30	Onkologische Erkrankungen	Block	1 Std.

2.4 Curriculum zur Anleitung und Beratung in der Pflege mit Inhalten

1. Einheit	**Grundlagen der Beratung** Verbindung von Kommunikation und Prävention unter dem Aspekt der Beratung, Ziele der Beratung in der Pflege, Bedeutung der Beratung für die Pflege, gesellschaftlich, berufspolitisch, Grundlagen der Gesprächsführung	Modul 1	Einführungs-block	8 Std.
2. Einheit	**Anleitung in der Pflege** Anleitungsprozess, Phasen und Schritte der Anleitung, was zu beachten ist, Ziele, Methoden, Organisation der Anleitung, Problemsituationen in der Anleitung; Übungen im Rollenspiel	Modul 4c	Block 2	16 Std.
3. Einheit	**Bearbeitung eines Fallbeispiels** Verbindung von Pflegeprozess und Anleitungsprozess. Thema: Atmung und Kreislauf, Teamteaching mit Kursleitung	Modul 4b	Block 3	8 Std.
4. Einheit	**Beratung in der Pflege** Beratungskonzepte, Klientenzentrierte Beratung (Rogers), Lösungsorientierte Beratung (Bamberger), Fallbesprechungen	Modul 6c/8c/10c	Block 4	20 Std.
5. Einheit	**Vertiefung und Reflexion** Schwierige Praxissituationen bezogen auf die Themen vorrangegangener Module	Modul 13c	Block6/7	8 Std.
6. Einheit	**Beziehungs- und Konfliktmanagement** Grundlagen Beziehungsgestaltung in der Pflege, Grenzen setzen, Konfliktarten, Konfliktmanagement in der Pflege	Modul 15 a/b	Block 6/7	16 Std.
7. Einheit	**Beratung für Pflegekräfte** Supervision, Kollegiale Beratung, Mitarbeitergespräche, Coaching, Balint Gruppen, Mediation	Modul 22/23	Block 9/10	12 Std.

Becker/Schlier 2010

2.5   Integration von Anleitung und Beratung zu den Modulen

Modul 17c	Pflegebedürftige Menschen aller Altersgruppen, Angehörige und Bezugspersonen im Zusammenhhang mit dem Schmerzmanagement schulen, anleiten und beraten.	Block	8 Std.
Modul 18c	Pflegebedürftige Menschen aller Altersgruppen, Angehörige und Bezugspersonen im Zusammenhang mit rehabilitativen Maßnahmen schulen, anleiten und beraten	Block	8 Std.
Modul 24	Frühgeborene und ihre Eltern unterstützen, begleiten und beraten.	Block	4 Std.
Modul 25	Pflegebedürftige ältere Menschen, Angehörige und Bezugspersonen unterstützen, begleiten und beraten.	Block	4 Std.
Modul 27	Menschen aller Altersgruppen, Angehörige und Bezugspersonen im Zusammenhang mit chronischen Erkrankungen unterstützen, begleiten und beraten.	Block	4 Std.
Modul 28	Psychisch kranke Menschen aller Altersgruppen, Angehörige und Bezugspersonen unterstützen, begleiten und beraten.	Block	1 Std.
Modul 29	Dementiell erkrankte Menschen, Angehörige und Bezugspersonen unterstützen, begleiten und beraten.	Block	4 Std.
Modul 25/ 27/28/29	Beratung von Angehörigen (Zusammenfassung der Module in einem Schwerpunkt)	Block	16 Std.
Modul 30	Onkologische erkrankte Menschen aller Altersgruppen, Angehörige und Bezugspersonen unterstützen, begleiten und beraten.	Block	1 Std.

vgl. MfASGFuF Rheinland-Pfalz 2005

3 Wahrnehmen, Beobachten und Kommunizieren

3.1 Wahrnehmen

Um einen Anleitungs- oder Beratungsbedarf zu erkennen und dann die Situation professionell zu gestalten, ist eine sensible Wahrnehmung und Beobachtung der Patientinnen und deren Angehörigen eine grundlegende Voraussetzung.

„Die klassische Definition von Wahrnehmung ist die Aufnahme von Reizen aus der Umwelt mithilfe der Sinnesorgane [...] Prof. Dr. A. D. Fröhlich (1994) Sonderpädagoge und heilpädagogischer Psychologe, definiert Wahrnehmung als die sinngebende Verarbeitung von inneren und äußeren Reizen unter Zuhilfenahme von Erfahrung und Lernen" (Eißing 2007, S. 5).

Der Wahrnehmungsprozess beinhaltet mehrere Schritte in der Aufnahme und Verarbeitung von Reizen. Zuerst wird ein Reiz über die Sinneszellen aufgenommen. Die Sinneszellen werden auch als Rezeptoren bezeichnet und befinden sich in den Augen, den Ohren, der Nase, der Zunge oder der Haut. Die Sinneszellen sind durch spezielle Strukturen ausgestattet. „Die Riechzellen in der Nase sind z.B. so geartet, dass sie ganz spezielle Moleküle aus der Einatemluft aufnehmen können. Nachdem das Aufnahmeorgan erregt ist, erfolgt die Weiterleitung über Nervenbahnen zum sensorischen Rindenfeld der Großhirnrinde. Reize der Riechschleimhaut werden z.B. über den Riechnerv an das Riechzentrum übermittelt. Erreicht der Reiz das Zielorgan, wird er von den Hirnzentren verarbeitet. Die Impulse aus der Riechschleimhaut werden im Riechzentrum zusammengesetzt und wir können einen spezifischen Geruch wahrnehmen. Bei diesem Vorgang werden die ankommenden Reize gruppiert und mit Mustern verglichen, die bereits in nahe gelegenen Erinnerungsfeldern des Riechzentrums abgespeichert sind" (Eißing 2007, S. 5–6).

Das Gehirn besteht aber auch noch aus anderen Zentren, die miteinander verbunden sind und Reize verarbeiten. „Das Riechzentrum ist z.B. mit dem Hirnstamm, dem limbischen System und dem Großhirn verbunden. Erkannte Gerüche werden über diesen Weg als angenehm, unangenehm oder gefährlich empfunden, je nachdem, mit welchen Erfahrungen und Erinnerungen der Geruch in Verbindung gebracht wird. Es folgen Reaktionen in Form von Empfindungen wie Eckel, Angst, Freude, Schweißausbruch. Sie verfolgen den Zweck der Anpassung bzw. der Veränderung" (ebd., S. 6). Wie wichtig eine sensible Wahrnehmung für Anleitungs- und Beratungssituationen ist, können wir am Thema der Inkontinenz erkennen. Es gibt betroffene Patientinnen, die eine große Angst davor haben unangenehm zu riechen und sich mit dieser Angst an Pflegekräfte wenden. Bei anderen Patientinnen werden demgegenüber die Angehörigen oder Pflegekräfte durch einen unangenehmen Geruch auf das Problem der Inkontinenz aufmerksam und können dann Anleitungen und Beratungen zur Bewältigung des Problems anbieten.

Interessant ist dabei, dass die Wahrnehmungssituation der Patientinnen auf der einen Seite und die der Pflegekräfte auf der anderen Seite übereinstimmen können, also eine Situation gleichwertig eingeschätzt wird. Es kann aber auch zu immensen Differenzen bei der Wahrnehmung eines Problembereichs kommen. Um solche Situationen zu bewältigen, können spezielle Anleitungen und Beratungen angeboten werden.

3.1.1 Entwicklung der Wahrnehmung

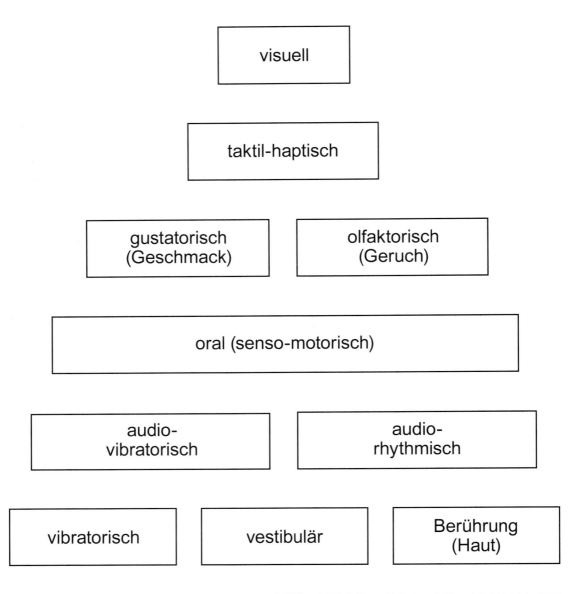

vgl. Eißing 2007, S. 7 modifiziert nach Bienstein/Fröhlich, 1995

„Die Entwicklung des Wahrnehmungssystems verläuft stufenförmig. Bis zur 12. Schwangerschaftswoche bildet sich die sensorische Basis. Dazu gehören die vibratorische (Vibrationen), die vestibuläre (Gleichgewicht) und die somatische (Körper) Wahrnehmung. Die Körperwahrnehmung geschieht über die Haut und die inneren Organe. [...]

Der Geruchssinn ist an die Einatmung durch die Nase gebunden. Ein neugeborenes Kind kann bereits nach ein paar Tagen die Mutter am Geruch erkennen und die Muttermilch schmecken [...]

Nach der Geburt entwickelt sich das Wahrnehmungssystem weiter und überlagert schrittweise die Basiswahrnehmungen des noch ungeborenen Kindes. Da sie aber im sensorischen Gedächtnis gespeichert sind, verlieren sie nie ihre emotionale Bedeutung" (Eißing 2007, S. 6-7).

3.1.2 Wahrnehmungsmöglichkeiten

Sinn	Organ und Rezeptor	Funktion und Wirkung
Sehsinn: visuelles System	Auge: Fotorezeptoren	• Raumorientierung und Sicherheit • Mitwirkung am Bewegungssinn • Positive und negative visuelle Erlebnisse
Hörsinn: auditives System	Ohr: akustische Sensoren in Form von Haarzellen	• Raum- und Richtungsorientierung • Gefahrerkennung • Positive und negative Hörerlebnisse
Gleichgewichtssinn: vestibuläres System	Gleichgewichtsorgan: vestibuläre Sensoren in Form von Haarzellen	• Raum- und Richtungsorientierung • Mitwirkung an der Bewegungswahrnehmung
Geruchssinn: olfaktorisches System	Riechschleimhaut der Nase: olfaktorische Sensoren in Form von Zilien (fadenförmige Ausläufer)	• Kontrolle der Einatemluft • Schutz und Orientierung • positive und negative Geruchsempfindungen
Geschmackssinn: gustatorisches System	Zunge: Chemorezeptoren der Geschmacksknospen auf der Zunge	• Kontrolle der Nahrung • Schutz und Orientierung • positive und negative Geschmacksempfindungen
Berührungssinn: haptisch-taktiles System	Haut: a. Mechanorezeptoren b. Nozizeptoren c. Thermorezeptoren	a. Druck und Vibrationen: Orientierung u. Körpereigenwahrnehmung b. Schmerzregistrierung: Schutz, Vorbereitung zur Flucht c. Temperaturwahrnehmung Wärme und Kälte: Schutz, Orientierung, positive und negative Empfindungen
Muskel- und Gelenksinn: kinästhetisches System	Muskeln, Sehnen und Gelenke: a. Propriozeptoren b. Nozizeptoren	a. Körpereigenwahrnehmung, Beteiligung am Gleichgewichtssinn und Bewegungssinn, Tonusregulation b. Schmerzwahrnehmung: Schutz, Flucht
Bewegungssinn: kinästhetisches System	Gleichgewichtsorgan, Muskeln, Sehnen, Gelenke und Augen sowie deren Rezeptoren (s.o.)	• Wahrnehmung von Beschleunigung • Orientierung und Abschätzungsmöglichkeiten bei Bewegung • Tonausgleich • Positive und negative Empfindungen durch Beschleunigung
Innerer Organsinn: viszerales System	Organe des Brust- und Bauchraumes: Viszerozeptoren, Nozizeptoren	• Vegetative Regulation der Organfunktionen

Eißing 2007, S. 8

3.1.3 Einflussfaktoren auf die Wahrnehmung

Es werden drei Gruppen von Einflussfaktoren unterschieden (Eißing 2007, S. 19-31):

Physiologische Einflussfaktoren
- Gewöhnungseffekt
- Entfaltung der Sinne
- Wahrnehmungsschwelle
- Verschmelzung
- Assimilation
- Kontrastierung
- Spezielle pathologisch-physische Einflussfaktoren

Psychische Einflussfaktoren
- Aktuelle Bedürfnisse
- Aktueller emotionaler Zustand
- Motivation
- Interesse
- Biografie und Lebenserfahrung
- Persönliche Charaktereigenschaften
- Einstellungen und Wertvorstellungen
- Soziale Situation
- Reizentzug
- Reizüberflutung
- Habituation

Soziale Wahrnehmung
„[B]edeutet die Wahrnehmung von Personen aus der Umgebung in Abhängigkeit von der Selbstwahrnehmung, von sozialen Vergleichsprozessen und Faktoren aus der Umgebung. Sie wird wesentlich geprägt durch die Persönlichkeitsentwicklung, individuelle Eigenschaften und kulturelle Besonderheiten. Auch die oben genannten psychologischen Faktoren beeinflussen die Wahrnehmung unseres sozialen Umfeldes. [...] In den Wahrnehmungsprozess fließen Bewertungen ein" (Eißing 2007, S. 28).

3.2 Beobachten

3.2.1 Beobachtungsprozess

„Beobachtung ist im Gegensatz zur bloßen Wahrnehmung von Situationen und Gegebenheiten ein bewusster, systematischer und zielgerichteter Vorgang, bei dem die Aufmerksamkeit auf einzelne Phänomene gerichtet wird. Durch ihn werden Informationen gewonnen, die eine Anpassung des Handelns an aktuelle Situationen ermöglichen.[...] Beobachten ist eine systematische und planmäßige Form der Wahrnehmung mit dem Ziel, neue Erkenntnisse zu gewinnen und Entscheidungen zu treffen" (Eißing 2007, S. 33).

3.2.2 Beobachtungsarten

Es werden vier Arten der Beobachtung unterschieden (Eißing 2007, S. 36):

Subjektive Beobachtung
„Subjektive Beobachtung bedeutet, dass einseitig aus dem Blickwinkel der eigenen Person beobachtet und beurteilt wird, d. h. eine einzige Person beobachtet eine andere" (ebd.).

Objektive Beobachtung
„Eine objektive Beobachtung ist im Gegensatz zur subjektiven Beobachtung sachlich, d. h. nicht von Gefühlen und Vorurteilen beeinflusst" (ebd.).

Fremdbeobachtung
„Fremdbeobachtung ist die Beobachtung eines anderen Menschen, seines Verhaltens und seiner Äußerungen" (ebd.).

Selbstbeobachtung
„Die Selbstbeobachtung ist im Gegensatz zur Fremdbeobachtung auf den eigenen Bewusstseinsablauf gerichtet. Sie wird auch als Introspektion bezeichnet" (ebd.).

3.2.3 Beobachtung in der Pflege

Die Krankenbeobachtung ist eine zentrale Aufgabe von Pflegekräften und ist die Ausgangsbasis um einen Anleitung- und Beratungsbedarf zu erkennen. Zur Systematisierung der Krankenbeobachtung werden in der Fachliteratur folgende Kriterien und Fragestellungen aufgeführt (vgl. Eißing 2007, S. 37-39):

- Zeitpunkt: (Wann erfolgt eine Beobachtung?),
- Hilfsmittel: (Womit erfolgt eine Beobachtung?
- Systematik: (Wie erfolgt eine Beobachtung?)

Beobachtungsprozess

| 1. Selektion und Fokussierung der Wahrnehmungsreize |
| 2. Suche nach vergleichbaren Merkmalen |
| 3. Feststellungen und Interpretationen |
| 4. Überprüfung z. B. durch Messen oder Erfragen |
| 5. Bewertung z. B. Fieber |
| 6. Pflegerisches Handeln und Überprüfung der Wirkung |

vgl. Eißing 2007, S.35

1. Zeitpunkt

Die Beobachtung von Patientinnen beginnt mit dem Erstgespräch oder Aufnahmegespräch. Konkrete Informationen werden durch die Pflegeanamnese erhoben. Wahrend des gesamten Pflegeprozesses sollte eine kontinuierliche Beobachtung erfolgen. Pflegekräfte können während der Körperpflege und anderer pflegerischer Maßnahmen wichtige Informationen über die Situation eines Patienten erhalten und darauf aufbauend anleitende und beratende Interventionen anbieten. Beobachtung erfolgt also entweder als integrierte Maßnahme innerhalb von Pflegemaßnahmen oder aber planmäßig und systematisiert wie z.B. die postoperative halbstündige Blutdruck-, Puls- und Bewusstseinskontrolle. In der Praxis helfen spezielle standardisierte Aufnahme-, Bedarfs- und Überwachungsbögen die Beobachtungen zu einem speziellen Zeitpunkt zu dokumentieren um den Verlauf der Patientensituation zu erkennen (vgl. Eißing 2007, S. 37-39).

2. Hilfsmittel

Eine umfassende Beobachtung kann durch folgende Hilfsmittel erreicht werden:

- „Einsatz der Sinnesorgane,
- Informationen von Pflegebedürftigen und ihren Angehörigen,
- Anwendung spezifischer Instrumente,
- Anwendung spezifischer Teststreifen,
- Anwendung von Skalen,
- Informationen aus dem Pflegeteam" (ebd. S. 37).

3. Systematik

Die Beobachtung in der Pflege von kranken Menschen bedeutet Informationen zu sammeln, diese Informationen zu systematisieren und sie zu bewerten um dann Interventionen einzuleiten. Dafür können unterschiedliche systematische Beobachtungsmethoden eingesetzt werden:

- „von Kopf bis Fuß"
- Körperorgane
- Pflegetheorien
- Klassifikationssystem der Pflegediagnosen
- Beobachtungsbereiche" (ebd. S. 39)

3.3 Kommunizieren

3.3.1 Informationsweitergabe in der Pflege

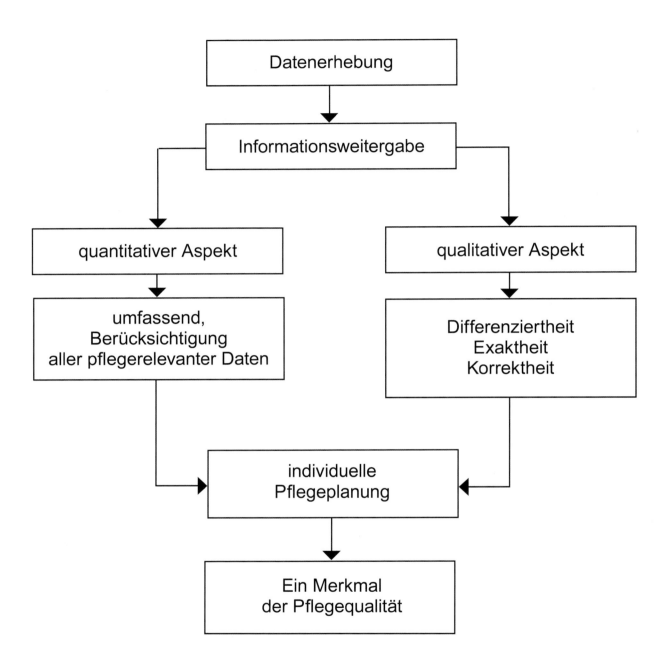

vgl. Weichler-Oelschlägel 2007, S. 54

3.3.2 Arten und Einflussfaktoren der Kommunikation

Arten der Kommunikation

Verbal
Lautstärke
Geschwindigkeit
Tonfall
Dialekt/Akzent
Sprachfluss
Deutlichkeit

Nonverbal
Mimik
Gestik
Körperhaltung
Körperbewegung
Körperkontakt
vegetative Reaktionen
Augenkontakt

Spielen

Bilder malen

Schreiben

Präverbal
Schreiben
Lallen
Gurren
Vokalisieren
Lachen

Ritualisierte Gesten
Nicken
Kopfschütteln
Kuss
Zunge rausstrecken

vgl. Bohrer/Oetting-Roß 2007, S. 7 nach Bohrer/Rüller 2006, S. 2

Einfluss auf die Kommunikation

Psychologische
Erregung
Ärger
Nervosität
Depressionen
Heiterkeit
Sympathie
Antipathie
Erster Eindruck

Umgebung
Raumakustik
Nebengeräusche
Atmosphäre

Alter und Entwicklung
Sprachentwicklung

Soziokulturelle
Muttersprache
Akzent
Dialekt
Soziale Schicht
Fremde Kulturen

Körperliche
Behinderung
Entwicklung
Operation
Gesundheitszustand

vgl. Bohrer/Oetting-Roß 2007, S. 7 nach Bohrer/Rüller 2006, S. 3

3.3.3 Kommunikation nach Schulz von Thun

Sender	Empfänger
Sachinhalt: Worüber ich informiere	**Sach-Ohr:** Wie ist das Gesagte zu verstehen?
Selbstoffenbarung: Was ich selbst von mir kundgebe	**Selbstoffenbarungs-Ohr:** Was für ein Mensch ist mein Gegenüber?
Beziehung: Was ich von dir halte und wie ich zu dir stehe	**Beziehungs-Ohr:** Wen glaubt er vor sich zu haben? Wie steht er zu mir?
Appell: Wozu ich dich veranlassen möchte	**Appell-Ohr:** Was soll ich aufgrund seiner Mitteilung fühlen, denken, tun?

vgl. Bohrer/Rüller 2006, S. 20

Sender	**Nachricht:** Ich komme, sobald ich mit der Arbeit fertig bin.	**Empfänger**

Sachinhalt		**Sachohr**
Ich komme, sobald ich die allerwichtigsten Aufgaben erledigt habe.		Sie hat mir zugesagt zu kommen. Aber ich frage mich wann.
Selbstoffenbarung Ich habe gerade sehr viel zu tun und stehe unter Druck. Es tut mit leid, dass ich nicht sofort kommen kann.		**Selbstoffenbarungsohr** Sie hat gerade sehr viel Arbeit zu erledigen. Sie ist engagiert, sie würde am liebsten sofort zu mir kommen.
Beziehung Ich bedauere es, dass ich Sie warten lassen muss.		**Beziehungsohr** Obwohl sie so viel Arbeit hat, nimmt sie sich Zeit für mich.
Appell Ich bitte Sie um etwas Geduld. Bitte haben Sie hierfür Verständnis.		**Appellohr** Sie wünscht sich, dass ich auf sie warte. Sie möchte, dass ich ihre Situation verstehe.

vgl. Bohrer/Rüller 2006, S. 21

3.3.4 Fünf Axiome nach Paul Watzlawick

Ein Axiom ist eine gültige Wahrheit oder ein anerkannter Grundsatz. Paul Watzlawick hat für die Kommunikation fünf solcher Axiome ausgearbeitet (vgl. Watzlawick/Beavin/Jackson 2007, S. 50-71):

1. **Man kann nicht nicht kommunizieren.**
   Immer dann wenn Menschen sich in einem zwischenmenschlichen Kontakt begegnen, findet ein Austausch von Informationen statt. Jedes Verhalten ist demnach Kommunikation. Schweigen, ein nicht direktes Reagieren und auch Gesten sind Signale, die eine Aussage enthalten. Wenn sich mindestens zwei Menschen begegnen interpretieren sie das Verhalten in Bezug zum Gegenüber. Es umgibt uns also ein Netz kommunikativer Beziehungen auf das wir reagieren und das wir mit unserem Verhalten gestalten können.

2. **Jede Kommunikation hat einen Inhalts- und einen Beziehungsaspekt.**
   Kommunikation findet immer mindestens auf zwei Ebenen statt: der Inhalts- und der Beziehungsebene. Der Inhaltsaspekt betrifft die Aussage, also den Informations- bzw. den Sachinhalt einer Nachricht. „Was" in einer Nachricht mitgeteilt wird bezieht sich auf den Inhaltsaspekt. „Wie" eine Information mitgeteilt wird verweist auf den Beziehungsaspekt. Wichtig ist, dass der Beziehungsaspekt den Inhaltsaspekt bestimmt. Beispiel: Eine Patientin soll zum EKG. Sie fragt nach, weshalb diese Untersuchung gemacht werden soll. Wenn man die Patientin besonders mag, fällt es leicht die Frage zu beantworten. Wenn eine problematische Beziehung zur Patientin vorliegt, die Pflegekraft sie als unsympathisch oder unfreundlich erlebt, wird die Frage sehr wahrscheinlich kürzer erklärt und weniger auf die Hintergründe der Untersuchung verwiesen.

3. **Jede Kommunikation ist durch die Interpunktion der Kommnikationsabläufe seitens der Partner bedingt.**
   Kommunikation findet als Aktion und Reaktion der Kommunikationspartner statt. Es besteht damit eine Ursache und Wirkung von Reaktionen und Interaktionen. Kommunikation ist aber nicht als Kausalkette zu verstehen, sondern verläuft vielmehr kreisförmig. Bei einem Streit weiß man später kaum wer eigentlich angefangen hat. Gelungene Kommunikation findet immer dann statt, wenn die Beteiligten die Ursache und Wirkung von Sachverhalten festlegen, darin übereinstimmen und Kommunikation als Regelkreis verstehen. Eine misslungene Kommunikation entsteht, wenn der Kommunikationsablauf unterbrochen wird oder eine unangemessene Reaktion erfolgt.

4. **Menschen können auf digitale und analoge Art kommunizieren.**
   Kommunikation erfolgt zum einen auf direkte und eindeutige Weise (digital) oder auf indirekte und mehrdeutige Weise (analog). Oftmals verlaufen beide Kommunikationsweisen parallel. Digital ist dabei die Sprache oder Schrift. Analog eher die Körpersprache oder Gebärden. In der professionellen Kommunikation sollten mehrdeutige Kommunikationsweisen in eindeutige Aussagen entschlüsselt werden. Beispiel: Wenn eine Patientin das Mittagessen einfach stehen lässt und nicht isst.

5. **Interaktionen können symmetrisch oder komplementär sein.**
   Dieses Axiom geht von der Gleichheit oder Ungleichheit der Kommunikationspartner aus. Symmetrisch bedeutet, dass die Partnerinnen gleichwertig sind, sich auf einer gleichen Beziehungsebene begegnen. Das ist bei Freundinnen meistens der Fall. Bei der komplementären Interaktion ergänzen sich die Partnerinnen, es gibt einen übergeordneten und einen untergeordneten Partner. Das Verhältnis zwischen Arbeitnehmerinnen und Vorgesetzten ist ein Beispiel für komplementäre Beziehungen.

3.3.5 Körpersprache

Körpersprache ist ein sehr komplexes Phänomen. Es umschließt nicht nur Mimik, Gestik, Körperhaltung, Augenausdruck sondern auch die Art der Kleidung, der Frisur oder das Tragen von Schmuck, Tätowierungen, Piercings oder anderen Accessoires. Aber auch die Verwendung von Kosmetika oder Parfüms gehören zur Körpersprache. Körpersprache offenbart im weitesten Sinne Gefühlszustände, Bedürfnisse, Wünsche aber auch Charakterzüge, den Status, das Selbstbild und die Form der Selbstannahme.

Durch die Körpersprache wird die Zugehörigkeit zu einem bestimmten Geschlecht, einer speziellen Gruppe, Kultur oder Religion deutlich. Aber auch die Identifikation zu einer Generation, Nationalität oder sexuellen Zugehörigkeit kann über die Körpersprache ausgedrückt werden.

Samy Molcho (1998) geht davon aus, dass sich in der Körpersprache die Seele des Menschen offenbart. „Der Körper ist der Handschuh der Seele, seine Sprache das Wort des Herzens. Jede innere Bewegung, Gefühle, Emotionen, Wünsche drücken sich durch unseren Körper aus. Was wir Körperausdruck nennen, ist der Ausdruck innerer Bewegungen" (Molcho 1998, S. 26).

Da die Körpersprache in einer Gesamtheit von Körper, Seele und Geist zu betrachten ist, sollte auch die Interpretation nicht vorschnell und nach isolierten Aspekten vorgenommen werden. Die Interpretation sollte immer im Zusammenhang mit der Lautsprache erfolgen. Denn erst die Kombination von verbaler und nonverbaler Kommunikation zeigt die Botschaften an, die ein Sender einem Empfänger vermitteln möchte. Zu berücksichtigen ist auch die Tatsache, dass die nonverbale Kommunikation sowohl bewusst aber auch unbewusst erfolgen kann. Während die Sprachverwendung eher in einem bewussten Zusammenhang steht, sind der Körperausdruck und die Körpersprache eher im Bereich des Unbewussten zu verorten. Professionelle Kommunikation besteht nicht nur darin, die Gesamtheit der verbalen und nonverbalen Aspekte zu entschlüsseln, sondern diese Aspekte auch bewusst für eine gelungene Kommunikation einzusetzen. Ein Aspekt dabei ist die Einhaltung und Wahrung von Distanzzonen.

| Intimzone 0 - 60 cm |
| Persönliche Zone 60 - 120 cm |
| Soziale Zone 120 - 360 cm |
| Öffentliche Zone ab 360 cm |

vgl. www.marx-automation.de

3.3.6 Körpersprache einsetzen/ Tipps zur Körpersprache

- Nehmen Sie den Raum ein, der Ihnen zusteht.
- Gerade aufrechte Haltung.
- Tiefe und ruhige Atmung.
- Hände nicht in die Hosentasche oder hinter den Rücken.
- Bequeme Kleidung tragen.
- Dezentes Make-up verwenden.
- Vorbereitung der Situation.
- Training und Übung von schwierigen Situationen.
- Stressfreie Vorbereitung und Anreise (vgl. www.marx-automation.de).

Wirkungen
- 55 % Aussehen und Körpersprache
- 38 % Tonfall und Stimme
- 7 % Worte (Engelmeyer 2009a, S. 37)

Das eigene Aussehen und die Körpersprache sind für eine optimale Präsentation als Profi von zentraler Bedeutung. Ein gepflegtes Erscheinungsbild ist nicht nur im Pflegebereich die Basis für eine gelungene Kommunikation. Bei wichtigen Gesprächen oder Präsentationen sollte man aber auch auf den Tonfall und die Stimme achten. Es ist sinnvoll, nicht zu schnell aber auch nicht zu langsam zu sprechen. Die Lautstärke sowie die Stimmlage sollten der Situation angemessen sein. Bei professionellen Auftritten sollte auch auf die Betonung wichtiger Wörter geachtet werden. Kleine Sprechpausen sowie eine deutliche Aussprache sind ebenso Bestandteile einer professionellen Kommunikation wie die Vermeidung von Füllwörtern. Insgesamt sollte eine einfache, verständliche Sprache benutzt werden. Mit der Verwendung von Beispielen und sprachlichen Bildern kann man eine hohe Verständlichkeit erreichen. Gleichzeitig sollte zu den anderen Gesprächsteilnehmerinnen Blickkontakt hergestellt und eine angemessene Körperdistanz eingehalten werden.

3.3.7 Körpersprache in der Pflege

Die Profis

Professionelle Mitarbeiterinnen in der Pflege bedienen sich ebenso der Körpersprache wie Patientinnen und Angehörige. In vielen Einrichtungen gibt es für die jeweiligen Berufsgruppen eine spezielle Kleiderordnung. Pflegekräfte tragen andere Kleidung als Ärztinnen oder Reinigungskräfte. Dabei ist insbesondere für Pflegekräfte das Tragen von Schmuck oder Nagellack untersagt. Aus Gründen der Unfallverhütung und Hygiene gibt es bestimmte Vorgaben. Anhand der Kleidung erkennt man sofort den Aufgabenbereich der jeweiligen Person.

Die Patientinnen

Die Interpretation der Körpersprache ist ein zentraler Bestandteil der Krankenbeobachtung. Falls ein Patient einen hoch roten Kopf hat, kann dies auf Bluthochdruck, Nervosität oder hohes Fieber deuten. Wenn ein Patient sich den Bauch hält und das Gesicht verzieht, kann dies auf Schmerzen im Bauchraum hinweisen. Ein Patient, der sich im Bett verkriecht, den Kopf einzieht und die Hände von sich streckt, wenn man zu ihm geht, möchte sich sehr wahrscheinlich ausruhen. Derjenige, der vor einer Spritze das Gesicht verzieht, an den Händen zittert und einen nervösen Eindruck macht, hat mit hoher Wahrscheinlichkeit Angst vor der Injektion. Wenn ein Patient hingegen einer Pflegekraft auf die Schulter klopft und dabei freundlich grinst, ist er mit der Arbeit der Pflegekraft zufrieden.

Bei Patienten mit speziellen Erkrankungen ist die Deutung und Verwendung der nonverbalen Kommunikation zentral. Mit Patientinnen, die von einem Schlaganfall betroffen sind und deren Sprachzentrum im Gehirn zerstört ist, können Pflegekräfte oftmals nur durch den Einsatz von Zeichen, Bildern oder der geschriebenen Sprache kommunizieren. Aber auch bei der Beobachtung von Patientinnen mit Morbus Parkinson kann man den Erfolg einer Medikation an der Körperhaltung, der Gangart und der Beweglichkeit der Mimik und Gestik einschätzen.

Die Verwendung und Interpretation der Körpersprache ist darüber hinaus bei Menschen mit dementiellen Erkrankungen ein wesentliches Merkmal professioneller Kommunikation. Bei diesen Erkrankungen ist es den Patienten in einem fortgeschrittenen Stadium oftmals nicht mehr möglich, sich verbal auszudrücken. Wünsche und Bedürfnisse müssen dann von den Pflegekräften anhand von Zeichen und Körperdarstellungen entschlüsselt werden. Bei Patienten mit dementiellen Erkrankungen ist auch ein direkterer Körperkontakt mit dezenten Berührungen oftmals sehr hilfreich. Manche Patientinnen verstehen zum Beispiel die Botschaft „Kommen Sie doch ins Zimmer, es gibt jetzt Essen" nicht. Sie können die ausgesprochenen Worte nicht begreifen, verstehen aber die Botschaft, wenn sie vorsichtig an der Hand ins Zimmer geführt werden.

4 Grundlagen der Beratung

4.1 Was ist Beratung?

Begriffsdefinition

Beratung ist eine professionelle Form eines Gesprächs, indem sich ein Einzelner, ein Paar oder eine Gruppe von einer Fachperson bei der Bewältigung eines Problems unterstützen lässt (vgl. Herold 1995, S. 88).

Professionelle Beratung

Ist eine spezielle Form der Gesprächsführung zwischen zwei oder mehreren Personen. Beratung versucht Menschen mit Problemstellungen darin zu unterstützen eine Lösung für ihr Problem zu finden bzw. ihre Situation zu verbessern. Beratung ist dabei im Gegensatz zur Therapie auf einen begrenzten Themenbereich ausgerichtet. Sie ist eine kurzzeitige und kurzweilige Interventionsform. Die Ziele einer Beratung werden immer in Zusammenarbeit mit den Patientinnen ausgearbeitet. Der Einsatz professioneller Beratungsmethoden ermöglicht Probleme der Patientinnen zu erkennen und eine Lösung zu finden (vgl. Herold 1995, S. 88).

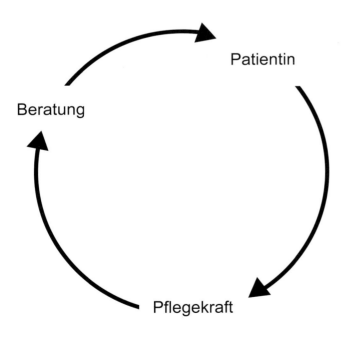

4.2 Definitionen von Beratung

„Das übergeordnete Ziel der Beratung ist es, dem Klienten eine befriedigendere und erfülltere Lebensweise zu ermöglichen. Der Begriff Beratung umfasst das Arbeiten mit Individuen, Paaren oder Gruppen, die oft, aber nicht immer als ‚Klienten' bezeichnet werden. Die Ziele der jeweiligen Beratungsbeziehungen variieren je nach den Bedürfnissen der Klienten. Beratung beschäftigt sich mit Entwicklungsprozessen und kann darin spezifische Probleme ansprechen und lösen, Klienten darin unterstützen, Entscheidungen zu treffen, Krisen zu bewältigen, Einsicht und Wissen zu gewinnen, innere Konflikte zu bearbeiten und Beziehungen zu anderen zu verbessern. Die Rolle des Beraters ist es, die Arbeit des Klienten dergestalt zu erleichtern, dass die Werte des Klienten seine persönlichen Ressourcen und die Fähigkeit zur Selbstbestimmung respektiert werden" (Koch-Straube 2008, S. 66 nach BAC, The code of ethics and practice for counsellers 1993 in Tschudin 1998, S. 30).

Beratung in der Pflege versucht die gesundheitlichen Einschränkungen und speziellen Bedürfnisse von Patientinnen in den Mittelpunkt zu stellen. Dabei wird versucht – ausgehend vom Konzept der Salutogenese – ein ganzheitliches Verständnis der Patientensituation zu berücksichtigen. Die Ressourcen zu aktivieren und zu stärken ist ein zentrales Ziel. Ein defizitorientiertes Denken soll dabei vermieden werden. Die Beratung in der Pflege hat die Stabilisierung, Verbesserung und Heilung der Patientensituation im Blickfeld. „Indem wir Heilung nicht als Reparaturleistung am Körper der Menschen verstehen, sondern als ein ganzheitliches leiborientiertes Geschehen [ ], werden Pflegende in der Beratung – ob sie diesen Faden aufnehmen oder nicht – mit der psychosozialen Situation ihrer Klientel konfrontiert" (Koch-Straube 2008, S. 88).

4.3 Eckpfeiler der Beratung

Rausch (2008, S. 22) unterscheidet verschiedene Eckpfeiler zur Beratung:

Beratung ist demzufolge immer in einen gesellschaftlichen Kontext eingebunden. Dieser Kontext beeinflusst die Zielsetzungen von Beratung, die Strategien aber auch die Mittel zur Umsetzung von Beratung in der Praxis. Wie am Beispiel der Einführung und Weiterentwicklung des Pflegeversicherungsgesetzes deutlich wird, ist Beratung immer auch einem historischen Wandel unterliegen. Heute werden ganz andere finanzielle und institutionelle Mittel zur Verfügung gestellt als dies noch vor 20 Jahren üblich war. Zu berücksichtigen ist auch der länderspezifische Umgang mit Krankheit und Pflegebedürftigkeit und die ländertypischen institutionellen Rahmenbedingungen.

Die Hilfe zur Selbsthilfe wird als nächster Eckpfeiler von Beratung genannt. Das meint Patientinnen so zu unterstützen, dass sie selbst aktiv ihre Situation gestalten und verändern. Gerade bei Patientinnen im hohen Alter ist es aber sinnvoll sich der Grenzen der Hilfe zur Selbsthilfe bewusst zu machen. Das Engagement in Selbsthilfegruppen ist in diesem Zusammenhang eine hilfreiche Aktivität.

Die Eigenverantwortlichkeit der Patientinnen wird als weiterer Eckpfeiler hervorgehoben. In diesem Zusammenhang ist es besonders zu betonen, dass Beratung immer unter dem Aspekt der Freiwilligkeit der Patientinnen angeboten werden sollte. Dabei sind die Wünsche und die Grenzen der Patientinnen im besonderen Maße zu achten und zu respektieren. Die Ziele der Beratung werden immer gemeinsam mit den Patientinnen erarbeitet und nicht von den Pflegekräften vorgegeben.

Rausch beschreibt auch, dass Veränderungen auf einer kognitiven, emotionalen und aktionalen Ebene erfolgen. Beratung vermittelt dementsprechend Informationen, begleitet in emotionalen Krisensituationen und bietet Handlungsmöglichkeiten und -perspektiven an.

Beratung sollte dabei eine Aussprache-, Orientierungs- und Entscheidungshilfe beinhalten. Es sollte möglich sein, Patientinnen genügend Zeit und Raum zur Verfügung zu stellen um ihre Situation zu verdeutlichen und um Probleme anzusprechen. Die Beraterin sollte dann verschiedene Möglichkeiten zur Lösung des Problems zusammen mit der Patientin erarbeiten. Vor- und Nachteile einzelner Lösungen sollten dabei bedacht werden. Rausch verweist in diesem Zusammenhang auf die Lenkungsfunktion von Beraterinnen, die insbesondere in der Pflege, ein wichtiger Bestandteil der Beratungsbeziehung ist. Es gibt spezielle Pflegetechniken, die zur Behandlung von Erkrankungen Standard sind und wenig Verhandlungsspielraum offen lassen. Grundsätzlich gilt aber auch hier die Freiwilligkeit der Patientinnen zu berücksichtigen bzw. die Grenzen von Patientinnen zu respektieren.

Als letzten Eckpfeiler der Beratung wird die Aufgabe der Beraterinnen genannt, zwischen subjektiven Theorien der Ratsuchenden und den in objektiven Theorien erfassten Erkenntnissen der Wissenschaft zu vermitteln. Patientinnen können aufgrund ihrer kognitiven Fähigkeiten, der medizinischen und pflegerischen Kenntnisse, der religiösen Verankerung etc. sehr verzerrte Erklärungsweisen, Interpretationsformen und Problemlösungsstrategien zur Bewältigung einer Erkrankung aufweisen. Hier gilt es für die Beraterinnen Ergebnisse und Handlungsmöglichkeiten aus Sicht der wissenschaftlichen Forschung zu verdeutlichen.

4.4 Rahmenbedingungen und Strukturprobleme für Beratung

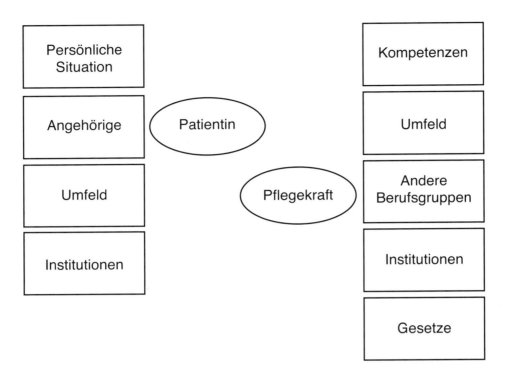

Strukturprobleme in der Pflege

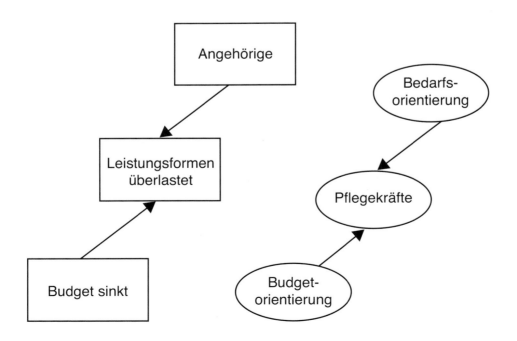

4.5　Aspekte der Beratungskompetenz

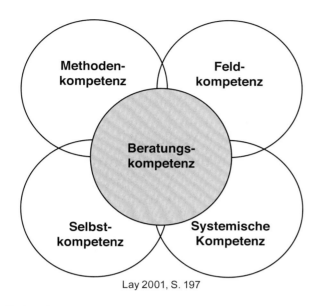

Lay 2001, S. 197

Selbstkompetenz

Als selbstkompetent wird ein Verhalten beschrieben, dass eigenes Verhalten reflektieren und verändern kann. Eigene Erfahrungen und Neigungen werden dabei bewusst wahrgenommen und in die tägliche Arbeit integriert. Es ist auch möglich eigene Grenzen, Wahrnehmungsmuster und Widerstände zu erkennen und zu bearbeiten. Spezielle Kommunikationsweisen, Konfliktmuster, Ängste, Werthaltungen und Ziele sind der Pflegekraft bewusst und werden ggf. den Anforderungen der Beratungen angepasst. „Selbstkompetente Berater sind in der Lage, Perspektiven und Lernstrategien für gegenwärtige und zukünftige Anforderungen zu entwickeln […] Sie sollten sich ihrer Grenzen bewusst sein und über ein breites Repertoire an psychohygienischen Handlungsmöglichkeiten verfügen" (Lay 2001, S. 198).

Feldkompetenz

Bedeutet die konkreten Hintergründe, Gegebenheiten, Umweltvariablen und Lebensumstände in denen ein Problem eines Patienten entsteht, realistisch einzuschätzen und zu verstehen. Es kann einerseits von Vorteil sein, wenn ein Berater das Feld eines Patienten gut kennt. Eine ähnliche Herkunft, eine ähnliche Arbeits- oder Familiensituation etc. kann eine hohe Form von Empathie für die

Patientensituation ermöglichen. Auf der anderen Seite können dabei aber auch Verstrickungen mit der Patientensituation ausgelöst werden, die die Beratung behindern. Feldkompetenz bedeutet eine gelungene Balance von Wissen über eine Situation und einem sicheren Maß an Grenzen gegenüber dem Feld des Patienten einnehmen zu können (vgl. ebd. S. 198).

Systemische Kompetenz

Bezieht sich sowohl auf die Situation des Beraters als auch auf die des Patienten. Im Blick auf den Berater bedeutet systemische Kompetenz ein Denken und Handeln in sozialen Bezügen und Netzwerken. Wichtig ist für die Beratung die Kooperation mit anderen Professionen um ein tragfähiges Hilfenetz für die Patientinnen aufzubauen.

Für die Patientensituation bedeutet systemische Kompetenz, diese nicht als Einzelwesen zu betrachten, sondern sie als Menschen zu sehen, die in Freundschaften, Familien, Arbeitsprozessen, Gruppen und Organisationen leben. Beratungsinterventionen sollten auch in dieser Komplexität angelegt und integriert werden. Dabei ist zu berücksichtigen, dass Motivationen zur Beratung genauso von den sozialen Systemen ausgehen können so wie die Widerstände eines Patienten (vgl. ebd. S. 198–199).

Methodenkompetenz

Der Einsatz von Methoden kennzeichnet eine professionelle Beratung. Es gilt nicht nur den Anleitungs- und Beratungsbedarf einer Patientin zu erkennen, sondern dann auch professionelle Beratungsgespräche anzubieten und zu strukturieren. Dabei ist sowohl die Informationssammlung, die Gestaltung der Situation, der Umgebung aber auch der Gesprächsverlauf entscheidend. In der Beratung können unterschiedliche Demonstrationsmethoden zum Einsatz kommen. Grundsätzlich werden nondirektive, verstehende, akzeptierende von direktiven, fragenden, konfrontierenden Methoden unterschieden (vgl. Lay 2001, S. 199–200).

4.6 Beratungskompetenz

McLeod (2004) führt sechs Kompetenzen auf, die ein Berater haben sollte. Diese wurden aus der Forschung zur Beratung und Therapie abgeleitet (vgl. Nußbeck 2006, S. 111):

Interpersonale Fertigkeiten

Damit sind zwischenmenschliche Fertigkeiten gemeint, wie das konzentrierte Zuhören, das Wesentliche einer Aussage zu erkennen, ein Gespräch zeitlich zu strukturieren aber auch das eigene Sprachverhalten und die nonverbale Kommunikation auf einen Patienten oder Angehörigen einzustellen. Die gesamte Konzentration und Aufmerksamkeit einer Pflegekraft sollte sich auf den Patienten oder Angehörigen beziehen.

Persönliche Überzeugungen und Einstellungen

Jede Pflegekraft hat persönliche Wertvorstellungen und Einstellungen, die sie in den Beratungsprozess einbringt und die ihre Kommunikation gestalten. Pflegekräfte sollten sich dieser Voraussetzungen der Kommunikation bewusst sein. Zu den Beratungskompetenzen gehört es, den Wertvorstellungen und Einstellungen der Patienten und Angehörigen offen zu begegnen und zu akzeptieren. Zum Beratungsprozess gehört auch die Motivation und das Veränderungsinteresse der Patienten zu erkennen, aufzunehmen und zu unterstützen.

Konzeptionelle Fertigkeiten

Beziehen sich auf die Fähigkeit der Pflegekraft einen Anleitungs- und Beratungsbedarf zu erkennen oder aufzunehmen und eine strukturierte Gesprächssituation zu gestalten. Die wesentlichen Anleitungs- oder Beratungsthemen des Patienten werden erkannt und in eine systematische Beratungssituation umgesetzt. Die aktuelle Situation des Patienten wird berücksichtigt und flexibel in das Beratungsverhalten einbezogen.

Persönliche Integrität

Beinhaltet eine professionelle Haltung gegenüber den Patienten und Angehörigen, die sich eigener Wertvorstellungen und Gefühlsreaktionen bewusst ist, sie wahrnimmt aber nicht davon leiten lässt. Persönliche Integrität bedeutet sich nicht von persönlichen Vorstellungen und Überzeugungen leiten zu lassen, sondern die Situation des Patienten aus einer professionellen Sicht zu betrachten. Es besteht die Möglichkeit klare Grenzen zu den Patienten aufzubauen, das Selbstbewusstsein auch andersartige Vorstellungen zu respektieren und starke Gefühlsreaktionen gegenüber Patienten und Angehörigen zu reflektieren und zu bearbeiten. Zur persönlichen Integrität gehört es auch die Grenzen der eigenen Profession zu erkennen und auf andere Fachleute zu verweisen. Eine Beratung ist durch eine hohe persönliche Integrität gekennzeichnet, wenn ein hohes Fachwissen patientengerecht vermittelt wird und dabei die Kommunikation auf gleicher Augenhöhe gestaltet wird. Pflegekräfte sollten dabei die Balance zwischen Expertenstatus und partnerschaftlicher Zusammenarbeit anstreben.

Beherrschung beraterischer Techniken

In der pflegerischen Anleitung und Beratung können sehr verschiedene beraterische Techniken eingesetzt werden. Mit Demonstrationsmethoden, Methoden der Gesprächsführung und solcher verschiedener Beratungskonzepte können Beratungssituationen gestaltet werden. Deren Einsatz sollte auf die Situation des Patienten und die Themen der Beratung abgestimmt werden. Pflegekräfte sollten verschiedene Methoden kennen und die Effektivität des Einsatzes abschätzen können.

Fähigkeit, soziale Systeme zu verstehen und mit ihnen zu arbeiten

Die Probleme der Patienten sollten in einem System verstanden werden. Dazu gehört auch die Fähigkeit, die Patientensituation in Bezug auf soziale Systeme wie Familie, Freundeskreis oder Arbeitssituation zu verstehen und gemeinsame Strategien zur Lösung von Problemen mit den Systemen zu erarbeiten (vgl. Nußbeck 2006, S. 111). Auch die eigene Beratungstätigkeit sollte in einem Netzwerk verstanden werden.

4.7 Die zentralen Beratungsinterventionen in der Pflege

Fachberatung

Eine Fachberatung ist die Vermittlung von aktuellem Fachwissen einer Pflegekraft an Patienten oder Angehörige. Diese Vermittlung sollte adressatengerecht stattfinden. Dabei ist die aktuelle emotionale und gesundheitliche Situation des Patienten genauso zu berücksichtigen wie die Vorkenntnisse über eine Pflegetechnik oder ein Krankheitsbild. Das Sprachniveau, der Bildungsstand, die soziale und familiale Situation sollten bei der Vermittlung des Fachwissens beachtet werden. „Das fachliche Gespräch beinhaltet sowohl Anteile von Aufklärung und Information. Es wird nur dann zur Fachberatung, wenn der Berater sich auf die Klientenperspektive einlässt" (Kuckeland/Scherpe/Schneider 2008, S. 7). Das Ziel einer Fachberatung ist ein Wissenszuwachs bei einem Patienten oder Angehörigen zu erreichen, damit die pflegerische und gesundheitliche Situation verbessert wird. Damit kann eine Basis für Entscheidungsprozesse oder Lösungsmöglichkeiten zur Bewältigung eines Problems gegeben werden. Eine Fachberatung kann auch Hintergrundwissen für wichtige Pflegetechniken und Verhaltensänderungen im Zusammenhang mit einer spezifischen Erkrankung vermitteln.

Anleitung

Unter einer Anleitung wird die Vermittlung von speziellen Pflegetechniken oder Pflegehandlungen einer Pflegekraft an einen Patienten oder Angehörigen verstanden. Genau wie bei einer Fachberatung sollte die spezifische Patientensituation auch bei Anleitungen berücksichtigt werden. Anleitungen beruhen wie die Fachberatung auf dem Prinzip der Freiwilligkeit und sollten die Wünsche und Bedürfnisse des Patienten und Angehörigen in den Mittelpunkt stellen. Die Auswahl des richtigen Zeitpunktes, des Anleitungsortes und die konkrete Vorbereitung der Anleitung sind für das Vermitteln des Handlungswissens zentral. Der Einsatz von Demonstrationsmethoden und Gesprächstechniken strukturieren eine Anleitung. Parallel zur Demonstration einer Pflegetechnik oder Pflegehandlung sollte die Handlung erklärt und erläutert werden. „Zusammenfassend könnte man sagen: Handlungen/Fertigkeiten plus Fachberatung macht eine Anleitung aus" (Kuckeland/Scherpe/Schneider 2008, S. 7).

Psychoemotionale Begleitung

Eine psychoemotionale Begleitung stellt die Gefühle eines Patienten oder Angehörigen in den Mittelpunkt der Kommunikation zwischen Pflegekraft und den Betroffenen. Hierbei kann es sich um emotionale Schwierigkeiten wie Trauer, Wut, Hoffnungslosigkeit, Angst, Unsicherheit etc. handeln. Aber auch psychosoziale Konflikte zu Familienangehörigen, Freunden, Vorgesetzen, Kollegen oder professionellen Fachkräften können wichtige Themen für Patienten oder Angehörige sein. Manche Patienten äußern Gefühlslagen und Konfliktsituationen sehr deutlich bei anderen sind die Problemstellungen eher subtil und verdeckt erkennbar. Die psychosoziale Begleitung erfordert von Pflegekräften ein hohes Maß an Empathie, Wertschätzung und Akzeptanz gegenüber den Patienten und Angehörigen. Diese Interventionsform ist wenig planbar, dynamisch und auch ergebnisoffen. Oftmals ist diese Form der Begleitung sehr zeitintensiv und erfordert ein hohes Maß an Offenheit für die Patienten und Angehörigen. Zur Unterstützung von Patienten und Angehörigen können auch andere professionelle Fachkräfte wie der psychoonkologische Fachdienst, der Soziale Dienst oder Seelsorgerische Dienste eingeschaltet werden (vgl. ebd.).

Schulung

In der Fachliteratur wird darauf verwiesen, dass Schulungen im Pflegealltag nur selten vorkommen. Mini- oder Mikroschulungen sind Bestandteile einer Anleitung (vgl. Abt-Zegelin 2006, S. 62). Schulungen richten sich meist an Gruppen und werden in Kursen der Krankenkassen, der Volkshochschulen oder in Reha-Kliniken angeboten (vgl. Kuckeland/Scherpe/Schneider 2008, S. 7).

4.8   Beratungsverlauf

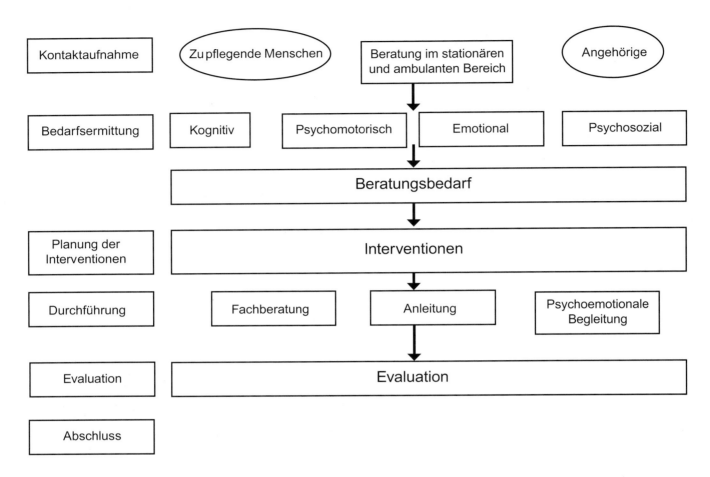

vgl. Kuckeland/Scherpe/Schneider 2008, S. 5

4.9 Beratung im Pflegeprozess

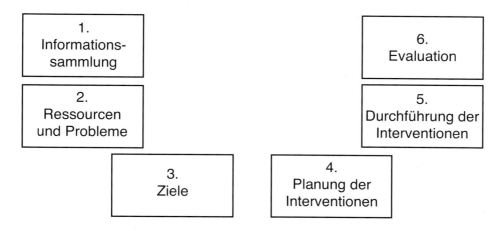

vgl. Bohrer/Rüller 2002, S. 25

Prozess der Klientenzentrierten Beratung

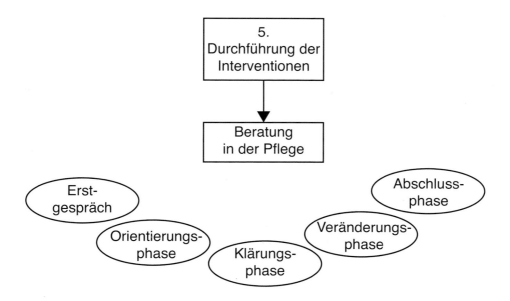

vgl. Bohrer/Rüller 2002, S. 25 und Schneider 2005, S. 408

5 Gesprächsführung

5.1 Gespräche und Gesprächsarten

Definition

„[Ein] Gespräch ist eine begrenzte Folge von sprachlichen Äußerungen, die dialogisch ausgerichtet ist und eine thematische Orientierung aufweist" (Brinker/Sager 2010, S. 12).

Was macht ein Gespräch aus?

Wechseln von Rede und Gegenrede

Mindestens zwei Personen

Mündlicher Gedankenaustausch

Ausrichtung auf ein bestimmtes Thema

(vgl. Brinker/Sager 2010, S. 11)

Gesprächsarten

Informationsgespräch

Übergabegespräch

Besprechungen

Mitarbeitergespräch

Konfliktgespräch

Kritikgespräch

Motivationsgespräch

Beurteilungsgespräch

Vorstellungsgespräch

Zielvereinbarungsgespräch

Feedbackgespräch

Beratungsgespräch

…

5.2   Phasen eines Gesprächs

Gesprächsaufbau:

1. Einleitung

Die Gesprächseinleitung ist eine Aufwärmphase. Dazu gehört die Begrüßung mit Namen, einige einleitende Fragen oder Sätze „small talk" sowie die Wahrnehmung des Gegenübers und der Übergang zum Thema des Gesprächs.

2. Hauptteil

Im Hauptteil wird das eigentliche Thema des Gesprächs bearbeitet. Dabei werden die gegenseitigen Wünsche, Ziele und Erwartungen geklärt, um einen guten Gesprächsverlauf zu ermöglichen.

3. Abschluss

Es bietet sich an, das Besprochene und die Ergebnisse noch einmal zusammen zu fassen. Wenn noch offene Fragen bestehen, sollten weitere Gespräche geplant werden. Gute Wünsche und eine Verabschiedung runden ein Gespräch ab (vgl. Bohrer/Rüller 2006).

5.3   Das professionelle Gespräch

Das zentrale Moment eines professionellen Gespräches besteht darin, dass ein Patient im Mittelpunkt des Gesprächs steht. Es geht dabei um die Gedanken, Sorgen, Ängste und Probleme des Patienten. Die Qualität des Gesprächs ist davon abhängig, ob es der Pflegekraft gelingt, die aktuelle Befindlichkeit des Patienten einzuschätzen und darauf zu reagieren. Deshalb ist es sinnvoll, Patienten wirklich zuzuhören und sie ausreden zu lassen, damit die aktuellen Probleme überhaupt deutlich werden. Professionelle Gespräche sind auch durch die Grundhaltungen der Wertschätzung, Akzeptanz und des Einfühlens charakterisiert. Vorschnelle Ratschläge oder Bewertungen sollten ebenso vermieden werden wie der Einbezug der eigenen Person. Sätze wie „Bei mir ist das immer so" bedeuten eine Verschiebung der Perspektive vom Patienten hin zur Pflegekraft. Dabei steht dann nicht mehr der Patient mit seinen Sorgen und Problemen im Mittelpunkt des Gesprächs, sondern die Pflegekraft. Außerdem sollten Unterbrechungen z. B. durch das Telefon vermieden werden.

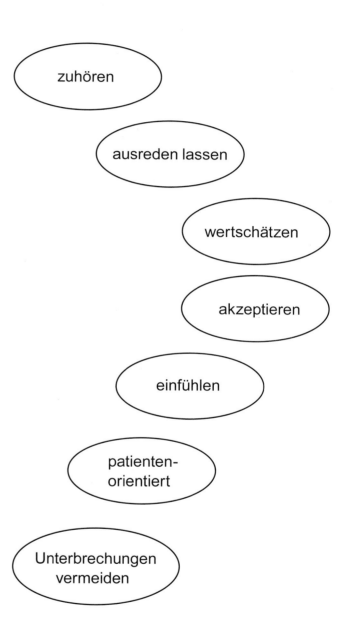

5.4   Methoden der Gesprächsführung

Zuhören:

Die Fähigkeit, aktiv zuzuhören, ist schwieriger zu erlernen und umzusetzen, als es auf den ersten Blick erscheinen mag. Zuhören erfordert, dem Gesprächspartner nicht nur seine Ohren zur Verfügung zu stellen, sondern mit der gesamten eigenen Wahrnehmung und Konzentration beim Gegenüber zu sein und seine verbale und nonverbale Sprache zu „hören".

Bestätigen:

Durch das Bestätigen zeigen wir unserm Gegenüber, dass wir ihn gehört haben und das Gesagte akzeptieren. Bestätigen kann auf unterschiedliche Art und Weise geschehen, z.B. mit einfachen Gesten und Worten wie Kopfnicken, „hm" oder „ja". Es ist auch möglich, die Worte des anderen bestätigend zu wiederholen. (Tschudin 1990, S. 89)

Ermutigen:

Das Aussprechen von Gefühlen oder Gedanken fällt insbesondere dann schwer, wenn es um belastende Dinge geht. Zum Beispiel kann das Verhältnis mit wichtigen Angehörigen als belastend empfunden werden. Durch offene Fragen „Möchten Sie mir mehr darüber sagen?" oder aufmunternde Worte „Ihre Gedanken interessieren mich" ist es möglich, dem Gegenüber eine Tür zum Gespräch zu öffnen.

Paraphrasieren:

Paraphrasieren bedeutet, die Worte des Gegenübers noch einmal mit anderen, eigenen Worten zu wiederholen. Indem wir dies tun, ermöglichen wir unserem Gesprächspartner, seine eigene Aussage mit etwas Abstand und aus einer etwas anderen Sicht erneut zu betrachten und vielleicht klarer zu sehen. Gleichzeitig zeigen wir unserem Gegenüber an, wie wir ihn verstanden haben und bieten damit die Möglichkeit, „Missverstehen" vorzubeugen.

Spiegeln (emotionale Erlebnisinhalte verbalisieren):

Das Spiegeln ist dem Paraphrasieren ähnlich, geht jedoch noch darüber hinaus: „Beim Paraphrasieren antworten wir in erster Linie auf die Worte, beim Spiegeln antworten wir auf das Unausgesprochene oder Ungehörte, das jedoch mitschwang" (Tschudin 1990, S. 102). Wenn wir unserem Gegenüber seine – unausgesprochenen – Gefühle und Erlebnisinhalte spiegeln, d. h. diese ansprechen, ermöglichen wir ihm, diese selbst klarer zu sehen und auszudrücken.

Zusammenfassen:

Hiermit ist gemeint, dass wir nach einem längeren Gesprächsabschnitt den Kern des Gesagten noch einmal zusammenfassen. Das Zusammenfassen erfüllt mehrere Funktionen: es kann verworrene Gedanken oder Gefühle ordnen, das Gespräch strukturieren, einen besonderen Aspekt nochmals aufgreifen oder einen Abschluss des Gesprächs ermöglichen, bei dem der Gesprächspartner das Gefühl hat, vorwärts gekommen zu sein.

vgl. Bohrer/Rüller 2006, S. 46

5.5 Demonstrationstechniken

Erklären:

In der Beratung von Patientinnen geht es oftmals um ein Verständnis von Krankheitsbildern und Pflegemaßnahmen. Hierbei ist es hilfreich, Patientinnen kurz, prägnant, anschaulich und verständlich Zusammenhänge zu erklären.

Visualisieren:

Eine Möglichkeit Zusammenhänge und Fragen zu klären, bietet das Visualisieren. Mit Bildern, Zeichnungen, Filmen oder Informationsbroschüren wird es möglich, ein anschauliches Verständnis zu erreichen.

Hervorheben:

Besondere Aspekte, die für eine gelungene Pflege notwendig sind, sollten in den Beratungen hervorgehoben werden. Dazu können Informationsbroschüren oder Merkzettel angeboten oder Plakate eingesetzt werden.

Verdeutlichen:

Um bedeutsame Aspekte des Pflegeprozesses wie Fehlerquellen oder Komplikationen zu verdeutlichen, ist es sinnvoll, diese Aspekte gesondert hervorzuheben. Dies kann z. B. mit Stichpunkten auf einer Merkliste erfolgen.

Vormachen:

Um bestimmte Pflegetechniken zu erlernen, kann es für die Patientinnen sinnvoll sein, dass die Pflegekraft ihr bestimmte Techniken zeigt, indem sie die professionelle Handlung vormacht.

Gemeinsames Üben:

Das gemeinsame Üben einer bestimmten Pflegetechnik ist hilfreich, um Patientinnen praxisnah und handlungsorientiert auf den Alltag vorzubereiten. Dabei wird deutlich, ob Sie die Handlung selbständig durchführen können, noch weitere Fragen bestehen oder weitere Hilfen benötigt werden.

5.6 Informationsgespräch

Pflegekräfte müssen in ihrer täglich Arbeit mit unterschiedlichen Personengruppen Informationsgespräche führen. Auf der einen Seite mit Patienten, Heimbewohnern oder Angehörigen und auf der anderen Seite mit professionellen Kräften. Dazu gehören Ärzte, Therapeuten, Mitarbeiter der Apotheken, Reinigungskräfte, Hausmeister, Friseurinnen und Fußpflegerinnen, Mitarbeiter der Küche, des Labors, des Medizinischen Dienstes, des Sozialdienstes, Seelsorgerinnen, etc.

In einem Informationsgespräch wird eine punktuelle Mitteilung – eine Information – von einer Person an eine andere Person weiter gegeben. Dabei geht es um einen abgegrenzten Themenbereich.

Die Vermittlung von Informationen ist auch Bestandteil einer Anleitung und Beratung. Der Unterschied zum Informationsgespräch besteht darin, dass eine Anleitung einen gesamten Handlungsablauf verdeutlicht und eine Beratung eine umfassendere Berücksichtigung von Gefühlen und Problemstellungen einschließt.

Informationsgespräche sind eher standardisiert. Hingegen wird bei der Anleitung und Beratung die gesamte Situation eines Patienten im besonderen Maße berücksichtigt.

Informationsgespräche können entweder sehr kurz sein oder längere Zeit in Anspruch nehmen. Auf die Frage eines Patienten, wann die Besuchszeit ist, erfolgt eher ein kurzes Informationsgespräch. Auf die Frage warum ein Patient diese engen Strümpfe anziehen muss, erfolgt tendenziell eher ein längeres Informationsgespräch. Ein Informationsgespräch kann auch in eine Anleitungs- und Beratungssituation übergehen.

Informationsgespräche entstehen oftmals spontan im Pflegealltag und sind nicht geplant. Es ist wichtig, die Informationen knapp, präzise und auf die Frage des Gegenübers zu beziehen. Die Richtigkeit und Fachlichkeit der Antwort ist dabei von entscheidender Bedeutung.

Häufige Fragen eines Informationsgesprächs:

- Wann kann meine Frau zu Besuch kommen?
- Wann kommt denn die Visite?
- Wann kann ich nach Hause?
- Wann darf ich wieder etwas essen?
- Wo darf ich rauchen?
- Wofür ist denn diese Tablette?
- Warum gibt es hier nur Tee?
- Weshalb muss ich diese engen Strümpfe tragen?

Arbeitsvorschläge:

1. Nennen Sie aus dem Berufsalltag häufig gestellte Fragen von Patienten und Angehörigen.
2. Welche Fragen können kurz welche eher länger beantwortet werden?
3. Wie kann ein Informationsbedarf von Patientinnen und Angehörigen erkannt werden, wenn er nicht direkt geäußert wird?
4. Mit welchen anderen professionellen Kräften finden die meisten Informationsgespräche statt?
5. Welche Themen werden mit anderen professionellen Kräften besprochen (vgl. Bohrer/ Rüller 2006, S. 30)?

5.7 Übergabegespräch

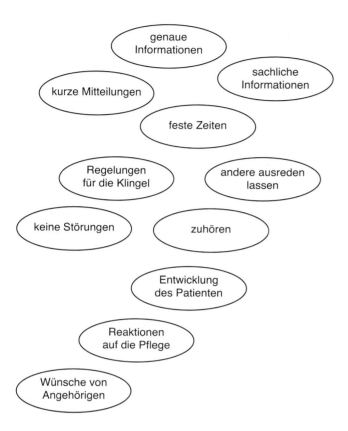

Übergabegespräche sind für die Weitergabe von Informationen über die Patienten und Angehörigen wichtig. Damit alle Pflegenden über die aktuellen Situationen und Probleme von Patienten informiert sind, wird zwischen den Arbeitsschichten ein 30–60 Minuten langes Übergabegespräch durchgeführt.

Eine regelmäßige und verbindliche Uhrzeit sowie eine Absprache über die Dauer des Gesprächs sind grundlegend. Es sollten alle Störungen vermieden werden. So ist eine Regelung, wer zur Klingel geht, ebenso sinnvoll wie die Absprache zu einem Telefondienst. Die Informationen, die weitergeleitet werden, sollten kurz, präzise, vollständig und genau mitgeteilt werden. Die Beteiligten sollten sich ausreden lassen und aufmerksam zuhören.

Es sollten Veränderungen und Entwicklungen eines Patienten sowie die Reaktionen auf Pflegemaßnahmen angesprochen werden. Aber auch Schwierigkeiten, Probleme und Widerstände auf die Pflege sollten hervorgehoben werden.

Die Situation von Angehörigen des Patienten, deren Wünsche und Bedürfnisse sollten bei einem Übergabegespräch berücksichtigt werden (vgl. Bohrer/Rüller 2006).

5.8 Konfliktgespräch

Im Pflegealltag können unterschiedliche Konflikte entstehen. Entweder mit Patientinnen, Heimbewohnern und Angehörigen oder aber solche zwischen Teammitgliedern oder anderen professionellen Kräften. Die Themen können dabei sehr verschieden sein und auch eine ganz unterschiedliche Stärke bzw. Eskalationsstufe erreichen. Zur Lösung von Konflikten ist es zuerst wichtig einen Konflikt zu erkennen und dann gemeinsam mit dem Konfliktpartner eine gemeinsame Konfliktlösung zu finden. Je länger mit einem Gespräch und der Klärung gewartet wird umso wahrscheinlicher ist die Verschärfung oder Eskalation einer Situation. Allerdings gibt es auch Konflikte oder Problemstellungen in Pflegesituationen die letztendlich nicht direkt von Pflegekräften gelöst werden können sondern eine Beratung oder sogar ein therapeutisches Gespräch benötigen. Wenn z.B. von Angehörigen permanent Kritik am Essen oder am Pflegepersonal geäußert wird, kann es sein, dass die Angehörigen massive Schwierigkeiten haben, die Pflege an eine Institution abzugeben oder dass sie Angst vor einer weiteren Verschlechterung der gesundheitlichen Situation des Patienten haben. In solchen Situationen ist das Essen oder das Pflegepersonal nur ein Anlass zur Kommunikation des Problems, hinter dem sich möglicherweise eine umfangreiche Psychodynamik verbirgt. Solche Situationen können in Teamgesprächen oder einer Supervision näher betratet werden um Lösungsmöglichkeiten zu entwickeln.

Wenn sich Konflikte zwischen Arbeitskollegen oder Teammitgliedern entwickeln ist es auch möglich eine weitere Person einzuschalten, die das Konfliktgespräch führt. Wie später deutlich wird, gibt es professionelle Methoden um solche Konflikte zu bearbeiten so z.B. die Supervision, die Kollegiale Beratung, Mitarbeitergespräche, Coaching oder Mediation.

Handlungsschritte eines Konfliktgesprächs:

Gespräch vorbereiten
- Gesprächstermin und (störungsfreien) Gesprächsort festlegen
- Gesprächspartner über den Anlass, Zeit und Ort des Gesprächs (ggf. schriftlich) informieren
- Gesprächspartner den Vorbereitungsbogen aushändigen
- Sich mithilfe des Vorbereitungsbogens auf das Gespräch vorbereiten

Gespräch durchführen
- Gespräch eröffnen
- Konflikt beschreiben
- Konflikt fokussieren
- Lösungen erarbeiten
- Lösungen bewerten und auswählen
- Umsetzung der Lösungsansätze konkretisieren
- Gespräch beenden

Gespräch nachbereiten
- Gespräch evaluieren
- Lösungsergebnisse überprüfen
- Gespräch und Lösungen dokumentieren (vgl. Kuckeland/Schneider 2011, S. 38-39 nach Meier 2010, S. 32-42; Kliebisch/Meloefsk 2009, S. 108-110)

5.9 Telefongespräch

Telefongespräche sind ein zentraler Bestandteil der Kommunikation im Pflegealltag. Anfragen von Patienten und Heimbewohnern vor einer Aufnahme, Anfragen von Angehörigen über die Situation des Familienangehörigen aber auch die gesamte Organisation mit Ärzten, Apotheken, der Küche, dem Labor, dem Sozialdienst etc. finden oftmals in Form von Telefongesprächen statt.

Bei den Telefonaten sollten sich die Pflegekräfte auf den Gesprächspartner einstellen und den Grund bzw. das Thema des Telefonats erkennen. Es ist hilfreich konzentriert und aktiv zuzuhören und auf den Gesprächspartner einzugehen. Interesse und Verständnis für das Gegenüber ist eine wichtige Grundlage für ein gelungenes Gespräch.

Eine angemessene, deutliche und verständliche Sprache zu verwenden ist eine Grundvoraussetzung für ein professionelles Telefonat. Dazu gehört sich mit dem Namen der Station oder Institution zu melden und dann mit dem Namen evtl. auch mit dem Arbeitsstatus „Schülerin der Gesundheits- und Krankenpflege". Bei Telefonaten ist eine deutliche Aussprache, eine angemessene Lautstärke und die passende Stimmlage wichtig. Aber auch die Betonung von bedeutenden Wörtern sowie die Sprechgeschwindigkeit und Pausen sind zu berücksichtigen.

Im Umgang mit Beschwerden am Telefon ist es sinnvoll, zuerst Verständnis für die Beschwerde zu zeigen, dann nachzufragen und anschließend eine Stellung dazu zu nehmen. Wenn ein Patient oder Angehöriger trotz einer angebotenen Problemlösung inner noch unzufrieden ist, sollte man demjenigen weiter entgegen kommen. Ist auch dann noch eine Unzufriedenheit vorhanden, ist es möglich um Verständnis zu bitten, vielleicht noch auf eine andere professionelle Hilfe hinzuweisen und dann das Gespräch freundlich abzuschließen (vgl. Engelmeyer 2009, S. 44).

Ablauf eines Telefongesprächs

Gesprächseröffnung
- Vorstellung
- Begrüßung
- Gegebenenfalls Smalltalk

Hauptteil des Gesprächs
- Thema nennen
- Anliegen vortragen
- Detailinformationen liefern
- Erwartungen deutlich machen
- Entscheidung herbeiführen
- Vereinbarungen treffen
- Maßnahmen verabreden

Gesprächsabschluss
- Verabschiedung
- „Blumenstrauß" (Engelmeyer 2009, S. 35)

6 Anleitung in der Pflege

6.1 Anleitung als Beratungsintervention

6.1.1 Anleitungsprozess

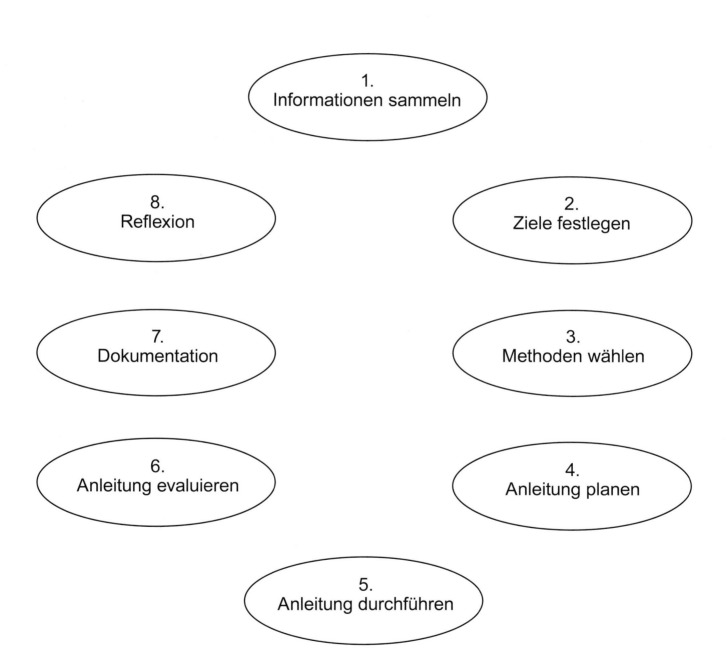

vgl. Kuckeland 2009, S. 6

6.1.2 Phasen der Anleitung

Phasen	Ziele	Handlungschritte Pflegekraft
1. Informationen sammeln	Gegenseitiges Kennenlernen Beziehung aufbauen Informationen austauschen Bestandsaufnahme der Situation Einschätzung von Ressourcen Einschätzung von Schwierigkeiten Lernpräferenzen benennen	Sich persönlich vorstellen Informationen sammeln Assessment vornehmen
2. Ziele festlegen	Erwartungen klären Wünsche berücksichtigen Schwerpunkte festlegen Gemeinsam Ziele festlegen Zusammenarbeit koordinieren	Eigene Erwartungen klären Gefühlssituationen berücksichtigen Strukturiertes Gespräch führen Vereinbarung von Zielen anstreben Dokumentation der Ziele
3. Methoden auswählen	Patientenorientierte Methoden einsetzen	Methoden nach Lerntyp und Kompetenzstand auswählen Beeinträchtigungen berücksichtigen
4. Anleitung planen	Anleitung gemeinsam planen Übersicht der Anleitung erstellen	Anleitungsplan erstellen Sich auf Anleitung vorbereiten Eigene Grenzen erkennen
5. Anleitung durchführen	Anleitung patientenorientiert durchführen	Aktuelle Situation berücksichtigen Handlungsschritte erklären Pflegehandlung vormachen Gemeinsames Üben Erproben lassen Beobachten; Überprüfen Alternativen entwickeln
6. Anleitung evaluieren	Feedback geben und erhalten Anleitung auswerten Zielvereinbarung überprüfen Weiteren Bedarf besprechen	Anleitungsprotokoll erstellen Verständlichkeit überprüfen Offene Fragen klären Eigene Reflexion der Arbeit Verbesserungen erwägen

vgl. Kuckeland 2009, S. 8 nach Bohrer 2009, S. 36-40; Völkel 2005, S. 98-111

6.1.3 Schritte bei der Durchführung der Anleitung

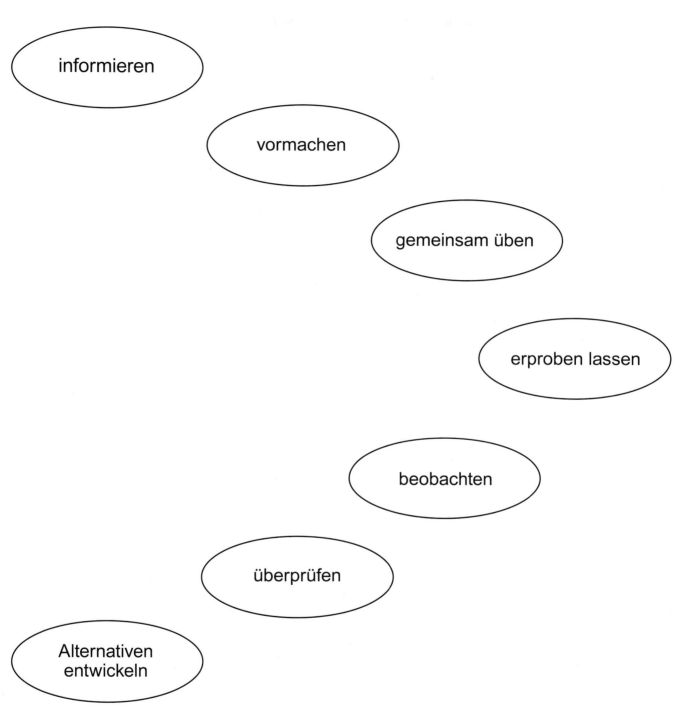

vgl. Bohrer/Oetting-Roß 2007, S. 25

6.1.4 Was bei der Anleitung zu beachten ist

Anfangssituation

- Aktuelles Befinden Patienten; Angehörigen?
- Richtiger Zeitpunkt?
- „Wie geht es Ihnen heute?"
- „Wollen wir die Anleitung heute machen?"
- Freiwilligkeit beachten!
- Anleitung vorbereiten:
- Störquellen ausschalten: z. B. Radio
- Materialien vorbereiten und erklären
- Lagerung des Patienten

Bei der Durchführung

- Vorwissen berücksichtigen und einbeziehen
- Auf verständliche Sprache achten
- In einem angemessenen Tempo sprechen
- Keine Fremdwörter benutzen
- Eventuell Dolmetscherin einbeziehen
- Eine ruhige, gelassene Stimmung schaffen
- Blickkontakt herstellen
- Gefühlssituationen berücksichtigen
- Auf Fragen eingehen
- Gleiche Augenhöhe herstellen
- Lernpräferenzen berücksichtigen

Abschlusssituation

- Fragen und Unsicherheiten klären
- Weiteres Vorgehen verdeutlichen
- Ansprechpartner für Fragen nennen
- Informationsmaterial bereitstellen; erklären
- Weiteren Anleitungsbedarf besprechen

vgl. Bohrer/Rüller 2006, S.36

6.1.5 Ziele der Anleitung

- Verbesserung der gesundheitlichen Situation

- Selbständiges Erlernen von Pflegehandlungen

- Stärkung im Umgang mit Erkrankungen

- Gewinn von Sicherheit

- Erhöhung des Selbstwertgefühls

- Reduzierung von Ängsten und Unsicherheiten

- Autonomie von professioneller Hilfe

- Hilfe zur Selbsthilfe

- Experte der eigenen Erkrankung

- Vermeiden von Behandlungsfehlern

- Reduzierung von Komplikationen

- Vorbereitung auf schwierige Situationen

- Prävention weiterer Erkrankungen

- Entwicklung zu aktiven Bürgerinnen

- Kostensenkung im Gesundheitswesen

6.2 Methoden zur Anleitung

6.2.1 Demonstrationsmedien

Medizinische Geräte und Materialien	Tafeln
Schriftliche Information	Audiokassetten
Multimedia	Videokassetten/DVDs
Sammelmappen und Fotoalben	Fernsehsendungen
Anatomische Modelle – Illustrationen	Puppen und Modelle
Poster	Phantasiegebilde; -reisen
Pinnwände und schwarze Bretter	Interaktive Übungen
Filmstreifen	Computer/Internet
Diashows	Ratgeberliteratur
Folien	Zeitschriften; Zeitungsartikel
Flipcharts	Romane, Biographien

vgl. London 2003, S. 121-137

6.2.2 Beobachtungsbogen zur Anleitung

Kriterien	Bemerkungen
Informationen zur Patientin sind umfassend erhoben worden.	
Ressourcen und Schwierigkeiten sind patientenorientiert benannt worden.	
Aktuelle Situation mit Gefühlen Ängsten und Fragen wurde einbezogen.	
Die Anleitungssituation wurde angemessen vorbereitet (Raum; Material Störquellen).	
Die Anleitung wurde nach den einzelnen Schritten ausgeführt.	
Die Kommunikation während der Anleitung war patientenorientiert und professionell.	
Die Patientin (Angehörige) hatte genügend Übungszeit.	
Die Erprobung die Patientin (Angehörigen) wurde aufmerksam beobachtet.	
Bei Fehlern in der Ausführung wurden angemessene Verbesserungen vorgeschlagen.	
Bei Schwierigkeiten in der Ausführung wurden Alternativen entwickelt.	
Lernerfolge die Patientin (Angehörigen) wurde positiv verstärkt.	
Die Anleitung wurde anhand eines Protokolls dokumentiert.	
Der weitere Anleitungsbedarf wurde mit der Patientin (Angehörigen) besprochen.	
Es erfolgte eine realitätsgerechte Reflexion über Stärken und Schwächen der Anleitung.	

vgl. Bohrer/Oetting-Roß 2007, S. 24-25

6.3 Organisation der Anleitung

Vorgespräch

Vorbereitung

Durchführung

Evaluation

Dokumentation

vgl. Kuckeland 2009, S. 6-9

6.3.1 Vorgespräch

Informationen sammeln

Das Vorgespräch zur Anleitung dient dazu, Informationen über die Patientin und ihre Angehörigen zu sammeln. Die Erkrankungen und die damit verbundenen Einschränkungen sind ebenso zu erheben wie das Vorwissen und bereits erfolgte Anleitungen. Besonders zu beachten sind die Hintergründe für die Anleitung, die Motivationsgrundlage sowie die Lernpräferenzen der Patientin oder der Angehörigen. Aber auch das Wohnumfeld, die soziale und finanzielle Situation sind für die Anleitung bedeutsam.

Ziele festlegen

Im Vorgespräch sollten die Ziele der Patientin oder der Angehörigen festgelegt werden. Die Wünsche und Erwartungen der Beteiligten sollten geklärt werden. Dabei ist es auch bedeutsam, ob aus pflegefachlicher Sicht die Ziele überhaupt erreicht werden können. Wenn dies möglich ist, sollten die Schwerpunkte der Anleitung gemeinsam herausgearbeitet werden.

Methoden auswählen

Im Vorgespräch sollte die Pflegefachkraft mögliche Methoden für die Anleitung verdeutlichen. Die Auswahl der Methoden sollte patientenorientiert erfolgen. Besondere Schwierigkeiten der Patientin und Angehörigen sollten dabei berücksichtigt werden. Bedeutsam bei der Auswahl der Methoden ist aber auch das Alter, der Bildungsstand, die Nationalität etc.

Anleitung planen

Zum Abschluss des Vorgesprächs wird dann die Anleitung mit der Patientin und den Angehörigen geplant. Es wird nicht nur ein Termin und die Dauer der Anleitung besprochen, sondern auch die Anleitung mit ihren verschiedenen Schritten verdeutlicht. Fragen und Unsicherheiten zur Anleitung und dem Anleitungsthema werden dabei besprochen.

vgl. Kuckeland 2009, S. 6-9

6.3.2 Vorbereitung

| Sich selbst vorbereiten | Zur optimalen Vorbereitung einer Anleitung ist es wichtig über aktuelle Informationen zum Anleitungsthema zu verfügen. Genauso bedeutsam ist aber auch eine ausgeglichene Gefühlssituation der Pflegekraft. Es ist sinnvoll, eine Anleitungssituation mit viel Ruhhe und Gelassenheit durchzuführen. Das Zeitmanagement für die Anleitung sollte großzügig geplant werden. |

| Anleitung vorbereiten | Bei der konkreten Vorbereitung der Anleitung sollten die benötigten Materialen und Hilfsmittel organisiert werden, mögliche Störquellen erkannt werden sowie Demonstrationsmedien ausgesucht und bereitgestellt werden. Es kann auch eine Karteikarte mit Notizen für die einzelnen Schritte der Anleitung zur Unterstützung vorbereitet werden. |

| Situation vorbereiten | Vor Beginn der Durchführung sollte die Umgebung, in der die Anleitung stattfindet, vorbereitet werden. Der Raum in dem die Anleitung stattfindet sollte angemessen gestaltet werden. Sitz- oder Liegemöglichkeiten für die Patientin und Angehörigen sollten abgestimmt werden. Hilfreich ist eine Ablage für die benötigten Materialien zu organisieren und alles darauf nach dem Ablauf der Anleitung zu ordnen. |

| Patient vorbereiten | Eine angenehme Lagerung oder Sitzposition ist für die Patentin und Angehörigen bedeutsam. Die Anleitung sollte in einer entspannten Atmosphäre stattfinden, in der sich alle konzentrieren können. Es sollte die Möglichkeit bestehen, Fragen und Unsicherheiten anzusprechen. Bei der Vorbereitung der Patientin ist es von Bedeutung, die Freiwilligkeit zur Anleitung nochmals bestätigen zu lassen und die aktuelle (Gefühls-)Situation zu erfragen. |

vgl. Bohrer/Rüller 2006, S. 34

6.3.3 Durchführung

informieren

vormachen

gemeinsam üben

erproben

beobachten

überprüfen

Alternativen entwickeln

Die Durchführung der Anleitung beginnt immer mit der Information der Patientin und der Angehörigen über die einzelnen Schritte der Anleitung. Hintergrundinformationen zum Thema der Anleitung werden dabei genauso vermittelt wie Besonderheiten, auf die zu achten ist. Die Materialien oder Hilfsmittel werden dabei vorgestellt.

Danach wird die Pflegehandlung von der Pflegekraft vorgemacht. Dabei können Demonstrationsmedien eingesetzt werden, um die einzelnen Handlungsschritte zuerst einmal zu verdeutlichen und den Handlungszusammenhang als Ganzes vorzustellen. Hierbei werden die einzelnen Schritte erklärt und deren Zusammenhang erläutert. Es ist dabei wichtig, langsam und strukturiert vorzugehen. Nach der Demonstration der Anleitungshandlung übt der Patient oder die Angehörigen mit der Pflegekraft zusammen die Pflegehandlung. Kurze und präzise Informationen über die Materialien und deren Handhabung sind dabei besonders zu beachten. Fragen der Patientin oder Angehörigen sollten konkret beantwortet werden. Im Anschluss sollte die Patientin oder die Angehörigen die Handlung selbst erproben. Beim Üben der subcutanen Injektion können Demomaterialien wie eine Apfelsine oder ein gerolltes Handtuch zum Erproben eingesetzt werden. Wenn die angeleitete Person Unsicherheiten zeigt, sollte vorsichtig und behutsam der nächste Schritt der Handlung erklärt werden. Beim Erproben ist es wichtig, dass die Pflegekraft die Handlung genau beobachtet und auf mögliche Fehlerquellen hinweist. Wenn Fehler zu beobachten sind, sollte die Pflegekraft dies behutsam ansprechen und Verbesserungsvorschläge machen.

Je nach Persönlichkeit der angeleiteten Person und deren Selbstbewusstsein, können Verbesserungsvorschläge auch in einer zweiten Sitzung gemacht werden. Der Handlungsablauf sollte auf alle Fälle auf deren fachliche Richtigkeit von der Pflegekraft überprüft werden. Es können Situationen entstehen, in denen der Handlungsablauf auf spezielle Umgebungsfaktoren oder spezielle Bedürfnisse des Patienten oder der Angehörigen ausgerichtet werden müssen.

Dann ist es erforderlich, die Schritte der Pflegehandlung auf die Situation zu beziehen und Alternativen zur entwickeln.

vgl. Bohrer/Oetting-Roß 2007, S.25

6.3.4 Evaluation

Wurde die Anleitung verstanden?
Ob die Inhalte und die Handlung einer Anleitung
wirklich verstanden wurde, kann mit offenen Fragen überprüft werden:
„Was wissen Sie jetzt über…"
„Woran könnten Sie festmachen, dass…"
„Zeigen Sie mir, wie Sie..."
„Was würden Sie tun, wenn…"
„Wen würden sie (an)rufen, wenn…"

Evaluation als Spiel
Es ist möglich, mit Spielen eine Evaluation von
Lernerfolgen zu überprüfen. Dabei werden Karten
mit Fragen auf der einen Seite und den Antworten
auf der Rückseite beschriftet und der Patientin die
Fragen vorgelegt. Eine andere Möglichkeit besteht
darin, der Patientin ein medizinisches Gerät o. Ä.
zu zeigen und zu fragen, was es mit unserer Situation zu tun hat oder was sie damit falsch machen
kann. Daraus kann ein „Was wäre, wenn" Szenario entwickelt werden. Eine weitere Möglichkeit
besteht darin, Spiele anhand von bekannten Gesellschaftsspielen wie Trivial Pursuit oder Activity
zu entwickeln um den Kenntnisstand der Patientin
und ihrer Angehörigen zu überprüfen.

Evaluation mit Rätseln
Der Kenntnisstand einer Anleitung kann anhand
von Kreuzworträtseln oder Lückentexten erfragt
werden.

Schriftliche Evaluation
Die schriftliche Evaluation kann in Form eines
Fragebogens eingesetzt werden. Allerdings ist dies
für viele Patientinnen und Angehörige mit Widerständen verbunden und erinnert an eine Prüfungssituation. Deshalb ist diese Methode sehr vorsichtig und behutsam einzusetzen. Interessant ist dabei
der Vergleich des Kenntnisstandes vor der Anleitung mit dem nach der Anleitung. Eine mögliche
Motivation für die Patientin ist dabei der Hinweis,
mit dem Fragebogen die Qualität der Anleitung zu
überprüfen und zu verbessern.

Wiedergabe mit eigenen Worten
Um zu überprüfen, ob die Patientin oder Angehörige die wichtigsten Aspekte einer Anleitung verstanden haben, ist es auch möglich, dass sie die
Anleitungsinhalte einer weiteren Person erklären. Wichtig dabei ist es, die richtigen Schritte und
Handlungen zu loben und die Fehler und Missverständnisse behutsam zu besprechen.

„Was wäre, wenn"-Szenarien
Diese Form der Evaluation testet den Wissensstand aber auch die Problemlösungsfähigkeit der
Patienten oder der Angehörigen. Dabei werden offene Fragen zu Situationen gestellt, die auf die Patin oder die Angehörigen zukommen können. Gemeinsam werden diese Situationen besprochen sowie mögliche Reaktionen und Verhaltensweisen
überlegt.

Rückdemonstrationen
Diese Form der Evaluation zeigt eindeutige Anhaltspunkte, ob die Patientin oder die Angehörigen die Anleitung korrekt umsetzten können.
Rückdemonstrationen geben den angeleiteten Personen Gelegenheit zum Üben und zeigen Ihnen,
ob sie selbst in der Lage sind, die Pflegehandlung
selbständig durchzuführen (vgl. London 2003).

6.3.5 Dokumentationsprotokoll

Name Patientin – Angehörige
Name Pflegekraft
Anleitungsort
Datum
Uhrzeit
Dauer der Anleitung
Thema der Anleitung
Hintergründe der Anleitung
Verlauf der Anleitung
Schwierigkeiten
Ergebnis der Anleitung
Weiterer Anleitungsbedarf

6.3.6 Reflexionsbogen

Teilkompetenz	Bedeutung	Auswertung
Selbstwahrnehmung	Welche Gefühle und Reaktionen habe ich gegenüber der Anleitungssituation und dem Anzuleitenden?	
Umgang mit Gefühlen	Welche Gefühle herrschen in der Beziehung zum Anzuleitenden in der Situation vor?	
Empathie	Wie ist die Sichtweise des Anzuleitenden zur Anleitungssituation?	
Kommunikation	Auf welche Weise kommuniziere ich mit dem Anzuleitenden?	
Sich offenbaren	An welcher Stelle der Anleitung ließ ich „Persönliches" zu? Warum?	
Einsicht	Welche Gefühlsmuster und Reaktionen treten in mir immer wieder hervor?	
Selbstakzeptiertheit	Welche Stärken habe ich in Situationen der Anleitung?	
Persönliche Verantwortung	Mit welcher Stimmung ging ich in die Anleitung? Hat diese Stimmung die Situation beeinflusst?	
Selbstsicherheit	Konnte ich meine Meinung und Gefühle gegenüber dem Anzuleitenden begründet vortragen? Konnte ich eigene Fehler eingestehen?	
Konfliktlösung	Konnte ich Konflikte ansprechen?	
Abbau von Stress	Welche Situationen, welches Verhalten verursacht mir in der Anleitung (negativen) Stress? Wie gehe ich mit diesen Situationen und Verhalten um? Welche Möglichkeiten habe ich mit diesem Stress umzugehen?	

vgl. Meyer-Rentz 2009, S. 23 nach Golemann 2007, S. 379 f.

6.4 Problemsituationen in der Anleitung

Gedächtnisprobleme

Sehbeeinträchtigungen

Höreinschränkungen

Psychische Schwierigkeiten

Hohes Alter

Übergeordnete Probleme

6.4.1 Anleitungen bei Gedächtnisproblemen

Tipps für Anleitungen bei Gedächtnisproblemen:

- „Führen Sie viele kurze Gespräche, in denen Sie immer nur kleine Informationsmengen vermitteln. [...]
- Setzen Sie visuelle Hilfen ein. [...]
- Arbeiten Sie mit Erinnerungshilfen wie Listen, Kalendern und Medikamentenschachteln mit eingebauter Uhr.
- Bitten Sie den Klienten zu erklären, was Sie ihm beigebracht haben.
- Wiederholen Sie die Informationen immer wieder. [...]
- Identifizieren Sie die Dinge, die der Klient wissen muss. Bringen Sie ihm nur das Wesentliche bei.
- Vermitteln Sie ihm konkrete Verhaltensweisen.
- Überlegen Sie, wie Sie die Informationen präsentieren wollen.
- Ordnen Sie die Themen logisch an und bewegen Sie sich vom Allgemeinen zum Speziellen. [...]
- Minimieren Sie die äußeren Ablenkungen. [...]
- Vermitteln Sie Informationen, die dem Klienten etwas bedeuten.
- Gehen Sie in kleinen, machbaren Schritten vor.
- Beziehen Sie den Klienten aktiv ein. Geben Sie ihm etwas zu tun. [...]
- Sprechen Sie in kurzen Sätzen.
- Packen Sie nicht mehr als einen Gedankengang in einen Satz.
- Benutzen Sie kurze Wörter, am besten solche mit nicht mehr als drei Silben.
- Formulieren Sie aktivisch; meiden Sie passivischen Satzbau mit Flexionsformen von „werden". [...]
- Beginnen und schließen Sie mit den wesentlichen Gedanken."

London 2003, S. 243-245

6.4.2 Anleitungen bei Sehbeeinträchtigungen

Tipps für die Anleitung sehbehinderter Patienten:

- „Überprüfen Sie, ob der Klient seine Brille (oder seine Kontaktlinsen) trägt und ob diese sauber ist.
- Führen Sie den Klienten am Arm durch unbekannte Räume.
- Arbeiten Sie mit Gesprächen oder mit Hilfe von Audiokassetten.
- Beschreiben Sie alles, was gerade geschieht oder geschehen wird.
- Lassen Sie den Klienten die Gegenstände, die Sie erklären, in die Hand nehmen.
- Nicht jeder Blinde kann die Brailleschrift lesen. Fragen Sie nach.
- Sorgen Sie dafür, dass sich die ausgesuchten Beratungsmaterialien unmittelbar vor dem Klienten befinden.
- Richten Sie das Licht von einem Punkt hinter dem Klienten direkt auf den Gegenstand der Beratung.
- Wählen Sie für schriftliche Materialien eine extragroße Schrift (14 bis 16 Punkt) mit hohem Kontrast und möglichst mit Serifen.
- Sorgen Sie für eine weiche weiße Beleuchtung und benutzen Sie gelbes Papier, das nicht blendet.
- Wenn der Klient Probleme mit der Unterscheidung von Farben hat, sollten diese in den verwendeten Grafiken oder Texten keine Bedeutungsträger sein.
- Verwenden Sie leicht leserliche Materialien, deren Schlüsselbegriffe oder Kernaussagen für den Klienten in großen schwarzen Buchstaben gedruckt sind.
- Geben Sie dem Klienten viel Zeit, um Entfernungen abzuschätzen oder zu ertasten.
- Verdunkeln Sie den Raum nicht vollständig, wenn Sie Dias oder Folien zeigen möchten. Gehen Sie besonders langsam vor, damit der Klient sich an Lichtveränderungen gewöhnen kann. Vermeiden Sie, dass die Leinwand in den Pausen zwischen den einzelnen Dias oder Folien als schmerzhaft helle Fläche erscheint. Legen Sie ein schwarzes Dia ein oder decken Sie den Overheadprojektor mit einem Blatt Papier ab."

London 2003, S. 246

6.4.3 Anleitungen bei Höreinschränkungen

Tipps für die Anleitung höreingeschränkter Patienten:

- „Fragen Sie den Klienten, wie er gerne lernen möchte.
- Arbeiten Sie in einer ruhigen Umgebung.
- Setzen Sie sich vor das bessere Ohr des Klienten.
- Trägt der Klient ein Hörgerät, sollten Sie einen Abstand von etwa einem Meter halten.
- Kontrollieren Sie, ob die Batterie des Hörgeräts noch funktioniert.
- Schauen Sie Ihrem Klienten ins Gesicht und verdecken Sie Ihren Mund nicht, damit er von Ihren Lippen ablesen kann.
- Sprechen Sie langsam und deutlich.
- Reden Sie mit normaler Stimme oder versuchen Sie, etwas tiefer zu sprechen.
- Brüllen Sie nicht.
- Wiederholen Sie Ihre Worte falls nötig.
- Arbeiten Sie mit Illustrationen, anatomischen Modellen, Videos und schriftlichen Materialien.
- Überprüfen Sie, ob und wie gut der Klient lesen kann. [...]
- Nicht jeder Taube oder Taubstumme beherrscht die Gebärdensprache. Fragen Sie nach.
- Beherrscht Ihr Klient die Gebärdensprache, können Sie einen Gebärden-dolmetscher dazu bitten."

London 2003, S. 246-247

6.4.4 Anleitungen bei psychischen Schwierigkeiten

Tipps für Anleitungen bei psychischen Schwierigkeiten:

- „Verschaffen Sie dem Klienten Erfolgserlebnisse. Gliedern Sie den Lernstoff in kleine Abschnitte auf, die er leicht bewältigen kann. Helfen Sie ihm dabei, kleine Aufgaben zu meistern. Mit jedem kleinen Erfolg wird seine Zuversicht wachsen, dass er auch das große Ziel erreichen kann.
- Arbeiten Sie mit Vorbildern. Bringen Sie den Klienten mit anderen Menschen zusammen, die dasselbe Problem haben wie er. Wählen Sie Rollenmodelle, die dem Klienten möglichst ähnlich sind (Alter, Geschlecht, ethnischer Hintergrund, sozioökonomischer Status). Lassen Sie betroffene Laien zu Wort kommen und arrangieren Sie es, dass Kursteilnehmer sich gegenseitig helfen. [...]
- Bringen Sie den Klienten dazu, Zeichen und Symptome neu zu bewerten. Wenn Sie an Ihrem Klienten scheinbar irrationale Reaktionen beobachten, finden Sie heraus, welche Auffassungen und Überzeugungen dahinter stecken. Fragen Sie ihn beispielsweise: ,Wenn Sie [das Verhalten ändern], was fürchten Sie, könnte dann passieren?' [...] Helfen Sie dem Klienten dann, seine Informationen zu überdenken. [...]
- Versuchen Sie nicht, den Klienten zu überzeugen, indem Sie ihm Angst machen oder ihm einreden, er schaffe das schon. Überredungskünste bewirken keine Verhaltensänderungen, sie eigenen sich höchstens für kurzfristige Ziele" (London 2003, S. 240-241).
- „Ein Patient, der gerade eine schlechte oder unerwartete Nachricht bekommen hat, sollte nicht auch noch von einer Pflegeperson belästigt werden, die ihm etwas beibringen will. [...]
- Gestehen Sie jedem Patienten zu, dass er moralische Unterstützung braucht und Angst davor hat, neue Verhaltensmuster zu erlernen. Patienten sollten spüren, dass sie alle nötigen Hilfestellungen und Informationen bekommen, bis sie die neue Fähigkeit beherrschen, und vom medizinischen Personal unterstützt werden" (ebd. S. 239-240).

London 2003, S. 240-241; 239-240

6.4.5 Anleitungen im hohen Alter

Tipps für Anleitungen im hohen Alter:

- Patienten und Angehörige im hohen Alter leiden oftmals unter verschiedenen chronischen Krankheiten. Denken Sie daran und konzentrieren Sie sich bei der Anleitung auf ein abgegrenztes Thema.
- Beachten Sie, dass Patienten und Angehörige im hohen Alter noch eher traditionelle Rollenvorstellungen haben. Die Aufgabenbereiche für Frauen und Männer sind meist strikt getrennt. Veränderungen brauchen daher viel Zeit und Verständnis. Teilweise haben Patienten und Angehörige im hohen Alter viel Respekt vor moderner Technik. Sie sind den Umgang mit moderner Elektronik weniger gewöhnt. Beachten Sie diese Hemmschwellen.
- Patienten und Angehörige im hohen Alter haben meistens schon viele Verwandte, Freunde und Bekannte verloren, sodass sie nicht nur den Verlust verkraften müssen, sondern auch einen stetig kleineren Kreis von Vertrauten haben.
- Beachten Sie, ob Patienten oder Angehörige Kriegserfahrungen gemacht haben. Die Erlebnisse im Krieg prägen oftmals die Kommunikations- und Pflegesituation. Gehen Sie darauf ein.
- Patienten und Angehörige im hohen Alter haben meistens schon Erfahrungen mit eigenen Erkrankungen gemacht. Knüpfen Sie bei der Anleitung an diesen Erfahrungen an. Erfragen Sie die schon entwickelten Bewältigungsstrategien.
- Manchen Patienten und Angehörigen im hohen Alter fällt es sehr schwer, Hilfe anzunehmen und sich mit der Pflegebedürftigkeit abzufinden. Lassen Sie den Betroffenen viel Zeit sich auf die Situation einzustellen. Begegnen Sie Ihnen mit viel Verständnis. Verweisen Sie auf bekannte Persönlichkeiten, die im Alter auch auf Pflege angewiesen waren.
- Es gibt Patienten und Angehörige im hohen Alter, die Ihren Kindern mit hohen Erwartungen zur Übernahme der Pflege begegnen. Verdeutlichen Sie liebevoll die Überforderungen, die dadurch entstehen können und zeigen Sie Alternativen dazu auf.

6.4.6 Übergeordnete Problembereiche

Patientinnen

Oftmals haben Patientinnen Angst vor dem, was mit einer Anleitung auf sie zukommt. Sie haben Angst, Fehler zu machen und manchmal auch Angst die Verantwortung für ihre Situation alleine zu tragen. Deshalb ist es ganz wichtig, verlässliche Ansprechpartnerinnen zu nennen und genügend Übungszeit für die Anleitung einzuplanen. Die Anleitung sollte erst dann abgeschlossen werden, wenn die Patientin oder Angehörigen die Pflegehandlung sicher und fehlerfrei durchführen können.

Angehörige

Es gibt sehr unterschiedliche Gruppen von Angehörigen. Manche sind sehr motiviert andere eher distanziert, es gibt aber auch solche, die aggressiv sind. Wenn die Anleitung von negativen Gefühlen geprägt ist, wäre ein Gespräch mit den Angehörigen vor der Anleitung sinnvoll. Vielleicht sind die Angehörigen einfach nur überfordert und wünschen sich mehr professionelle Hilfe bei der Pflege. Vielleicht gibt es aber auch viele unterschwellige Konflikte mit den Geschwistern oder der Familie. In einem solchen Fall wäre es erst einmal sinnvoll, den Grund für die Aggression zu entschlüsseln, um dann weitere Profis einzubeziehen.

Umfeld

Das soziale Umfeld ist bei der Bewältigung einer Pflegesituation von einer hohen Bedeutsamkeit. Beachten Sie die Kontakte des Pflegebedürftigen zu Nachbarn, Verwandten, Freunden und ehemaligen Arbeitskollegen. Manche Familien werden zusätzlich zur Pflegesituation mit weiteren negativen sozialen Problemen von anderen konfrontiert. Hier ist es manchmal sinnvoll, auf das Wesentliche hinzuweisen. Sich von anderen abzugrenzen und die Kraft für die eigenen Probleme zu behalten, kann immer wieder ein aktuelles Thema sein.

Andere Profis

Es ist vor den Anleitungen wichtig zu erfragen, ob andere Profis schon Anleitungen durchgeführt haben. Fragen Sie, was die Patienten oder Angehörigen davon noch wissen und bauen Sie die Anleitung darauf auf. Wenn Unterschiede zu den anderen Profis in der Handhabung auftreten, verdeutlichen Sie die Aktualität der Pflegehandlung und den Grund für unterschiedliche Handhabungen.

Institutionen

Erfragen Sie im Vorgespräch, welche Institutionen in der Pflegesituation eingeschaltet sind. Es ist effektiver, die einzelnen Institutionen und Professionen aufeinander abzustimmen und zu koordinieren. Nehmen Sie niemals ohne das Einverständnis des Patienten Kontakt zu einer eingebundenen Institution auf. Fragen Sie den Patienten immer um Erlaubnis. Ansonsten fühlt sich der Patient übergangen und bekommt eventuell Angst. Sein Vertrauen in die Beziehung zu Ihnen würde massiv gestört.

Gesetze

Informieren Sie sich über aktuelle Gesetze zur Beratung und Anleitung in der Pflege sowie die Verordnungen zur Umsetzung dieser Gesetze. In diesem Arbeitsbereich wird es in den nächsten Jahrzehnten noch sehr viele Veränderungen geben, die für die Praxis handlungsleitend sind. Versuchen Sie den Patienten die Leistungen der Pflegeversicherung anhand von überschaubaren und gut strukturierten Übersichten zu erklären. Beschränken Sie sich dabei auf das Wesentliche.

Gesellschaft und Politik

In Zukunft wird die Anleitung und Beratung in der Pflege eine noch höhere Bedeutung erlangen. Versuchen Sie, Ihre Arbeit transparent zu machen und sie im öffentlichen Bereich sichtbar werden zu lassen. Setzen Sie sich wenn möglich für Verbesserungen ein.

7   Anleitungskonzepte

In der Fachliteratur gibt es eine Fülle von Veröffentlichungen zum Thema Anleitung. Im Schwerpunkt beschäftigen sich diese Beiträge aber mit der Anleitung von Schülerinnen. Einerseits wird die Praxisanleitung von Schülerinnen beschrieben und davon getrennt wird die Anleitung von Patienten und Angehörigen als „Patientenedukation" abgehandelt. Im vorherigen Kapitel wurden diese beiden Themenbereiche zusammengeführt.

Es ist sinnvoll, die Begriffe der „Erziehung", „Anleitung", „Fachberatung" und „Therapie" voneinander zu unterscheiden. Anleitung ist dementsprechend eine spezielle Form der Beratung und keine „Erziehung" im üblichen Sinn. Erziehung ist ein lang anhaltender Prozess, der sich auf eine Vielzahl von Themen bezieht. Anleitung ist eine Interventionsform in der die Vermittlung einer Pflegehandlung oder Pflegetechnik im Mittelpunkt steht. Eine Fachberatung ist die Vermittlung von Wissen über die Hintergründe von Pflegehandlungen in Bezug auf das Krankheitsbild eines Patienten. Der Begriff der Therapie oder Psychotherapie bezieht sich darüber hinaus auf Patienten mit psychischen Auffälligkeiten oder Erkrankungen. Es ist eine Interventionsform, die grundsätzliche psychodynamische Erklärungs- und Verhaltensmuster bearbeitet um eine problematische Patientensituation zu verbessern. Psychotherapie ist auch ein Prozess der über eine längere Phase ausgerichtet ist und spezielle Qualifikationen erfordert.

In der Pflegepraxis sollten Patienten und Angehörige über eine begrenzte Pflegehandlung bzw. Pflegetechnik angeleitet werden. Die Verwendung des Begriffs der Erziehung ist deshalb nicht passend und auch nicht hilfreich.

Um wichtige Aspekte des Anleitens zu verdeutlichen wurden nun bekannte Anleitungskonzepte ausgewählt. Die zentralen Aussagen und Ansatzpunkte der Anleitungskonzepte werden anhand von Arbeitsblättern und Grafiken näher aufgezeigt. Auch wenn dabei die Anleitung von Schülerinnen im Mittelpunkt steht, kann mit diesen Konzepten ein Transfer zur Anleitung von Patienten und Angehörigen vorgenommen werden.

Deutlich wird dadurch auch, dass die Aufgabe von Praxisanleiterinnen sehr komplex ist. Sie sollen Schülerinnen in der Praxis anleiten, um Patienten und Angehörige anzuleiten. Während einerseits Gemeinsamkeiten in der Anleitung von Schülerinnen und Patienten bestehen, so gibt es doch auch bedeutsame Unterschiede. Schülerinnen sollen mit der Anleitung eine Haltung und eine Profession erlernen. Patienten hingegen sind in einer ganz anderen Situation. Sie werden angeleitet, um eine Pflegehandlung an sich selbst durchzuführen und damit ihre gesundheitliche Situation zu verbessern oder zu stabilisieren. Wenn Angehörige angeleitet werden, so sollen diese in der Lage sein, eine Pflegehandlung an ihren Familienangehörigen vorzunehmen.

Anleitung von Patientinnen ist für Schülerinnen eine Herausforderung. Sie selbst befinden sich in einer Situation, in der sie immer wieder angeleitet werden und sollen dies nun selbst mit den Patienten durchführen. Das heißt, die Schülerinnen sollen parallel zu ihrem eigenen Lernprozess einen Lernprozess bei Patienten und Angehörigen strukturieren, gestalten und überprüfen.

Um die Komplexität der Anleitung in der Pflegepraxis zu verdeutlichen werden im Folgenden sechs Anleitungskonzepte kurz vorgestellt.

7.1 Das Anleitungskonzept nach German Quernheim

7.1.1 Der Anleitungsprozess

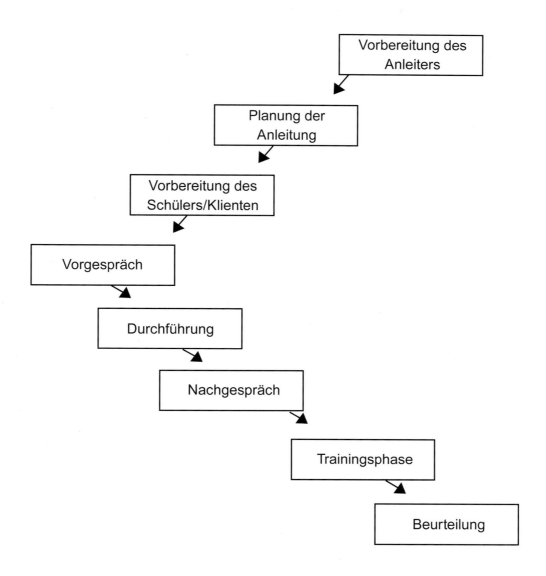

vgl. Quemheim 2004, S. 105-208

7.1.2 Schritte des Anleitungsprozesses

Quernheim nennt folgende Schritte:

1. Vorbereitung der Anleiterin

Die Bedingungen des Umfelds sollten bei der Vorbereitung ebenso bedacht werden wie die Bedingungen der Zielgruppe. Es sollte ein Erstgespräch mit der Pflegeschülerin erfolgen. Zusätzlich sollten die Bedingungen der Anleiterin und die des Anleitungsthemas reflektiert werden. Dann sollte eine Patientenanalyse vorgenommen werden.

2. Planung der Anleitung

Quernheim hat für die Planung der Anleitung ein Anleitungsformular entwickelt, in dem Lernziele und Lerninhalte unterschieden werden.

3. Vorbereitung des Schülers/Klienten

Es sollte ein konkreter Lernauftrag für die Schüleranleitung formuliert werden, der klare Handlungsaufgaben für die Schülerin transparent macht.

4. Vorgespräch

Das Vorgespräch sollte an einem Ort und in einem Raum stattfinden, in dem es ruhig ist und keine Störquellen vorliegen. Das Ziel der Anleitung sollte verdeutlicht werden. Der Lernstand der Schülerin und der Klienten sollte ermittelt werden. Dabei ist die verbale und nonverbale Kommunikation zu beachten. Eine ausgearbeitete Struktur zum Anleitungsthema gliedert die Anleitung. Zusätzlich sollte eine Absprache über das Verhalten der Anleiterin vorgenommen werden. Es sollte dabei deutlich werden, ob die Anleiterin eine Handlung zeigt oder ob sie eher die Tätigkeit bei der Schülerin beobachtet.

5. Durchführung

Nach der Verhaltensabsprache wird die Anleitung durchgeführt. Entweder führt die Anleiterin die Maßnahme aus oder es erfolgt ein gemeinsames Vorgehen. Es kann auch möglich sein, dass die Schülerin bzw. die Klientin die Maßnahme ausführt. Dabei wird die teilnehmende Beobachtung von einer nichtteilnehmenden Beobachtung unterschieden.

6. Nachgespräch

Das Nachgespräch sollte an einem ruhigen Ort stattfinden. Nach einem Einstieg in die Befindlichkeit kann die Schülerin oder die Klientin eine Selbsteinschätzung abgeben. Danach werden Fehler von der Anleiterin verdeutlicht. Wichtig ist bei der Äußerung von Kritik, mit positiven Aspekten zu beginnen und Begründungen der Teilschritte vorzunehmen. Die Erreichung der Ziele werden besprochen. Gemeinsam überlegen Schülerin und Anleiterin, Maßnahmen zu Verbesserung und überlegen weitere Förderungsmöglichkeiten. Ein Nachgesprächsprotokoll wird dazu angefertigt. Im Nachgespräch werden Anregungen zur Vertiefung des Themas, und dem Transfer verdeutlicht. Danach sollte eine Trainingsphase geplant werden.

7. Trainingsphase

Die Trainingsphase kann anhand eines Pflegeprotokolls näher strukturiert werden.

8. Beurteilung

Die Beurteilung der Anleitung schließt den Anleitungsprozess ab (vgl. Quernheim 2004, S. 105-204).

7.1.3 Das „Fünf Stufen Modell" der Kompetenzentwicklung

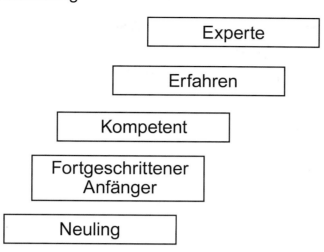

vgl. Quemheim 2004, S. 56

Das „Fünf Stufen Modell" wurde ursprünglich von Patricia Benner (1994) entwickelt und von Quernheim auf die deutsche Pflegepraxis übertragen. Eine Entwicklung der Kompetenz verläuft demnach vom Neuling, zum fortgeschrittenen Anfänger, dann zum kompetenten Pflegenden, zur erfahrenen Pflegekraft und schließlich zum Experten.

Neulinge in der Pflege brauchen klare Orientierungsmöglichkeiten. Sie benötigen eindeutige Handlungsanweisungen, Regeln und Checklisten. Sie können aufgrund mangelnder Erfahrung nur eine begrenzte Krankenbeobachtung durchführen und die Bedeutung von bestimmten Informationen noch nicht in einen Zusammenhang erkennen. „Seine Handlungen sind häufig noch stockend und starr. Er weiß noch nicht, was er alles beobachten kann oder muss" (Quernheim 2004, S. 57).

Ein fortgeschrittener Anfänger kann schon auf Merkmale der Krankenbeobachtung reagieren. Er kann aber die Informationen noch nicht genau nach deren Bedeutsamkeit und Wichtigkeit einschätzen. Es besteht hier ein Bewusstsein, dass die Pflegepraxis ein anderes Verhalten erfordert als die Übungseinheiten in der Schule. Er „[p]flegt regel- und modellgesteuert" (vgl. ebd., S. 58).

Kompetente Pflegende können eine Pflegesituation einschätzen, planen und strukturieren. Sie „[h]aben das Gefühl, den Aufgaben gewachsen zu sein. [Sie] setzen selbständig Prioritäten. Arbeiten aber noch nicht so schnell und flexibel wie erfahrene Pflegende" (ebd., S. 58).

Eine erfahrene Pflegekraft kann Prioritäten setzen, spontan auf spezielle Situationen reagieren und sich auf Veränderungen einstellen. Je mehr Erfahrung sie hat, umso sicherer wird sie bei der Einschätzung von problematischen Situationen. Die erfahrene Pflegekraft handelt auf der Grundlage von Maximen und Lebensregeln. Sie „[E]rfasst Situationen aufgrund von gemachten Erfahrungen ganzheitlich. [Sie] stößt schnell zum Kern des Problems vor, weil unerhebliche Möglichkeiten herausgefiltert werden. Erkennt ansatzweise Alarmsignale vor der Anzeige im Monitoring" (ebd., S. 59).

Eine Pflegekraft ist dann ein Experte, wenn sie einen sicheren und umfassenden Blick für eine Patientensituation und deren Verlaufsmöglichkeiten hat. Sie erkennt spontan Problemstellungen und Lösungsmöglichkeiten. Sie „[e]rfasst intuitiv die wichtigen Aspekte einer Situation. Schließt verschiedentlich sehr genau auf den zukünftigen Verlauf des Patientenzustandes" (ebd., S. 59). Oftmals weiß ein Experte soviel, dass er es kaum mitteilen kann oder im Stande ist es in Worte zu fassen.

7.1.4 Gedächtniskarte „Bezugskontakt"

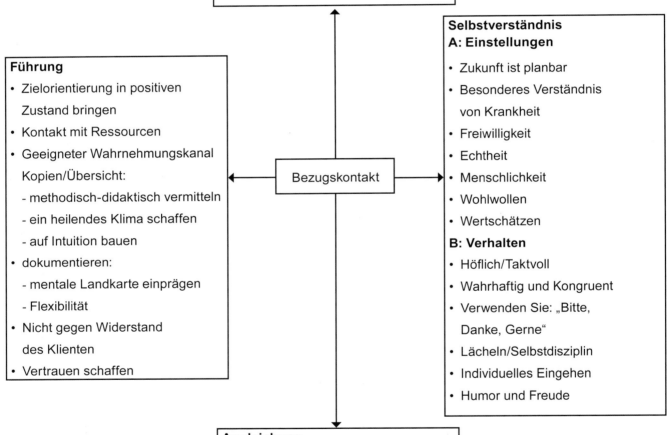

Kompetenzen
- Bezugskontakt anbahnen und halten
- Professionelles Berufsverständnis
- Wahrnehmen/Zuhören
- Methodik/Didaktik
- Fachwissen
- Entscheidungsfreiheit respektieren
- Selbstreflektiv
- Distanz und Nähe
- Selbstpflege

Führung
- Zielorientierung in positiven Zustand bringen
- Kontakt mit Ressourcen
- Geeigneter Wahrnehmungskanal Kopien/Übersicht:
  - methodisch-didaktisch vermitteln
  - ein heilendes Klima schaffen
  - auf Intuition bauen
- dokumentieren:
  - mentale Landkarte einprägen
  - Flexibilität
- Nicht gegen Widerstand des Klienten
- Vertrauen schaffen

Bezugskontakt

Selbstverständnis
A: Einstellungen
- Zukunft ist planbar
- Besonderes Verständnis von Krankheit
- Freiwilligkeit
- Echtheit
- Menschlichkeit
- Wohlwollen
- Wertschätzen

B: Verhalten
- Höflich/Taktvoll
- Wahrhaftig und Kongruent
- Verwenden Sie: „Bitte, Danke, Gerne"
- Lächeln/Selbstdisziplin
- Individuelles Eingehen
- Humor und Freude

Angleichung
- vorher zentrieren
- mit Namen ansprechen
- Begrüßung mit Handschlag
- Kalibrieren der mentalen Landkarte
- Übereinstimmung entwickeln/spiegeln
- Blickkontakt halten
- Flexibilität

vgl. Quemheim 2004, S. 21

7.1.5 Unterschiede zwischen Anleitung und Beratung

Voraussetzungen zur Anleitung

Als zentrale Voraussetzungen für eine Anleiterfunktion listet Querheim folgende Qualifikationen auf: „Berufserlaubnis nach [dem] Krankenpflege- oder Altenpflegegesetz, Berufserfahrung, Pädagogische Befähigung, Verantwortungsbewusstsein, Berufliche Motivation, Akzeptanz, Wertschätzung, Rücksichtnahme und Respekt bezüglich der Lernenden, Unterstützung und Verständnis für das Wissensdefizit des Gegenübers, Professionelles Pflegeverständnis, Solidarität mit Schülern und Verständnis für sie, [d]ie Motivation anleiten zu wollen, [d]as Wissen, anleiten zu können" (Quernheim 2004, S. 65).

Aufgaben des Anleiters

Ein Anleiter begleitet Schüler in der Praxis. Er plant und koordiniert Anleitungen zur Vermittlung von Pflegehandlungen und Pflegetechniken. Er gibt Auszubildenden Feedback zu ihrem Pflegeverhalten und ist permanenter Ansprechpartner. Ein Anleiter versucht einen Transfer zwischen Theorie und Praxis der Pflege herzustellen. Rückmeldungen zur Schule und dem Pflegemanagement sind ein Bestandteil der Arbeit als Anleiter. Er sollte auch ein Experte für Klientenanleitungen und Beratungen sein. Die Vernetzung mit Mentoren- und Praxisanleiterkreisen ist dabei wichtig. Er begleitet nicht nur Schülerinnen sondern auch Berufsanfänger oder Widereinsteiger aber auch Berufsfindungsinteressierte und Praktikanten. Ein Anleiter beteiligt sich an der Formulierung, Erstellung und laufenden Anpassung von Lernzielen zum Arbeitsfeld der Pflege. Eine grundlegende Voraussetzung für diese Arbeit ist das Interesse an Neuerungen und deren Umsetzung in die Praxis. Die Beratung von Teams und Kursleiterinnen ist eine weitere Aufgabe dieser Tätigkeit (vgl. Quernheim 2002, S. 66).

Merkmale einer Anleitung

Quernheim geht davon aus, dass eine Anleitung nach einer Beratung stattfindet. Anleitung versteht er in erster Linie als zielorientierte Vermittlung von spezifischem Wissen. Im Mittelpunkt der Anleitung steht das Lernen und Verstehen einer Pflegehandlung bzw. Pflegetechnik (vgl. Quernheim 2004, S. 262).

Basis zur Beratung

Quernheim listet folgende Aspekte als wissenschaftliche Grundlage für die Pflegeberatung auf: „Pädagogische Erkenntnisse: Erziehen, Anleiten, Führen. Soziologische Erkenntnisse: der Ratsuchende entwickelt zunächst ein Problembewusstsein und Psychologische Erkenntnisse: Kommunikation, Selbstbild usw." (Quernheim 2004, S. 259)

Aufgaben eines Beraters

Beratung in der Pflege wird als Unterstützungsleistung beschrieben, die Patienten bei unlösbar erscheinenden Lebensfragen unterstützt. Patienten werden in problematischen Situationen begleitet um diese in ihr Leben zu integrieren oder sie zu bewältigen. Eine zentrale Voraussetzung ist die Freiwilligkeit mit der eine Beratung für Patienten angeboten werden sollte. Quernheim definiert Beratung folgendermaßen: „Beratung in der Pflege ist eine Dienstleistung zur Unterstützung von Klienten, um mit Neuem oder Unbekanntem zu Recht zu kommen. Als Voraussetzung dazu erkennt der Klient selbst einen Mangel" (Quernheim 2004, S. 258).

Merkmale einer Beratung

Neben der Freiwilligkeit sollte Beratung immer vor einer Anleitung stattfinden. Bei der Beratung gibt der Klient die Zielsetzung vor, wobei diese häufig offen bleibt. Ein Klient sollte die Möglichkeit haben unter Alternativen wählen zu können. Das Informieren und Vergleichen sind basale Bestandteile einer Beratung (vgl. Quernheim 2004, S. 262).

7.2 Das Anleitungskonzept nach Eva Elisabeth Herold

7.2.1 Definition, Ziele, Gründe, Grundsätze

Definition der Anleitung

„Die bewusste und methodisch ausgerichtete Anleitung bezeichnen wir - analog der Beratung - als Fachkompetente Pflegeanleitung. Fachkompetente Pflegeanleitung ist das bewusste Ausführen einer Pflegehandlung durch eine professionelle Pflegeperson - an einer Person oder einem Objekt - die dem Lernen dieser Handlung dient. Lernende können professionell Pflegende oder pflegerische Laien sein" (Herold 1995, S. 95).

Ziele der Anleitung

Das Ziel ist eine angemessene Selbstpflegefähigkeit von Pflegebedürftigen und Laienpflegepersonen. Darüber hinaus ist die Qualifizierung von Laien und die Entwicklung von professioneller Pflegekompetenz ein wichtiges Ziel der Anleitung (vgl. ebd.).

Gründe für Anleitungen

Ein wesentlicher Grund für Anleitungen ist die hohe Motivation von Patienten möglichst lange in ihrer häuslichen Umgebung Leben zu wollen und sich selbst zu versorgen. Eine Voraussetzung dafür ist aber eine differenzierte Selbstpflegefähigkeit der Patienten. Wenn dies nicht mehr möglich ist, übernehmen oftmals Angehörige aus der Familie wichtige Pflegetätigkeiten um alte und kranke Menschen im häuslichen Bereich zu versorgen. Durch die Leitlinien des Pflegeversicherungsgesetzes und dem staatlichen Trend häusliche Pflege zu fördern wird die Laienpflege immer bedeutsamer. Um diese Situation zu bewältigen benötigen Laien allerdings eine kompetente Vermittlung und Anleitung zu Pflegehandlungen und Pflegetechniken. Ziel der Anleitungen ist ein hoher Pflegestandard in der Praxis aber auch die gesundheitliche Situation von Laien zu verbessern. Durch eine qualifizierte Anleitung können pflegende Angehörige nicht nur die Pflegebedürftigen besser versorgen, sondern auch in einem hohen Maß für ihre Selbstsorge beitragen (vgl. Herold 1995, S. 95).

Grundsätze der Anleitungen

Ein zentraler Grundsatz bei den Anleitungen sollte die Berücksichtigung der Patientensituation sein. Die Sensibilisierung für dessen Gefühls- und Gesundheitszustand sind sehr bedeutsam. Anleitungen können auch zuerst an einer Modellperson oder Modellpuppe durchgeführt werden um ein Gefühl für den gesamten Anleitungsprozess zu bekommen und Patienten nicht mit einer Anleitungssituation zu überfordern. „Wird bei pflegebedürftigen Personen angeleitet, sind sie während der Handlung immer wieder direkt anzusprechen, damit deutlich wird, dass sie nicht zum Objekt der Anleitung herabgewürdigt werden" (ebd. S. 96).

7.2.2 Die „Sechs Stufen Methode" des Anleitens

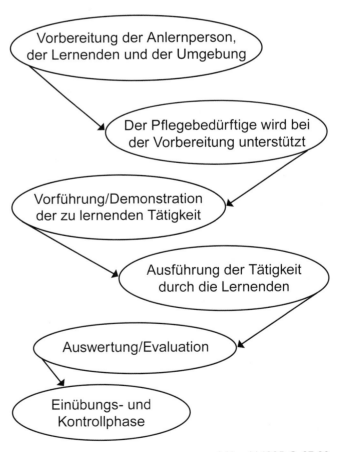

vgl. Herold 1995, S. 97-99

7.2.3 Prinzipien der Methode

Die Vorbereitung der Anlernperson, der Lernenden und der Umgebung ist der erste Schritt bei der Anleitung. Wichtig ist, dass der Pflegebedürftige bei der Anleitung unterstützt und seine Situation während der Anleitung besonders berücksichtigt wird. Die Anleiteperson zeigt dem Lernenden die Pflegehandlung oder Pflegetechnik und erklärt dabei wesentliche Aspekte. Sie hebt wichtige Handlungspunkte hervor und verdeutlicht Zusammenhänge, Schwierigkeiten und mögliche Fehlerquellen, die bei der Verrichtung auftreten können. Die Lernmethode besteht darin, sowohl Sehen und Hören miteinander zu verbinden. Durch das begleitende Begründen der Pflegehandlung wird eine hohe Form von Einsicht und Verstehen möglich. Widerstände und Blockaden der Lernenden werden mit diesem Vorgehen weites gehend vermieden. Die Lernenden werden zum aktiven Mitdenken und Dabeisein motiviert, indem sie später die Anleitungssituation zusammenfassen sollen. Im nächsten Schritt erfolgt das Handeln der Lernenden in Begleitung der Anleiter. Die Lernenden werden in diesem Schritt sprachlich unterstützt um ein Gefühl der Sicherheit wahrzunehmen. Je sicherer die Lernenden werden, umso weniger wird die sprachliche Form der Begleitung eingesetzt. Die aktive Anleitungsphase schließt damit ab, wenn der Lernende die Pflegehandlung korrekt ausgeführt hat und diese sprachlich umsetzten kann. Nach der Durchführung der Pflegehandlung wird die Anleitungssituation evaluiert.

Danach folgt die weitere Einübung- und Kontrollphase. Die Anleitung kann nach Situation und Vorwissen auch in Stufe 3 oder 4 beginnen. Die Anleitung sollte die Komplexität der Pflegehandlung und der jeweiligen Situation auf die Vorkenntnisse und Lernaufgaben ausrichten. Es kann sinnvoll sein, die Anleitung zu wiederholen. In einer häuslichen Pflegesituation können Anleitungen über einen längeren Zeitraum erfolgen. Der Zeitraum und die Intensität der Anleitungen ist von den Fähigkeiten und Möglichkeiten der Lernenden abhängig (vgl. Herold 1995, S. 96-97).

7.2.4 Voraussetzungen zur Anleitung

Strukturelle Voraussetzungen
Herold (1995) zeigt auf die Bedeutsamkeit der finanziellen, sozialrechtlichen und personellen Rahmenbedingungen für Anleitung in der Pflege hin. In diesem Zusammenhang verdeutlichtlicht sie die Notwendigkeit, dass Anleitung nicht nur als wichtige Arbeitsleistung akzeptiert werden sollte, sondern auch genügend finanzielle Mittel für diese Interventionsform bereitgestellt werden muss. Mittlerweile gibt es einige rechtliche Voraussetzungen innerhalb des Pflegeversicherungsgesetzes, die an die Forderungen von Herold anschließen. In § 45 SGB XI wird die Anleitung und Schulung in der häuslichen Pflege geregelt. Es gibt auch spezielle Schulungskurse für pflegende Angehörige, die von den Pflegekassen angeboten werden. Durch die Etablierung des Pflegeversicherungsgesetzes im Jahr 1995 ist diesem Arbeitsbereich eine hohe Aufmerksamkeit zugekommen, die sehr wahrscheinlich in den nächsten Jahren noch weiter an Bedeutung gewinnt. Neben der finanziellen Ausstattung ist aber auch die materielle Ausstattung wichtig. Um Anleitungen in der Praxis umzusetzen müssen spezielle Hilfsmittel, Demonstrationsmedien und Pflegeutensilien vorhanden sein. Darüber hinaus müssen Pflegekräfte auch die Zeit und den Raum für Anleitungen haben.

Das erfordert auch eine spezielle Personalplanung, in der vielleicht eine Mitarbeiterin speziell für Anleitungen eingeplant wird. Die Qualifizierung als Anleiterin ist für diese Pflegekräfte grundlegend. Es ist davon auszugehen, dass der Bedarf an Laienanleitungen in den nächsten Jahren steigen wird. Nicht nur durch die demografische Alterung sondern auch die Zunahme von chronischen Erkrankungen, der kurzen Verweildauer im Krankenhaus und des steigenden Informationsbedarfs von Patienten allgemein, wird die Anleitung in der Pflege nicht nur bei alten Menschen und Pflegebedürftigen im hohen Alter bedeutsam, sondern auch bei allen anderen Alters- bzw. Patientengruppen (vgl. Herold 1995, S. 96).

Voraussetzungen der Anleiteperson

Eine Pflegeanleitung erfordert von einer Anleiteperson ein hohes Maß an pädagogisch-didaktischen Fähigkeiten. Voraussetzung für Anleitungen ist auch eine qualifizierte Fachkompetenz, die aktuelle wissenschaftliche Erkenntnisse der Pflegewissenschaften kennt und in die Praxis integrieren kann. Die sichere Beherrschung von Pflegehandlungen und Pflegetechniken bildet die Basis für Anleitungen. Eine ausgeprägte Kommunikationsfähigkeit sowie Sensibilität gegenüber den Lernenden sollte die Situationen gestalten. Anleitungen erfordern auch die Fähigkeit trotz großer Fachkompetenz ein partnerschaftliches Verhältnis zu den Lernenden aufzubauen und dominantes Verhalten zu vermeiden. Die Begründung für das methodische Vorgehen und die einzelnen Handlungsschritte der Pflegehandlung sollte professionell sein, aber auch Spielräume für Veränderungen möglich machen. Herold hebt eine spezielle Haltung gegenüber den Lernenden für Anleitungen hervor. „Der Erfolg ihres Anleitens wird sich erhöhen, wenn sie Vertrauen in die Lernfähigkeit der Lernenden, besonders der pflegerischen Laien hat und ihnen dieses vermitteln kann" (Herold 1995, S. 96). Eine positive Haltung gegenüber Lernenden und Laien wird als zentrale Voraussetzung für Anleitungen genauso ausgeführt wie die Verantwortung für die Selbstpflege (vgl. ebd.).

7.3 Das Anleitungskonzept nach Heike Jung-Heintz

7.3.1 Beraten – Schulen – Anleiten

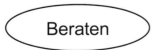

„Beratung kann also definiert werden als ein Prozess zwischen zwei oder mehr[eren] Menschen, der darauf gerichtet ist, Veränderungen in einem definierten Problembereich mittels verschiedener Strategien zu bewirken" (Jung-Heintz 2000, S. 144).

„Schulung kann definiert werden als Vorgang, der eine Veränderung im Verhalten oder im Wissen von Patienten zu erreichen versucht. ‚Patientenschulung heißt: Untersuchung des Lernbedarfs und der Lernbereitschaft des Patienten, Einleitung von Aktivitäten, die geeignet sind, eine Veränderung im Wissen oder im Verhalten des Lernenden zu erreichen, und schließlich Auswertung der Ergebnisse'" (ebd., S. 145 nach Klug-Redmann 1996, S. 11).

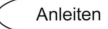

„Anleitung kann definiert werden als das Vertrautmachen eines Patienten und/oder seiner Bezugspersonen mit einer zu erlernenden Fertigkeit, z. B. dem Betten, Heben oder Tragen einer pflegebedürftigen Person" (ebd., S. 149).

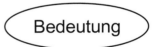

„Beratung, Schulung und Anleitung fördern und unterstützen Patienten bei der Erhaltung und Wiederherstellung von Fähigkeiten zur selbständigen Bewältigung der Aktivitäten des täglichen Lebens und gehören somit zu den zentralen Aufgaben einer aktivierenden Pflege.

Im Zuge der Veränderungen im Gesundheitswesen im Hinblick z. B. auf frühere Entlassungen der Patienten aus dem Krankenhaus sind Patienten und deren Bezugspersonen auf Informationen und Anleitung zum sicheren Umgang mit ihrer Erkrankung häufig angewiesen.

Pflegepersonen können Patienten durch die Vermittlung aktuellen Gesundheitswissens dabei helfen, aktiv und lernend ihre Erkrankungssituation zu bewältigen bzw. präventiv zum Wohlbefinden der Patienten beitragen" (Jung-Heintz 2000, S. 150).

7.3.2 Phasen der Anleitung

Es werden folgende Phasen unterschieden (Jung-Heintz 2000, S. 149):

1. „Vorbereitung der Pflegeperson im Hinblick auf den Lerngegenstand (Materialien, Raum, Informationsmittel) und das Vorwissen des Patienten und/oder seiner Bezugspersonen.
2. Vorführen der zu erlernenden Handlung, evtl. mehrfach mit abnehmender Ausführlichkeit der Erläuterungen.
3. Durchführen der zu erlernenden Handlung durch den Patienten und/oder seine Bezugspersonen.
4. Anerkennen des Erlernten und Sicherung durch weitgehend selbständiges Üben, welches kontrolliert und ergänzt wird." (vgl. ebd., im Original keine Nummerierung)

7.3.3 Fünf Stufen des Fertigkeitserwerbs

> 1. Imitation

> 2. Manipulation

> 3. Präzision

> 4. Strukturierung

> 5. Naturalisierung

Folgende Stufen des Fertigkeitserwerbs werden unterschieden (Jung-Heintz 2000, S. 149):

„Die 1. Stufe, die Imitation,
stellt die noch unvollkommene und unkontrollierte Handlungsnachahmung dar, wenn der Patient mit einer beobachtbaren Handlung konfrontiert wird. Der Ausführung fehlt noch die neuromuskuläre Koordination, sodass diese im Allgemeinen grob und unvollständig ist.

Die 2. Stufe, die Manipulation,
bedeutet, dass der Patient anfängt, zwischen verschiedenen Schritten zu differenzieren und das erforderliche Verhalten auswählt. Allmählich kommt es nach ausreichender Übung zu einer ziemlich sicheren, aber noch bewusst kontrollierten Ausführung.

Die 3. Stufe, die Präzision,
beinhaltet das Erreichen eines höheren Niveaus der Verfeinerung. Genauigkeit und Exaktheit gewinnen an Bedeutung. Der Patient wird von der ursprünglich vorgeführten Handlung unabhängig, er kann den Handlungsablauf variieren, die Geschwindigkeit herabsetzen oder erhöhen.

Bei der 4. Stufe, der Stufe der Strukturierung,
kommt es darauf an, eine Serie von Handlungen zu koordinieren, um eine der praktischen Situation angemessene Abfolge zu gewährleisten. Das heißt der Patient erwirbt die Gewandtheit, eine Reihe von Handlungen gleichzeitig und in Aufeinanderfolge auszuführen.

Die 5. Stufe, die Naturalisierung,
beschreibt den höchsten Grad der Beherrschung und Sicherheit. Eine Handlung wird ohne viel Überlegung und Anstrengung zu einer automatischen Handlungsfertigkeit." (vgl. ebd.)

7.4 Das Anleitungskonzept nach Ingrid Völkel

7.4.1 Der Anleitungsprozess

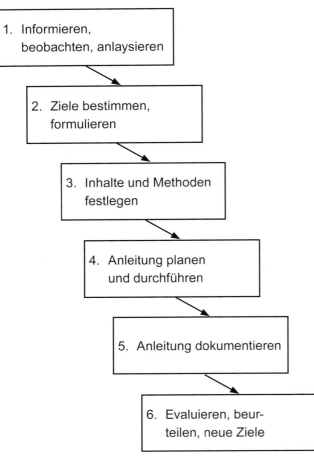

vgl. Völkel 2009, S. 49

7.4.2 Schritte des Anleitungsprozesses

Die Praxisanleitung der Schülerinnen ist in ähnlichen Schritten wie der Pflegeprozess strukturiert. Grundsätzlich ist die Beziehungsgestaltung zwischen Anleiterin und Schülerin von zentraler Bedeutung für den Erfolg der Anleitung.

1. Informieren, beobachten, analysieren
Die Praxisanleiterin benötigt differenzierte Informationen über die Schülerin. Gleichzeitig benötigt die Schülerin Informationen zum praktischen Verlauf und der Zielsetzung der Anleitung. Es sollte ein Einarbeitungsplan erstellt werden und ein Vorgespräch zur Anleitung geführt werden. Zum Vorgespräch hat Völkel ein Vorgesprächsprotokoll entwickelt, das bei der Strukturierung hilfreich ist. (vgl. Völkel 2009, S. 50).

2. Ziele bestimmen, formulieren
Die Ausbildungsziele sollten im Vorgespräch verdeutlicht werden. Dabei sollte berücksichtigt werden, dass die personen- und situationsbezogene Pflege des Patienten im Mittelpunkt des Pflegeprozesses steht. „Die Unterstützung bei der Selbstpflege, bei präventiven und rehabilitativen Maßnahmen auf der Basis der individuellen Biografie soll sowohl die körperliche als auch die psychosoziale Seite berücksichtigen. Die Schülerin soll dem pflegebedürftigen Menschen - durch Anleitung, Beratung und Hilfe zur Selbsthilfe - ein selbstbestimmtes und selbständiges Leben ermöglichen. Sie soll aber auch bei der medizinischen Diagnostik und Therapie mitwirken, schwerkranke und sterbende Menschen pflegen und in Notfällen richtig reagieren können" (Vökel 2009, S. 51-52).

3. Inhalte und Methoden festlegen
Die Inhalte und Methoden der Anleitung sollten verdeutlicht werden. Die Anleiterin sollte damit den Lernprozess strukturieren und Anregungen anbieten.

4. Anleitung planen und durchführen
Völkel (2009, S. 55) beschreibt die Planung und Durchführung der Anleitung anhand von vier Schritten:
- Vorbereitung der Lernenden
- Vormachen der Arbeitsaufgabe
- Nachmachen lassen der Arbeitsaufgabe
- Abschließen der Unterweisung

5. Anleitung dokumentieren
Die Anleitung sollte im Schülerhandbuch dokumentiert werden. Sie können dann als Tätigkeitsnachweis für die Praxisanleiterin kopiert werden. Völkel hat einen Beurteilungsbogen entwickelt, um eine übersichtliche und strukturierte Dokumentation vorzunehmen. (vgl. ebd., S. 56-59).

6. Evaluieren, beurteilen, neue Ziele

„Evaluation hat zum Ziel, die Wirksamkeit der Praxisanleitung zu überprüfen. Aufgrund von Beobachtung und Analyse, anhand von Lernergebnissen und Kriterien zur Selbstevaluation wird die Praxisanleitung beurteilt. Im Rahmen der Evaluation soll die Schülerin mit Unterstützung der Anleiterin über die Ergebnisse reflektieren und Ziele [sowie] Wege für weiteren Kompetenzzuwachs formulieren. Mit der Evaluation werden folgende Kompetenzen vermittelt:

Kommunikative Kompetenzen, z.B. sich mündlich und schriftlich ausdrücken, reflektieren, argumentieren. Soziale Kompetenzen, z.B. zuhören, wertschätzen, akzeptieren, Kritik annehmen und geben. Fachkompetenzen, z. B. fachliche Prinzipien kennen, auf der Basis von Fachwissen argumentieren, Zusammenhänge erkennen, Rückschlüsse ziehen" (Völkel 2009, S. 58).

7.4.3 „Vier Stufen Methode" der Arbeitsunterweisung

```
┌─────────────────────────────────────┐
│  1. Die Lernenden vorbereiten        │
└─────────────────────────────────────┘

┌─────────────────────────────────────┐
│  2. Die Arbeitsaufgabe vormachen     │
└─────────────────────────────────────┘

┌─────────────────────────────────────┐
│  3. Die Arbeitsaufgabe nachmachen    │
│     lassen                           │
└─────────────────────────────────────┘

┌─────────────────────────────────────┐
│  4. Die Unterweisung abschließen     │
└─────────────────────────────────────┘
```

vgl. Volkel 2009, S. 56-59

Die Lernenden vorbereiten

„Lernsituation benennen, Vorkenntnisse feststellen, Ziele der Schülerin besprechen, Lernziele [...] festlegen, Interesse wecken, Lernaufträge benennen, [...] für die Lernenden den richtigen Platz im Raum festlegen [...].

• Erforderliche Betriebsmittel und Arbeitsgegenstände vorbereiten.
• Vorgespräch zu Beginn des Ausbildungsabschnitts. Aufmerksamkeitslenkende Vorinformation unmittelbar vor der gezielten Anleitung. Vorbereitung von Material, Raum, sich selbst und Patientin" (ebd., S. 56).

Die Arbeitsaufgabe vormachen

Dabei wird eine Pflegehandlung gezeigt und erklärt. Es wird beschrieben, was gemacht wird, um einen Überblick zu vermitteln. Begründungen zur Tätigkeit vermitteln dabei Hintergrundwissen. Der Patient steht im Mittelpunkt und sollte möglichst bald aktiv mitwirken (vgl. Völkel 2009, S. 57).

Die Arbeitsaufgabe nachmachen lassen

„Die Lernenden probieren lassen. Pflegeverhalten, das zu einer Schädigung [...] führen kann, verhindern. [...] Die Lernenden ausführen, beschreiben und begründen lassen [...]. Die Lernenden zügiger nachmachen lassen. Kurze Beschreibung der Lernabschnitte und des Arbeitsablaufes [...].

Lernende das Handeln unter unmittelbarer Aufsicht je nach Erfordernis ein- oder mehrmals nachmachen lassen. Fragen stellen und zu Fragen anregen. Zum „Lösen eines Problems" auffordern [...].
Interventionen der anleitenden Person werden mit jeder Ausführung seltener. Bei zunehmender Sicherheit unter Aufsicht selbständig handeln lassen" (ebd., S. 58).

Die Unterweisung abschließen

„Die Lernenden selbständig unter Aufsicht üben lassen. Bezugspersonen bezeichnen. Anfangs häufiger kontrollieren und beim Einüben des korrekten Handelns unterstützen. Anerkennen und wo erforderlich korrigieren (ebd., S. 59).

7.4.4 Gezielte Anleitung

```
                    ┌─────────────────────┐
                    │  Pflegebedürftiger  │
                    │       Mensch        │
                    └─────────────────────┘

┌──────────────┐                              ┌──────────────┐
│     Zeit     │                              │    Thema     │
└──────────────┘                              └──────────────┘
                        ╭──────────╮
┌──────────────┐        │ Gezielte │          ┌──────────────┐
│ Stationsablauf│       │ Anleitung│          │   Lernziele  │
└──────────────┘        ╰──────────╯          └──────────────┘

┌──────────────────┐                      ┌──────────────────┐
│ Teaminformationen│                      │  Lernmaterialien │
└──────────────────┘                      └──────────────────┘
                  ┌─────────────────────┐
                  │       Raum:         │
                  │    Vorgespräch      │
                  │     Reflexion       │
                  │   Dokumentation     │
                  └─────────────────────┘
```

vgl. Völkel 2009, S. 76

7.4.5 Qualität der Praxisanleitung in der Pflege

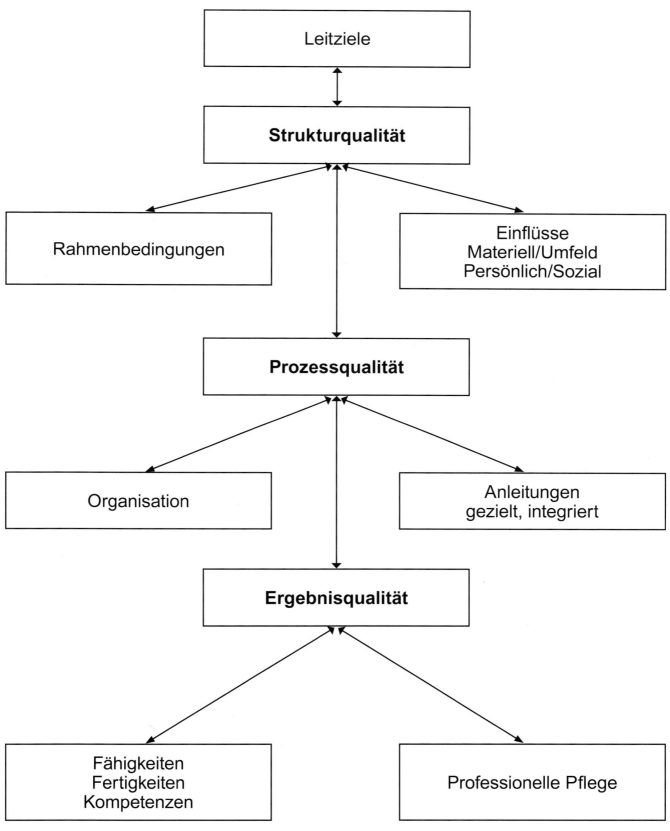

vgl. Völkel 2009, S. 63

7.5 Das Anleitungskonzept nach Birgit Thomas und Bruno Wirnitzer et al.

7.5.1 Projektbeschreibung

Das Anleitungskonzept nach Thomas und Wirnitzer wurde am Krankenhaus München-Neuperlach durchgeführt (2001) und in einer empirischen Studie (2005) ausgewertet.

„Ziel der empirischen Studie war die Integration der Interventionen Schulung und Anleitung als pflegerische Aufgaben in den Stationsablauf. Hierbei wurden die Auswirkungen auf den Pflege- und Krankheitsverlauf aufgezeigt. Dabei soll erreicht werden, dass Patienten/Angehörigen notwendige Kompetenzen vermittelt bekommen, um ihre Selbständigkeit zu bewahren, Verantwortung für die eigene Gesundheit übernehmen, um die Belastung der häuslichen Pflege besser einschätzen zu können" (Thomas/Wirnitzer/Gottwald/Behrens 2005, S. 472).

Professionelle Pflegekräfte sollten versuchen die Bedeutung von Schulung und Anleitung als pflegerische Aufgabe wahrzunehmen. Diese Interventionsform sollte für den gesamten Pflegeprozess deutlich werden. Schulung und Anleitung sollte als Tätigkeit bewusst erlebt werden. Sie soll am Patienten orientiert geplant, durchgeführt und dokumentiert werden. Die Veränderungen am Patienten werden dabei transparent (vgl. ebd.).

„Im Rahmen der Interventions-/Kontrollstudie, wurden bei 87 Patienten Schulungen, Anleitung und Selbständigkeitstests durchgeführt. Insgesamt wurden 174 Patienten in die Studie einbezogen. Patienten mit eingeschränkter Mobilität nach hüftnahen Frakturen stellten die Studienpopulation dar. Patienten die durchschnittlich 16 Tage auf der unfallchirurgischen Station geschult und angeleitet worden sind, waren erheblich selbständiger als nicht geschulte Patienten" (ebd., S. 472).

Die Studie kam zu einem beeindruckenden Ergebnis: in der Altersklasse zwischen 77 und 84 Jahren verkürzte sich die Krankenhausverweildauer um zehn Tage.

Bei der Schulung und Anleitung wurde von allen Beteiligten, den Pflegekräften, den Patienten und auch den Angehörigen die Beziehungsgestaltung und damit auch die Beziehungsqualität zwischen den Beteiligten als wichtig empfunden. Die Weiterversorgung von Patienten im häuslichen Bereich kann durch eine gezielte Schulung und Anleitung im Krankenhaus vorbereitet und verbessert werden.

Diese Form der Unterstützung von Patienten und Angehörigen vermittelt Sicherheit im Umgang mit professionellem Pflegehandeln und speziellen Pflegetechniken. „Die sozialen und pflegerischen Handlungskompetenzen von Betroffenen werden gestärkt, weil sie aktiv am Schulungs- und Pflegeprozess beteiligt sind. Dadurch erhalten vor allem Angehörige mehr Sicherheit bezüglich der häuslichen Weiterversorgung und lernen Ressourcen sowie die eigenen Grenzen kennen" (ebd.).

7.5.2 Analogie von Pflege- und Schulungsprozess

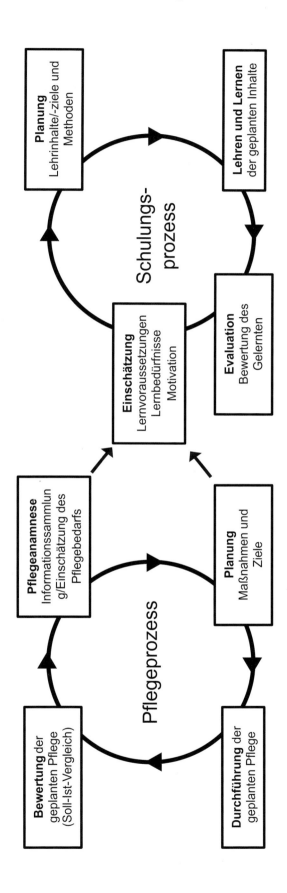

vgl. Thomas/Wirnitzer 2001, S. 471; nach Thomas/Wirnitzer et al. 2005

7.5.3 Schulung und Anleitung im Stationsablauf

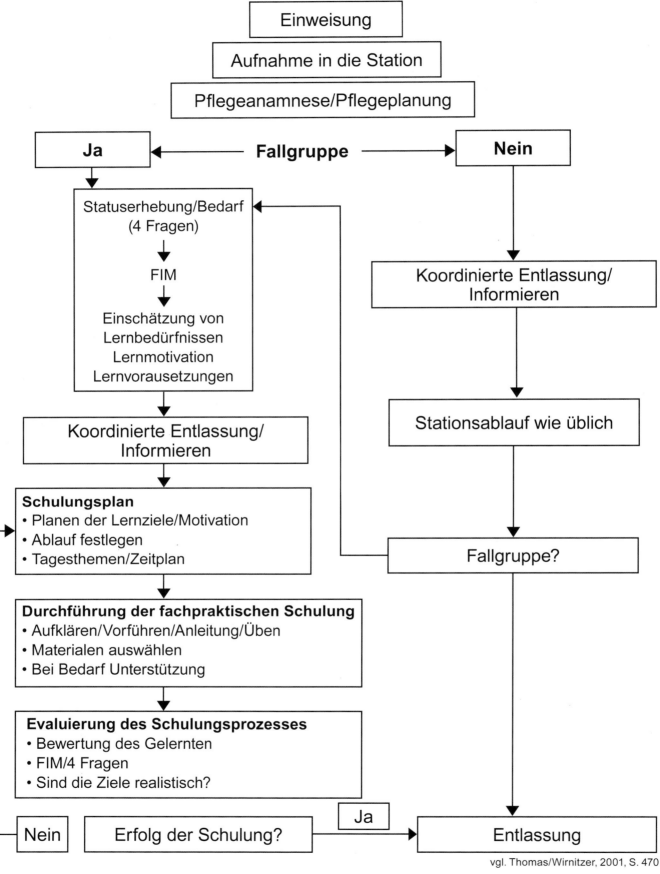

vgl. Thomas/Wirnitzer, 2001, S. 470

7.5.4 Umsetzung der Schulung und Anleitung

Wenn die Patienten eine Einweisung in das Krankenhaus erhalten und auf der Station aufgenommen wurden, erfolgte eine Pflegeanamnese bzw. eine Pflegeplanung. Danach wurde entschieden, ob die Patienten in die Fallgruppe zur Beratung, Schulung und Anleitung aufgenommen wurden. Es erfolgte eine Statuserhebung, eine Klärung des Beratungs-, Schulungs- und Anleitungsbedarfs. Dazu wurde der FIM (Funktional Independence Measure übersetzt Funktionaler Selbständigkeitsindex) erhoben. Eine Einschätzung von Lernbedürfnisse der Lernmotivation und Lernvoraussetzungen der Patienten wurde näher erfasst. Danach wurde ein Schulungsplan aufgestellt. Darin wurden die Lernziele und Lernmethoden geplant, der Ablauf der Schulung festgelegt sowie die Tagesthemen und der Zeitplan erstellt. Im Anschluss wurde die fachpraktische Schulung durchgeführt. Zuerst erfolgte eine Aufklärung, dann wurde die Pflegehandlung vorgeführt, angeleitet und geübt. Dazu sollten hilfreiche Materialien ausgewählt werden. Bei Bedarf sollte der Patient weiter unterstützt werden. Am Ende der Interventionen war die Evaluierung des Schulungsprozesses bedeutsam. Das Gelernte wurde bewertet und eingeschätzt. Dazu konnte der FIM wieder herangezogen werden, um Veränderungen der funktionalen Selbständigkeit festzustellen. Es wurde auch eingeschätzt, ob die Ziele der Schulung realistisch waren. Wenn die Schulungsinhalte und -methoden zu einem Erfolg führten, konnte eine Entlassung des Patienten aus dem Krankenhaus geplant werden. Wenn die Schulung noch keinen Erfolg erbracht hatten, wurde ein neuer Schulungsplan erstellt und die Schulung nochmals durchgeführt (vgl. Thomas/Wirnitzer 2001, S. 470).

7.5.5 Ziele der Schulungen und Anleitungen

Ein zentrales Ziel des Projekts war es, durch eine ganzheitliche Schulung und Anleitung, die Gesundheit von Patienten zu verbessern und die Selbständigkeit zu bewahren bzw. zu verbessern. Aber auch einer Verschlechterung einer bestehenden Erkrankung entgegenzuwirken und die Lebensqualität zu erhöhen waren Ziele für die Schulungen und Anleitungen. Der Bedarf einer poststationären Versorgung sollte reduziert werden. Dazu wurden spezielle Fragestellungen und Handlungsziele ausgearbeitet um die Evidenz zu sichern und die Beurteilung des Projekts zu gewährleisten. Das Ziel des Projekts bestand darin, für Patienten und Angehörige Schulungen und Anleitungen anzubieten, die folgende charakteristische Merkmale beinhalten (vgl. Thomas/Wirnitzer/Gottwald/Behrens 2005, S. 476):

- Die Schulungen und Anleitungen sollten unterstützend auf Patienten und Angehörige wirken um Experten der eigenen Erkrankung zu werden und die Versorgung und Pflege zu Hause selbständig durchzuführen.
- Die Interventionen sollten den Angehörigen ein hohes Maß an Sicherheit in der Bewältigung der Krankheitssituation und der Versorgung der Pflegebedürftigen vermitteln.
- Die Schulungen und Anleitungen hatten auch zum Ziel, den Angehörigen und Patienten die eigenen Ressourcen aufzuzeigen und diese bewusst wahrzunehmen.
- Die sozialen und pflegerischen Handlungskompetenzen der Patienten und Angehörigen sollten dabei aufgenommen und gestärkt werden.
- Ein wichtiger Bestandteil ist die Vermittlung von (Pflegefach-)Wissen zur Gestaltung der häuslichen Versorgung.

7.5.6 Probleme und Perspektiven für die Pflege

Probleme der Pflege

Nach Thomas/Wirnitzer/Gottwald/Behrens (2005) haben Pflegekräfte in der Vergangenheit Beratung, Schulung und Anleitung eher unbewusst und zufällig in das Pflegehandeln einbezogen. Es erfolgte weder eine systematische Erhebung des Bedarfs noch eine bewusste Planung des Beratungs-, Schulungs- und Anleitungsprozesses. In der Vergangenheit waren diese Interventionsformen eher von der Haltung aber auch der Sensibilität und Qualifikation einzelner Pflegekräfte abhängig. Beratung, Schulung und Anleitung wurde nicht als grundlegende pflegerische Tätigkeit bewertet. Das fachliche, methodische und soziale Potential von Pflegekräften wurde unterbewertet und nicht systematisch zum Einsatz gebracht. Die Autoren verweisen auf einen Paradigmenwechsel innerhalb des grundsätzlichen Verständnisses von professioneller Pflege

„Die Pflegeberatung, Schulung und Anleitung am Bett des Patienten erfordert ein verändertes Aufgabenprofil für die Pflegenden. Generell sollte jede Pflegekraft bei der pflegerischen Versorgung eine Beziehungsebene herstellen, die dem Patienten/Angehörigen das Lernen ermöglichen. Neben dem Einschätzen von Informations- und Wissensdefiziten muss die Fähigkeit entwickelt werden, Sprache gezielt als Instrument zur Problemlösung einzusetzen" (Thomas/Wirnitzer/Gottwald/Behrens 2005, S. 475).

Zur Gestaltung dieses Prozesses wird auf den Einsatz von Medien hingewiesen. Pflegekräfte sind demnach den Einsatz von unterstützenden Medien im Rahmen der Beratung, Schulung und Anleitung nicht gewohnt und benötigen darin Unterstützung.

Perspektiven

Das Projekt zur Einführung einer systematischen Beratung, Anleitung und Schulung von Patienten und Angehörigen hat sich insgesamt positiv auf die Situation der Beteiligten ausgewirkt. Pflegekräfte entwickeln ein anderes Pflegeverständnis in dem die Interventionsformen nicht mehr zufällig sondern geplant stattfinden und reflektiert werden. „Die bewusste Beratung und Schulung und eine gemeinsame Planung der Schulung unter den Aspekten Prävention und Gesundheitsförderung stärkt das Verantwortungsbewusstsein für die individuelle Gesundheit. Dieses neue Verantwortungsgefühl begründete sich bei den Patienten in dem Wunsch nach einer größtmöglichen Selbständigkeit" (ebd., S. 479). Für den Erfolg der Interventionsformen ist auch die interdisziplinäre Zusammenarbeit mit Ärzten und Therapeuten von Bedeutung. Diese wurden über den Schulungsplan informiert und arbeiteten eng mit den Pflegekräften zusammen. Die Autoren weisen darauf hin, dass es für die Zukunft wichtig ist, eine interdisziplinäre Zusammenarbeit für alle Entwicklungs- und Pflegephasen von Patienten aufzubauen. Der Einbezug von aktuellen pflegewissenschaftlichen Erkenntnissen ist dabei genauso zu berücksichtigen wie die Notwendigkeit eine tragfähige Beziehung zu Patienten zu erarbeiten. Das Handeln von Pflegekräften sollte sich auf die individuelle Situation des Patienten und sein Umfeld beziehen. Eine wesentliche Voraussetzung zur Etablierung und Umsetzung eines solchen Projekts ist eine intensive Begleitung, Fortbildung und Reflexionsmöglichkeit für die Mitarbeiterinnen.

7.6 Das Anleitungskozept nach Ruth Mamerow

7.6.1 Der Anleitungsprozess

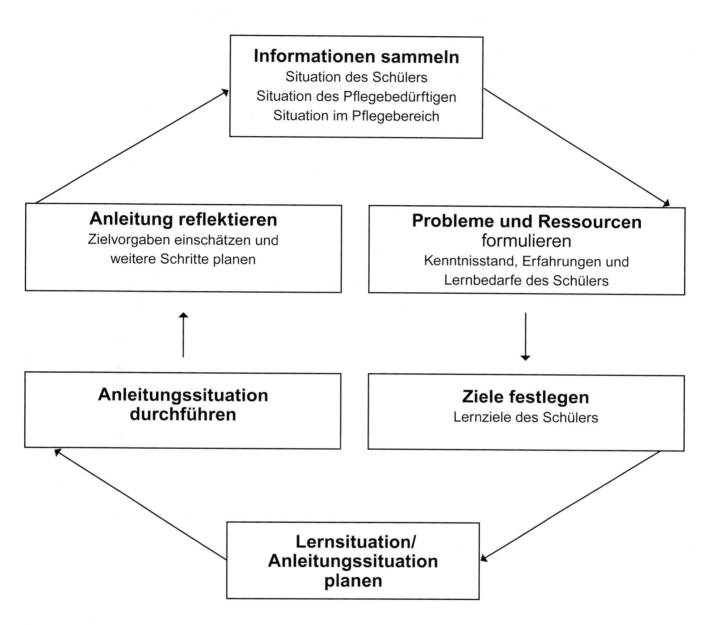

Informationen sammeln
Situation des Schülers
Situation des Pflegebedürftigen
Situation im Pflegebereich

Anleitung reflektieren
Zielvorgaben einschätzen und
weitere Schritte planen

Probleme und Ressourcen
formulieren
Kenntnisstand, Erfahrungen und
Lernbedarfe des Schülers

Anleitungssituation
durchführen

Ziele festlegen
Lernziele des Schülers

Lernsituation/
Anleitungssituation
planen

Mamerow 2010, S. 130

7.6.2 Planungsfragen von einer Anleitung

Schritte	Fragen zur Gestaltung der Anleitung
1. Vorbereitung	
1.1 Planung (Eine Woche vorher)	• In welchen Lernfeldern soll die Anleitungssituation stattfinden? • In welcher Pflegesituation soll die Anleitung stattfinden? • Welche Voraussetzungen hat der Lernende? • Welche individuellen Lernbedarfe hat der Lernende? • Welche Voraussetzungen hat der Pflegebedürftige? • Welche Voraussetzungen bringe ich als Anleiter mit? • Wie informiere ich mich und bereite mich vor? • Welche theoretischen Themen sollen einbezogen werden? • Wie erfolgen die Informationen und Vorbereitungen gegenüber dem Pflegeteam/dem Pflegebedürftigen/dem Lernenden? • Welche organisatorischen Absprachen sind erforderlich?
1.2 Planung der Handlungen (Mindestens einen Tag vorher)	• Welche Lernziele können mit dem Lernenden vereinbart werden? • Welche Wünsche, Probleme und Ziele sind bezüglich des Pflegebedürftigen zu berücksichtigen? • Welche Anforderungen des Pflegebereichs sind zu berücksichtigen? • Durch welche Aufgaben sollen die Ziele erreicht werden? • Wie lässt sich das, was zu tun ist, genau benennen? • Welche Arbeitsschritte bzw. Methoden sollen angewendet werden? • Welche Aufgaben und Tätigkeiten ergeben sich?
2. Planung der Durchführung	• Wer übernimmt welche Aufgaben? • Wie wird die Durchführung reflektiert und dokumentiert? • Welche fachlichen Kriterien muss der Schüler berücksichtigen?
3. Planung der Auswertung/ Reflexion	• Wurden die Pflegeziele erreicht? • Hat der Lernende seine Ziele erreicht? • Was ist lobenswert? • Was sollte verändert werden? • Welche neuen Lernaufgaben ergeben sich?

Mamerow 2010, S. 113

7.6.3 Der Anleitungsstandard: Vorbereitungsprotokoll

Schüler:

Ausbildungsjahr:

Kontaktgespräch Team Datum: Station/Bereich: Kontaktperson: Informationen: Spezielle Hinweise:	Kontaktgespräch Schüler Datum: Informationen: spezielle Hinweise:

Lernangebot:

Lernfeld:

Lernsituation:

Lernbedarfe:

Lernziele:

Lernaufgaben:

Zeitplan:

Sozialform der Anleitung:

Informationen bei mehreren Lernenden:
Name; Ausbildungsjahr
Informationen zum Lernenden
Lernaufgaben
Lernbedarfe/Lenziele

Informationen zum Pflegebedürftigen:
Kontaktgespräch: Name: Alter: Bemerk.:
Datum:
Krankheitsbild/Pflegediagnosen
Soziale Situation
Weitere Informationen
Anleitungsrelevanter Pflege- und Betreuungsbedarf

Bemerkungen

vgl. Mamerow 2010, S. 117

7.6.4 Der Anleitungsstandard: Durchführungsprotokoll

2.1 Einführung
Aktuelle Hinweise/Informationen
Kontaktgespräch im Team und mit dem Pflegebedürftigen
Unmittelbares Vorgespräch mit Lernenden

2.2 Realisierung (vorgeplant durch Schüler/Anleiter)

Handlungsschritte	Zuständigkeiten PA/S (Wer macht was?)			
	Handeln	Demonstrieren	Beobachten	Dokumentieren

2.3 Abschluss (vorgeplant durch Schüler/Anleiter)

Handlungsschritte	Zuständigkeiten P/S (Wer macht was?)			
	Handeln	Demonstrieren	Beobachten	Dokumentieren

vgl. Mamerow 2010, S. 122

7.6.5 Der Anleitungsstandard: Auswertungsprotokoll

Datum: Schüler:		
Erstauswertung (Datum): Hinweise und Bemerkungen:		
Lernziele	Einschätzung Schüler	Einschätzung Anleiter
1.		
2.		
3.		
4.		
5.		
Weitere Informationen:		
Planung nächster Schritte:		
Unterschriften: Schüler Anleiter Datum		

vgl. Mamerow 2010, S. 126

8   Beratungskonzepte

Der Einsatz von Beratungskonzepten in der Pflegepraxis ist noch relativ neu. Das Konzept der Klientenzentrierten Beratung hat vielleicht die längste Tradition für die Pflege und wurde schon länger, insbesondere in der psychiatrischen Versorgung von Patienten, eingesetzt. Anzumerken ist auch, dass die Klientenzentrierte Beratung aber auch die Lösungsorientierte Beratung sowie die Personzentrierte Beratung und auch die Gruppenarbeit mit Angehörigen von Demenzkranken theoretische Ansätze sind, die aus der Psychologie stammen. Speziell für die Pflege hat nur Ursula Koch-Straube ein Beratungskonzept der Leiborientierten Beratung entwickelt. Aber auch dieses integrative Beratungskonzept verbindet verschiedene psychologische Theoriemodelle. Das Case Management hingegen hat einen starken theoretischen und praktischen Bezug zur Sozialpädagogik und Sozialarbeit.

Beratungskonzepte bieten uns in der Pflegepraxis die Möglichkeit auf eine theoretische Basis zurückzugreifen und Problemlagen damit zu verstehen. Sie haben oftmals ein spezielles Verständnis darüber wie Probleme von Patienten entstehen und bieten uns einen theoretischen Ansatz konkrete Lösungsschritte zu planen und umzusetzen. Beratungskonzepte geben uns also eine Strukturierungshilfe bei der Suche nach Lösungen und der Gestaltung des Beratungsprozesses. Sie bieten uns mit speziellen Methoden auch eine Handlungsorientierung für die Beratung. Zudem helfen sie uns eine Überschaubarkeit auch über sehr umfangreiche und komplexe Situationen herzustellen. Beratungskonzepte vermitteln darüber hinaus Perspektiven für die Behandlung von Patienten und für die Lösungsansätze in der Pflegepraxis allgemein.

Die Beratung in der Pflege ist eine sehr voraussetzungsvolle Tätigkeit. Sie sollte auf komplexe Praxissituationen und konkrete Einsatzfelder vorbereiten. Wichtig ist eine interdisziplinäre Ausrichtung in der auch andere professionelle Beraterinnen in die Beratungen einbezogen werden. Beratung in der Pflege sollte sich auf konkrete Lebens- und Pflegesituationen beziehen und dafür Orientierungs- und Entscheidungshilfen anbieten. Das erfordert nicht nur hohe fachliche Kompetenzen von den Beraterinnen, sondern auch soziale, persönliche und methodische Qualifikationen.

Die aktuelle Situation der Beratung in der Pflege ist durch eine zunehmende Bedeutung charakterisiert. Immer mehr Patienten möchten für lange Zeit zuhause versorgt werden und ihre Selbständigkeit so lange erhalten wie es möglich ist. Aber auch die steigende Zahl chronisch Erkrankter Patienten erfordert ein besonderes Maß der Beratung. Beratung in der Pflege ist durch eine zunehmende Professionalisierung gekennzeichnet, die in Teilbereichen der Pflege insbesondere der Psychiatrie und der ambulanten Pflege auf eine längere Tradition zurückgreifen kann. Es wird durch die Ausführungen deutlich, dass diese Interventionsform besondere Anforderungen an Beraterinnen stellt. Der Einbezug von Beratungskonzepten bietet eine Qualifikationsbasis. Bei der Diskussion um Beratungskonzepte für die Pflege ist es wichtig, die Grenzen und Umsetzungsschwierigkeiten in den Pflegealltag anzusprechen. Es ist eine Interventionsform, die Pflegethemen, Pflegehandeln und Pflegetechniken in den Mittelpunkt stellt. Beratung in der Pflege kann keine psychologische oder sozialarbeiterische Intervention ersetzen. Es ist vielmehr eine Tätigkeit, die früher unbewusst und unreflektiert ohne theoretischen Bezug durchgeführt wurde und im Rahmen der Professionalisierung in der Pflege nun einen theoretischen und wissenschaftlichen Bezugsrahmen erfährt. Mit dem Transfer von psychologischen Konzepten in die Pflege wird die Beratungsleistung transparent, sie wird planbar auch nachweisbar. Es wird möglich, anleitende und beratende Interventionen in der Pflege zu reflektieren, zu dokumentieren und zu evaluieren.

8.1 Die Klientenzentrierte Beratung

Entstehungsgeschichte

Carl R. Rogers (1902-1987) war ein bekannter amerikanischer Psychologe der als Begründer der Klientenzentrierten Beratung und Therapie gilt. Zuerst nannte er seinen Ansatz „nicht-direktive Beratung", dann sprach er von „klientenzentrierter Gesprächsführung" und später bezeichnet er seine Ausführungen als „personzentrierte Therapie". Er unterscheidet dabei zwischen Beratung und Therapie oder wie im amerikanischen üblich zwischen „Counseling" und „Psychotherapy". Die Ausarbeitung und Weiterentwicklung seines theoretischen Ansatzes ist durch zwei wesentliche Momente begründet: Rogers gilt als prominenter Vertreter der Humanistischen Psychologie. Werthaltungen wie die menschliche Begegnung, psychisches Wachstum, die Entwicklung der Persönlichkeit eines Menschen sowie das Vertrauen in die Selbstheilungstendenzen und Selbstentwicklungsfähigkeiten von Menschen aber auch die persönliche Freiheit eines jeden bilden den theoretischen Hintergrund für seine Beratungskonzeption. Ein zweiter wesentlicher Aspekt seiner Arbeit bestand in der systematischen Auswertung von Beratungs- und Therapiegesprächen. Er hat als einer der ersten Therapeuten Tonbandaufzeichnungen von therapeutischen Gesprächen gemacht und diese systematisch ausgewertet. Dabei ging er der Frage nach, was in einem Gespräch vorliegen muss, damit Klienten ein Gespräch als hilfreich erleben. Die Analyse der Gespräche versuchte Grundmuster in der Interaktion zwischen Klienten und Therapeuten zu betrachten und zentrale Merkmale einer hilfreichen und förderlichen Interaktion zu entschlüsseln. Als Ergebnis dieser Forschungsaktivitäten hat Rogers eine spezifische Grundhaltung entwickelt. Die Verhaltensmerkmale der Empathie, Wertschätzung und Echtheit des Beraters sind dabei grundlegend (vgl. Weinberger 2008).

Entwicklung des Beratungskonzepts

Zuerst hat Rogers seinen Ansatz als „nicht-direktive Beratung" bezeichnet. Im Vordergrund stand dabei eine vertrauensvolle Begegnung zwischen Berater und Klient, indem sich der Klient sicher und geborgen fühlen kann. Das Verhalten der Berater war nicht-direktiv, d.h. sie haben mit einem hohen Maß an Empathie, Akzeptanz und Zuwendung auf die Klienten reagiert. Wenn Störungen in der Kommunikation auftraten wurden diese als Einschränkung von Bewusstheit oder als Mangel an Wachstum bewertet. Seinen theoretischen Ansatz hat Rogers dann weiterentwickelt und als „klientenzentrierte Gesprächspsychotherapie" bezeichnet. Er hat damit die Gefühlswelt des Klienten in den Mittelpunkt gestellt. Die therapeutischen Interventionen versuchen die Klienten in der Selbstwahrnehmung und Reflexion ihrer Gefühlswelt zu begleiten. Eine wichtige Methode ist das Paraphrasieren und Verbalisieren. In einer weiteren Phase nannte er seinen Ansatz „personzentrierte Therapie". Mit dieser Schwerpunktsetzung sollte die Bedeutung der Beziehung zwischen Berater und Klient hervorgehoben werden. Damit wird auch die Beziehung des Klienten zu sich selbst, seinen Gefühlen, Wahrnehmungsweisen, Werthaltungen, Verhalten und Reaktionen in das Blickfeld gerückt (vgl. Rogers 1989).

Zur Persönlichkeits- und Entwicklungstheorie von Carl Rogers

In der Persönlichkeitstheorie von Carl Rogers ist das „Selbst" ein wichtiger Bestandteil. Seine Ausführungen zeigen ein zentrales Ziel der Persönlichkeitsentwicklung: „das Selbst zu werden, das man in Wahrheit ist" (Kierkegaad 1924, S. 17). Das Selbst eines Menschen entwickelt sich im Laufe des Lebens auch durch Körperwahrnehmungen in Interaktionen mit der Umwelt. Dabei verarbeitet das Selbst die Erfahrungen eines Menschen. Diese Erfahrungen werden bewertet, organisiert und teilweise verzerrt oder verdrängt. Mit einem Blick von außen auf das Selbst werden Persönlichkeitsmerkmale auch als Selbststruktur bezeichnet. Wie Menschen mit Erfahrungen umgehen werden unter dem Begriff der Aktualisierungstendenz zusammengefasst. Wenn Erfahrungen in das Selbst integriert werden entsteht ein Zustand der Kongruenz. Wenn Erfahrungen allerdings abgespalten, abgewehrt, verdrängt oder nicht wahrgenommen werden entsteht dagegen ein Zustand der Inkongruenz (vgl. Weinberger 2008; Sander et al. 1999).

Grundhaltungen der Beraterin

Die erste Grundhaltung ist die Empathie oder das Einfühlungsvermögen. Damit ist die Bereitschaft gemeint, den Klienten in seiner Situation und seiner Gefühlswelt zu verstehen und sich darin einzufühlen. Beraterinnen gelingt es besonders gut ein hohes Maß an Empathie einem Klienten entgegenzubringen, wenn sie selbst ihre eigenen Gefühle sensibel wahrnehmen und wenig Abwehrhaltungen aufweisen. Empathie erfordert aber nicht nur die Bereitschaft der Offenheit gegenüber sich selbst und dem Klienten sondern auch ein spezifisches Maß an Grenzen gegenüber dem Klienten.

Eine weitere Grundhaltung der Klientenzentrierten Beratung besteht in einer unbedingten Wertschätzung der Beraterin gegenüber dem Klienten. Es ist auch möglich von positiver Zuwendung zu sprechen, indem die Beraterin dem Klienten ein Beziehungsangebot ausspricht, dass nicht an Bedingungen geknüpft ist. Ganz zentral ist dabei ein hohes Maß an Respekt, Achtung und Toleranz gegenüber der Individualität des Klienten. Durch diese Grundhaltung kann der Klient Erfahrungen von Abwertung und Ablehnung reflektieren und durch die wertschätzende Beziehung zur Beraterin nun neue Erfahrungen in seinem Selbst integrieren.

Die dritte wichtige Grundhaltung besteht in der Echtheit mit der eine Beraterin einem Klienten begegnen sollte. Diese Grundhaltung kann nur gelingen, wenn eine Beraterin ein hohes Maß an Persönlichkeits- und Sozialkompetenz entwickelt. Es setzt voraus sich nicht mit Floskeln, Fassaden, Maskeraden und Mauern abzuschirmen, sondern sich mit einem offenen Beziehungsangebot an den Klienten zu wenden. Echtheit zeigt sich in der Form der Kommunikation zum Beispiel im Tonfall, der Gestik, Mimik, Körperhaltung, des Nähe und Distanzverhaltens etc.

Der Beratungsprozess

Probleme bei Klienten entstehen nach Rogers immer dann, wenn Erfahrungen nicht verstanden werden, ein zu geringes Maß an Empathie und Wertschätzung zur Abspaltung, Verleugnung oder Verzerrung innerhalb des Selbst geführt haben. Durch die wertschätzende und empathische Beziehung der Beraterin zu Klienten wird es möglich, dass die Klienten auch eine positive und wertschätzende Beziehung zu sich selbst aufbauen und entwickeln können. Dann wird es möglich auch negative Erfahrungen in das Selbst zu integrieren und einen Zustand der Kongruenz herzustellen.

8.1.1 Phasen und Schritte der Klientenzentrierten Beratung

Phase 1 Erstgespräch	1. Der Klient will Hilfe.
Phase 2 Orientierungsfrage	2. Die Situation ist definiert. 3. Die Ermutigung zum freien Ausdruck.
Phase 3 Klärungsphase	4. Der Berater akzeptiert und klärt. 5. Der stufenweise fortschreitende Ausdruck positiver Gefühle. 6. Das Erkennen positiver Gefühle. 7. Die Entwicklung von Einsicht.
Phase 4 Veränderungsphase	8. Klärung von Möglichkeiten. 9. Positive Handlungen. 10. Wachsende Einsicht.
Phase 5 Abschlussphase	11. Gesteigerte Unabhängigkeit 12. Das nachlassende Hilfsbedürfnis.

vgl. Schneider 2005, S. 408; Rogers 1999

8.1.2 Schritte der Klientenzentrierten Beratung

Schneider (2005, S. 407-408) fasst die Schritte nach Rogers (1999, S. 38-50) wie folgt zusammen:

„1. Der Klient will Hilfe
Dieser bedeutsame Schritt ist dann vollzogen, wenn der Klient für sein Kommen die eigene Verantwortung übernimmt und damit indirekt akzeptiert, dass er auch eigenverantwortlich die Bearbeitung seiner Probleme übernehmen muss. [...]

2. Die Situation ist definiert
Diese Phase dient hauptsächlich dazu, die gegenseitigen Rollen und Aufgaben klar abzugrenzen. Im Kontext des personzentrierten Ansatzes gehört es nicht in den Aufgabenbereich des Beraters, fertige Antworten oder Lösungen zu geben, sondern er kann dem Klienten Hilfe zur Selbsthilfe anbieten. [...]

3. Die Ermutigung zum freien Ausdruck
In dieser Phase ist es wichtig, dass der Berater Vertrauen zu dem Klienten aufbauen kann, denn dies ist eine wichtige Voraussetzung für die Bereitschaft des Klienten, sich zu öffnen und seine Gefühle und Emotionen zu zeigen. [...]

4. Der Berater akzeptiert und klärt
Nicht der intellektuelle Inhalt der Aussagen steht im Vordergrund, sondern die positiven und negativen Gefühle des Klienten befinden sich im Fokus dieser Phase. Der Berater nimmt diese Äußerungen wahr und akzeptiert sie als einen Bestandteil des Klienten. [...]

5. Der stufenweise fortschreitende Ausdruck positiver Gefühle
Um diese Phase zu nutzen, ist es erforderlich, dass den negativen Gefühlen genügend Raum und Zeit geschenkt wurde. Der Klient muss seinen Gefühlen genügend Ausdruck verliehen haben beziehungsweise die Möglichkeit gehabt haben, sich erschöpfend darüber ausgedrückt zu haben. [...]

6. Das Erkennen positiver Impulse
Entdeckt der Berater erste Ansätze von positiven Äußerungen, so erkennt er sie an, bekräftigt sie und führt sie in Richtung Problemlösung. [...] Allerdings sollte er diese positiven Gefühle nicht überbewerten, um der Gefahr einer Interpretation entgegenzuwirken. [...]

7. Die Entwicklung von Einsicht
Der Einblick in das eigene Ich und vor allen Dingen das Akzeptieren des eigenen Ichs stellen einen wesentlichen Faktor für neue Integrationsversuche dar. Der Klient erkennt allmählich für sich, dass eine Veränderung positive Seiten für ihn haben kann. [...]

8. Die Klärung der zur Wahl stehenden Möglichkeiten
Diese Phase ist nicht nur dadurch gekennzeichnet, dass ein Prozess der Einsicht erfolgt sondern auch Prozesse der Klärung, der möglichen Entscheidung und Handlungsabläufe. In dieser Phase wird auch häufig ein Stagnieren beobachtet, so dass der Klient von sich behauptet, so bin ich eben, es lässt sich nichts ändern. [...]

9. Positive Handlungen
Winzig kleine, aber aus Klientensicht initiierte Lösungsansätze, bilden den ersten Schritt zu einer für den Klienten bedeutsamen Veränderung. Der Berater versucht, die selbst gefundenen Lösungen zu unterstützen und den Klienten in seiner Bewältigungsstrategie zu fördern. [...]

10. Wachsende Einsicht
Durch die Umsetzung kleiner Schritte gewinnt der Klient mehr an Sicherheit, aber auch Einsicht in sein Handlungsrepertoire. Hier bedarf es der entsprechenden Unterstützung des Beraters, wenn anfänglich die Umsetzung noch sehr zögerlich verläuft. [...]

11. Gesteigerte Unabhängigkeit
Der Klient gewinnt zunehmend mehr Selbstvertrauen sowohl in seiner Entscheidungsfindung als

auch in seiner Handlungsumsetzung. Die Art der Beziehung zwischen Berater und Klient verändert sich allmählich. Der Klient entwickelt beziehungsweise gewinnt eine selbständige und selbstgelenkte Lebensweise wieder. [...]

12. Das nachlassende Hilfsbedürfnis

Das Bedürfnis des Klienten nach Hilfe verschwindet zunehmend . Er kann die Beziehung zum Berater abschließen. Es sollte zu einem gemeinsam ,gesunden Abschluss' [...] kommen" (Schneider 2005, S. 407-408).

8.1.3 Gruppenarbeit zur Klientenzentrierten Beratung

Gruppenarbeit

- Bilden Sie kleine Gruppen.
- Lesen Sie das Fallbeispiel durch.
- Bearbeiten Sie das Fallbeispiel anhand der unten aufgeführten Fragen.
- Bereiten Sie danach eine kritische Diskussion zur Klientenzentrierten Beratung in der Pflege vor.

Fallbeispiel

Frau Maier ist eine 70-jährige alleinstehende Frau, die vor einiger Zeit wegen einem Schlaganfall in ein Krankenhaus eingeliefert wurde. Der Stationsarzt hat ihr heute in der Visite gesagt, dass sie in ein Altenwohnheim ziehen sollte, da sie sich nicht mehr alleine versorgen könnte. Frau Maier hat sich darüber sehr aufgeregt. Sie ist traurig und auch wütend. Sie möchte wieder nach Hause. Sie lebt seit 30 Jahren in ihrer Wohnung. Sie hat keine Kinder, nur eine Nichte, die sie ab und zu besucht. Zu den Nachbarn und der Kirchengemeinde hat sie gute Kontakte. Durch den Schlaganfall ist sie rechtsseitig leicht gelähmt. Mithilfe eines Stocks kann sie wieder alleine laufen. Sie wendet sich nun an eine Pflegekraft und bittet um eine Beratung.

Fragen

1. Was sollten sie in der Beratung grundsätzlich beachten?
2. Wie kann ein Beratungsprozess anhand der Phasen und Schritte eventuell verlaufen?
3. Welche Hilfen könnten Sie Frau Maier anbieten?
4. Welche weiteren Personen könnten sie zur Unterstützung einschalten?
5. Welche Schwierigkeiten könnten in der Beratung entstehen?
6. Welche Ziele könnten in der Beratung angestrebt werden?

8.2 Die Lösungsorientierte Beratung

Die Lösungsorientierte Beratung wurde von Günter G. Bamberger ausgearbeitet und hat ihren Ursprung in der Systemischen Therapie und der Kurzzeittherapie. Bamberger formuliert eine pragmatische Arbeitsdefinition von Lösungsorientierter Beratung wie folgt:

„Grundlegend für die lösungsorientierte Beratung ist die tiefe Überzeugung des Beraters, dass jeder Mensch über vielfältige Kompetenzen und Ressourcen verfügt, um damit nicht nur Herausforderungen des Lebens zu bewältigen, sondern auch einen sinnerfüllten Lebensentwurf zu realisieren. Manchmal verlieren Menschen diese Kompetenzen und Ressourcen aus ihrer Aufmerksamkeit (aus welchen Gründen auch immer), was im Weiteren dazu führen kann, dass einzelne Bedürfnisse zu kurz kommen. Eine solche Situation wird dann meist beschrieben mit „Ich habe ein Problem". Lösungsorientierte Berater werden sich nun zusammen mit dem Klienten auf die Suche nach den Bedingungen und Verhaltensweisen machen, die es dem Klienten ermöglichen, wieder die ganze Fülle seiner Kompetenzen und Ressourcen zu erfahren und zu nutzen. Und dabei wird der Klient das wieder lösen können, was zuvor festgemacht war und sein Leben eng gemacht hat. Eine solche Situation wird dann meist beschrieben mit: Ich bin wieder ganz ich!'" (Bamberger 2010, S. 345).

Bamberger nimmt Bezug auf andere Beratungskonzepte und zeigt wie analysierende Gespräche über Probleme Klienten in ihren Problemen gefangen halten, ihnen Mut und Hoffnung nehmen und sie sich dabei im „Problem-Talk" verfangen. Er zeigt hingegen auf, dass die Lösungsorientierte Beratung die Maxime vertritt: „Lösungen konstruieren statt Probleme analysieren". Den Kern dieses Ansatzes bildet dabei die „Einstimmung auf Zuversicht" (vgl. ebd., S. 38).

„Statt Geschichten zu rekonstruieren, die von Verletzungen, Enttäuschungen und Mängeln handeln, wird nach Möglichkeiten gesucht, eine neue Geschichte zu konstruieren, die wahr werden kann. An die Stelle des Rückblicks auf Vergangenheit tritt die Vision von Zukunft und die Weckung einer ‚Sehnsucht nach Zukunft'. Die Ursache für das Problem mag in der Vergangenheit liegen, die Ursache für die Lösung liegt jedoch mit Sicherheit in der Zukunft. Analog formulierte eine Klientin ihre ‚Kehrtwende vorwärts' folgendermaßen ‚Ich habe mich entschieden: Das Leben kommt von vorne!'" (Bamberger 2010, S. 38).

Lösungsorientierte Beratung ist eine kurze und kurzfristige Interventionsform. Folgende Methoden sind dabei besonders wichtig: zuhören, fragen, wertschätzen und ermutigen. Einen lösungsorientierten Berater erkennt man daran, dass die Zukunft für den Klienten fokussiert wird, Wahlmöglichkeiten verdeutlicht werden, Ressourcen identifiziert und aktiviert werden, erste Schritte begeleitet und eine Fürsorge für das Selbst des Klienten verwirklicht werden. (vgl. ebd., S. 52)

Die sechs Phasen der Lösungsorientierten Beratung formuliert Bamberger wie folgt (ebd., S. 66)

1. Synchronisation
2. Lösungsvision
3. Lösungsverschreibung
4. Lösungsbegleitung
5. Lösungsevaluation
6. Lösungssicherung.

8.2.1 Phasenmodell der Lösungsorientierten Beratung

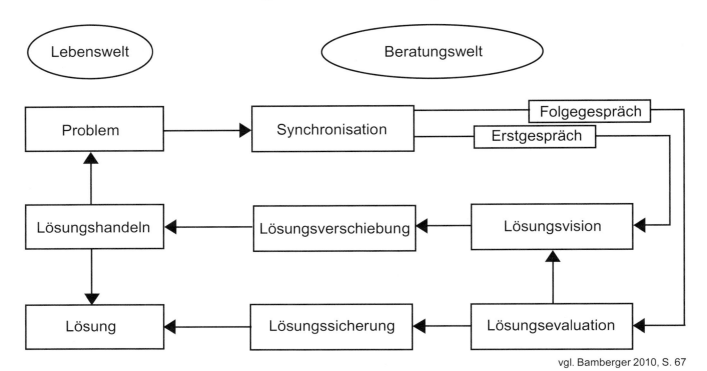

vgl. Bamberger 2010, S. 67

Synchronisation

Zu Beginn der Beratung lernen sich der Patient und die Beraterin kennen. Zur ersten Orientierung schildert der Patient seine Problemsituation damit er und die Beraterin das Problem verstehen und einschätzen können. Beide einigen sich auf eine Beratung und vereinbaren das weitere Vorgehen wie: Zeit; Ort; Raum; Dauer; Intervalle und Kosten.

Lösungsvision

In dieser Phase werden die Ziele der Beratung erarbeitet. Die Wünsche und Bedürfnisse des Patienten stehen dabei im Mittelpunkt. Die Beratung in der Pflege sollte hier zwischen den Phantasien und Wünschen des Patienten und den professionellen Möglichkeiten vermitteln.

Lösungsverschreibung

Bezieht sich auf die Umsetzung der Visionen. Konkrete Lösungsmöglichkeiten werden ausgearbeitet und angeboten. Die Interventionsformen der Fachberatung oder Anleitung werden hier eingesetzt um den Patienten Lösungen der professionellen Pflege zu verdeutlichen.

Lösungsbegleitung

Der Patient wird in dieser Phase in seinen Lösungsaktivitäten begleitet und weitergehend unterstützt.

Lösungsevaluation

Beinhaltet die Überprüfung der Lösungsumsetzung. Hier wird eingeschätzt, ob ein Patient die Probleme mit dem erarbeiteten Lösungsansatz bewältigen kann oder ob noch einmal eine neue Vision oder andere Lösungsmöglichkeiten ausgearbeitet werden sollte.

Lösungssicherung

Die Umsetzung der Lösung wird festgehalten. Zum Beispiel durch ein Tagebuch oder auf Karteikarten werden die Schritte der Lösung und deren Umsetzung dokumentiert (vgl. Bamberger 2010, S. 66).

8.2.2 Lösungsorientierte Fragen

Eine zentrale Methode der Lösungsorientierten Beratung sind spezielle Fragen um Ressourcen zu aktivieren, eine Lösungsvision zu entwickeln aber auch konkrete Lösungsschritte auszuarbeiten. Bamberger hat eine unglaubliche Vielfalt an Fragen in seiner Publikation aufgeführt. Um davon einen Eindruck zu vermitteln werden einige dieser Fragen auf die Beratung in der Pflege bezogen.

Ausnahmefragen

Oftmals besteht ein Problem nicht dauerhaft. Es gibt Situationen in denen die Patienten das Problem nicht erleben. Die Ausnahmefragen der Lösungsorientierten Beratung interessiert genau diese Ausnahmesituation: wann tritt das Problem nicht auf? Wann liegt eine Ausnahme von der Problemsituation vor? Gibt es bestimmte Bedingungen, ein spezielles Verhalten oder eine bestimmte Bewältigungsstrategie, die eine solche Ausnahme hervorrufen?

Beispiel: Eine ältere Patientin hat einfach keine Lust mehr zu essen. Sie nimmt stetig an Gewicht ab und wird immer anfälliger und unzufriedener. Mit der Frage: „Wann haben sie denn so richtig Lust zu essen?" wird die Ausnahme von der Situation fokussiert. Mit dieser Frage wird die Situation, in der es ihr gelingt lustvoll zu essen, ihr selbst und der Beraterin bewusst.

Bewältigungsfragen

Diese Fragen werden auch Copingfragen genannt. Diese Frageform zielt auf die Bewältigungsstrategien der Patienten. Es wird nach den Handlungsstrategien und Verhaltensweisen der Patienten gefragt. Wie sie es in der Vergangenheit geschafft haben schwierige Situationen oder Krankheiten zu bewältigen. Damit wird das Bewältigungspotential der Patienten aktiviert.

Beispiel: „Sie hatten vor vielen Jahren schon einmal einen Schlaganfall den sie gut bewältigt haben. Was hat Ihnen damals geholfen diese schwere Krankheit zu überstehen?"

Lösungsorientierte Zentralfrage

Damit ist es möglich ein Ziel der Beratung zu erarbeiten. Mit der Frage: „Was ist, wenn es das Problem nicht gäbe oder es nicht mehr wäre?" kann eine Vision oder Perspektive für den Patienten entstehen. Seine Motivation kann dadurch aktiviert werden. Kleine Schritte innerhalb der Beratung können dann zu einer Lösung für den Patienten führen. In der Pflege sind Pflegekräfte allerdings auch gefordert realistische Lösungsansätze zu verdeutlichen und unrealistische Phantasien zurückzuweisen.

Beispiel: „Woran können sie erkennen, dass die Beratung für sie hilfreich ist?" „Welche Veränderungen werden in Ihrem Leben dann eintreten?"

Skalierungsfragen

Sind eine übliche Einschätzungshilfe für schwierige und komplexe Situationen. Diese Frageform hilft einen Eindruck von der Ausprägung und Wahrnehmung eines Problems zu erhalten aber auch positive Veränderungen zu verdeutlichen. Eine Möglichkeit ist die Verwendung einer Skala von 1 bis 10.

Beispiel: Stellen sie sich eine Skala von 1 bis 10 vor. Die „1" bedeutet, dass sie eine große Angst vor dem Laufen haben und eher im Bett liegen bleiben. Die „10" bedeutet, dass sie sich frei bewegen und sicher im Umgang mit dem Rollator sind. Wie würden sie heute ihre Situation auf der Skala einschätzen? (vgl. Bamberger 2010, S. 353-357).

8.2.3 Gruppenarbeit zur Lösungs-
orientierten Beratung

Gruppenarbeit

- Bilden Sie kleine Gruppen.
- Lesen Sie das Fallbeispiel durch.
- Bearbeiten Sie die unten aufgeführten Fragen anhand des Fallbeispiels.
- Bereiten Sie eine kritische Diskussion zur Lösungsorientierten Beratung vor.
- Sie haben für die Bearbeitung 30 Minuten Zeit.

Fallbeispiel

Frau Müller ist eine 75-jährige Dame, die in den letzten Wochen sehr stark abgenommen hat. Ihr Allgemeinzustand ist sehr schlecht. Sie hat einfach keine Lust mehr etwas zu essen. Sie lebt alleine und hat nur noch eine Tochter, von der sie ab und zu besucht wird. Die Tochter wohnt allerdings weiter entfernt, sodass sie sich nicht regelmäßig um die Mutter kümmern kann. Frau Müller möchte selbst gerne wieder regelmäßiger essen und ein paar Kilo zunehmen. Die Tochter bittet einen ambulanten Pflegedienst um ein Beratungsgespräch.

Fragen

1. Wie bereiten Sie die Beratung vor?
2. Worauf sollten Sie bei der Beratung achten?
3. Wie organisieren Sie die Beratung anhand des Phasenmodells zur lösungsorientierten Beratung?
4. Welche Methoden verwenden Sie bei der Beratung?
5. Welche Schwierigkeiten könnten in der Beratung auftreten?
6. Welche Ziele könnten durch die Beratung angestrebt werden?

8.2.4 Phasen der Klientenzentrierten und Lösungsorientierten Beratung

Klientenzentrierte Beratung Carl Rogers	Lösungsorientierte Beratung Günter Bamberger
Erstgespräch	**Synchronisation**
Im Erstgespräch lernt sich der Patient und die Beraterin kennen. Der Patient äußert seine problematische Gefühlssituation oder ein Problem. Beide einigen sich auf eine gemeinsame Arbeit. Die Zeit, der Ort, der Raum und die Übernahme der Kosten wird für die Beratung abgesprochen.	Zu Beginn der Beratung lernen sich der Patient und die Beraterin kennen. Zur ersten Orientierung schildert der Patient seine Problemsituation damit er und die Beraterin das Problem verstehen und einschätzen können. Beide einigen sich auf eine Beratung und vereinbaren das weitere Vorgehen wie: Zeit; Ort; Raum; Dauer; Intervalle und Kosten.
Orientierungsphase	**Lösungsvision**
In der Orientierungsphase wird der Patient ermutigt über seine Situation und die damit verbundenen Schwierigkeiten zu sprechen. Der Aufbau einer Vertrauensbeziehung ist in dieser Phase sehr wichtig, damit der Patient Sicherheit gewinnt und sich mit seinen Problemen und Gefühlen an die Pflegekraft wenden kann.	In dieser Phase werden die Ziele der Beratung erarbeitet. Die Wünsche und Bedürfnisse des Patienten stehen dabei im Mittelpunkt. Die Beratung in der Pflege sollte hier zwischen den Phantasien und Wünschen des Patienten und den professionellen Möglichkeiten vermitteln.
Klärungsphase	**Lösungsverschreibung**
In dieser Phase akzeptiert und klärt der Berater die Gefühlssituation und hilft dem Patienten die Probleme zu verstehen. Nach dem Ausdruck von negativen Gefühlen kann ein Patient zunehmend Perspektiven entwickeln und Lösungsmöglichkeiten für deine Situation erkennen.	Bezieht sich auf die Umsetzung der Visionen. Konkrete Lösungsmöglichkeiten werden ausgearbeitet und angeboten. Die Interventionsformen der Fachberatung und Anleitung werden hier eingesetzt um den Patienten Lösungen der professionellen Pflege zu verdeutlichen.
Veränderungsphase	**Lösungsbegleitung**
In der Veränderungsphase können verschiedene Lösungsmöglichkeiten entwickelt und umgesetzt werden. Der Patient entwickelt eine zunehmende Einsicht in seine Situation und kann sie akzeptieren oder verändern.	Der Patient wird in dieser Phase in seinen Lösungsaktivitäten begleitet und weitergehend unterstützt.
Abschlussphase	**Lösungsevaluation**
In dieser Phase erlangt der Patient eine gestiegene Unabhängigkeit und Selbständigkeit. Sein Hilfebedürfnis lässt nach und die Beratung kann dann abgeschlossen werden.	Beinhaltet die Überprüfung der Lösungsumsetzung. Hier wird überprüft, ob ein Patient die Probleme mit dem erarbeiteten Lösungsansatz bewältigen kann oder ob noch einmal eine neue Vision mit anderen Lösungsmöglichkeiten ausgearbeitet werden sollte.
	Lösungssicherung
	Die Umsetzung der Lösung wird festgehalten, z.B. durch ein Tagebuch oder auf Karteikarten werden die Schritte der Lösung und deren Umsetzung dokumentiert.
vgl. Schneider 2005, S. 408	vgl. Bamberger 2010, S. 66

8.2.5 Beispiele zur Klientenzentrierten und Lösungsorientierten Beratung

Klientenzentrierte Beratung Carl Rogers	Lösungsorientierte Beratung Günter Bamberger
Erstgespräch „Schwester, mir geht es heute überhaupt nicht gut, haben sie vielleicht ein bisschen Zeit für mich?"	**Synchronisation** „Schwester, ich habe wieder so eine Angst zu stürzen wenn ich alleine laufe. Gibt es denn da gar nichts was ich dagegen machen kann?"
Orientierungsphase „Ich habe schon den ganzen Nachmittag den Eindruck, dass sie ganz traurig sind?" „Wollen sie ein bisschen erzählen was sie so bedrückt?"	**Lösungsvision** „Wenn ich doch noch kurze Strecken laufen könnte, ohne zu stürzen, dass wäre eine tolle Sache. Dann würde ich meiner Tochter auch nicht so zur Last fallen und wäre etwas unabhängiger".
Klärungsphase „Die Entscheidung wie es weiter gehen soll belastet sie sehr?" „Sie wissen nicht genau, ob das mit der Versorgung Zuhause noch klappt oder ob es besser wäre in ein Altenheim zu ziehen?"	**Lösungsverschreibung** „Könnten Sie sich vorstellen einen Rollator zur Unterstützung beim Laufen zu benutzen?" „Ich zeige Ihnen gerne mal wie man so einen Rollator benutzt und was da alles zu beachten ist".
Veränderungsphase „Was würden sie denn davon halten, sich mit Ihrer Nichte mal ein Altenheim anzuschauen? Einfach mal so ganz unverbindlich um einen konkreten Eindruck von so einem Haus zu bekommen?"	**Lösungsbegleitung** „Wie kommen Sie denn mit dem Rollator zurecht?" „Haben Sie noch irgendwelche Fragen dazu?"
Abschlussphase „Schwester, ich war heute Nachmittag mit meiner Nichte in dem Altenheim in meinem Stadtteil. Die haben da sogar eine Katze und ganz viele Gruppenangebote. Und meine alte Nachbarin wohnt sogar auch dort. Ich bin jetzt wirklich am überlegen mich dort anzumelden".	**Lösungsevaluation** „Ich habe das Gefühl, dass Sie sich mit dem Rollator ganz gut angefreundet haben und damit viel Laufen?" „Wie fühlen Sie sich denn im Umgang mit dem Rollator?"
	Lösungssicherung „Wollen wir gemeinsam noch mal die wichtigsten Punkte zusammenfassen, die Sie im Umgang mit dem Rollator beachten sollten?" „Wir könnten die wichtigsten Stichpunkte dazu auf eine Karteikarte schreiben".

8.2.6 Konzeptvergleich

	Klientenzentrierte Beratung **Carl Rogers**	**Lösungsorientierte Beratung** **Günter Bamberger**
Theoretischer Hintergrund	Personzentrierter Ansatz Humanistische Psychologie	Systemischer Ansatz Kurzzeittherapie
Fokus	Gefühle; Integration von Erfahrungen in das Selbst, Unerstützung und Begleitung von Entscheidungen	Kompetenzen; Ressourcen; Lösungen
Beratungsansatz	Durch die akzeptierende, wertschätzende Haltung der Beraterin soll die Klientin eine positive Beziehung zu sich selbst entwickeln.	Durch die Fokussierung auf Kompetenzen; Ressourcen und Lösungen soll eine Verbesserung erreicht werden.
Methoden	nicht-direktive Methoden: Aktives Zuhören, zusammenfassen, strukturieren, spiegeln	eher direktive Methoden: Fragen Rückmeldungen Angebote
Ziele	Psychisches Wachstum Selbstentwicklung Kongruenz	Kompetenzen/Ressourcen aktivieren, Lösungsorientierung
Phasen	1. Erstgespräch 2. Orientierungsphase 3. Klärungsphase 4. Veränderungsphase 5. Abschlussphase	1. Synchronisation 2. Lösungsvision 3. Lösungsverschreibung 4. Lösungsbegleichung 5. Lösungsevaluation 6. Lösungssicherung
Bedeutung für die Pflege	Der Ansatz wird als Kommunikationsstil und Konzept zur Gesprächsführung verwendet. Beratung z.B. in der Psychiatrie oder ambulanten Pflege.	Der Ansatz findet zunehmend Verwendung in der Pflege.

8.3 Die Leiborientierte Beratung nach Ursula Koch-Straube

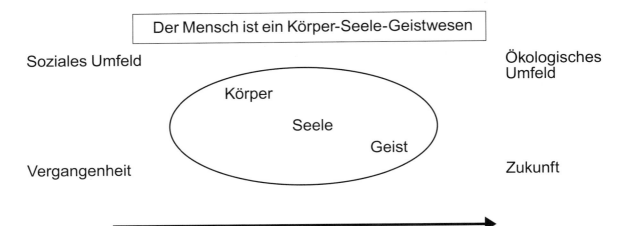

Koch-Straube entwickelt in Auseinandersetzung mit verschiedenen psychologischen Theorien eine Form der Leiborientierten Beratung für die Pflege. Sie geht davon aus, dass der Mensch ein Körper-Seele-Geistwesen ist. Der Begriff des Leibes geht dabei weit über den Begriff des Körpers hinaus und sieht den Körper in enger Verbindung zur Seele und dem Geist eines Menschen. Mit dieser Gesamtheit sind Menschen in ein soziales Umfeld eingebunden. Sie erleben spezielle Erfahrungen mit ihrem sozialen Umfeld und wirken gleichzeitig darauf ein. Als soziales Umfeld können Familienbeziehungen, Arbeitszusammenhänge, Freundeskreis, Nachbarschaft etc. bezeichnet werden. Gleichzeitig werden Menschen von einem ökologischen Umfeld beeinflusst und wirken darauf ein. Zum ökologischen Umfeld gehört das Klima, die Wohnsituation, die Umgebung einer Wohnsituation, Fluglärm etc. Es macht für einen Menschen einen erheblichen Unterschied, ob er in einer ruhigen Atmosphäre in der Nähe eines Waldes lebt und arbeitet oder aber direkt vom Fluglärm in der Nähe eines Flughafens betroffen ist. Menschen sind in dieses soziale und ökologische Umfeld eingebunden und werden davon beeinflusst. Es besteht darüber hinaus ein ständiger Austausch zwischen Einzelnen und den Umweltbedingungen. Koch-Straube beschreibt zusätzlich die Eingebundenheit des Menschen in ein Kontinuum von Vergangenheit und Zukunft. Menschen die in Pflegesituationen beraten werden haben in ihrer Biografie bestimmte Erfahrungen ge-

macht. Diese haben bestimmte Wirkungen in der Gesamtheit von Körper-Seele-Geist hinterlassen. Operationen, körperliche Einschränkungen, Verletzungen, Kränkungen, Diskriminierungen, Abwertungen oder Glaubensenttäuschungen prägen die aktuelle Situation von Patienten und wirken sich auf Pflegesituationen und auch Beratungssituationen aus. Die Leiborientierte Beratung versucht diese Erfahrungen in ihrer Gesamtheit für aktuelle Beratungssituation zu erkennen und einen positiven Bezug der Patienten zu ihrem Körper-Seele-Geist Erfahrungen herzustellen. Für die Beratung in der Pflege ergibt sich durch diesen theoretischen Ansatz ein anderes Verhältnis zu den Menschen die betreut und begleitet werden. Menschen werden nicht vorwiegend in ihrer körperlichen Erkrankung oder Einschränkung betrachtet sondern im Sinne der Salutogenese mit all ihren Fähigkeiten und Ressourcen wahrgenommen. Mit diesem kompetenzorientierten Blick löst Koch-Straube die isolierte patho-physiologischen Betrachtung des Menschen mit einem defizitorientierten Blick ab, der lange als Standard in der Pflege galt. Die Leiborientierte Beratung setzt insgesamt auf Ganzheitlichkeit, zielt auf das Verstehen von Problemen in einem größeren Zusammenhang und setzt auf die Aktivierung der Ressourcen von Patienten. Die Beratung in der Pflege nach Koch-Straube versucht durch eine produktive Beziehungsgestaltung eine neue Qualität im Umgang zwischen Pflegekräften und Patienten zu konzeptionalisieren (vgl. Koch-Straube 2008).

8.3.1 Beratung in der Pflege nach Koch-Straube

Die Ausführungen von Koch-Straube verstehen sich nicht als komplett fertiges Beratungskonzept, dass direkt von der Theorie in die Pflegepraxis zu übertragen ist. Sie selbst bezeichnet ihre Ausführungen tendenziell als Konturen für die Gestaltung eines Beratungsprozesses. Zusätzlich weist sie darauf hin, dass ihr Konzept noch in Entwicklung begriffen ist und demzufolge auch für Veränderungen aufgeschlossen ist. In ihrem zweiten Buch aus dem Jahre 2008 führt sie die folgende Arbeitsdefinition von Beratung in der Pflege auf:

„Unter „Beratung in der Pflege" verstehen wir eine in den Pflegeprozess integrierte, von Pflegefachkräften mit Beratungskompetenz eigenverantwortlich erbrachte Form der Unterstützung. Sie ist eine leiborientierte, also dem Menschen in all seinen Dimensionen, mit seinem Umfeld und seiner Biografie begegnende Beratung. „Beratung in der Pflege" dient der Förderung der Gesundheit und zielt, orientiert am salutogenetischen Modell, auf die Stärkung individueller Ressourcen. Sie versteht sich als nondirektive Beratung gleichwertiger Personen, in deren Verlauf der Klient eigene Entwicklungs- und Entscheidungsprozesse bewältigen kann. Ausgangspunkt ist die Situation des Klienten, durch deren gemeinsame Klärung und Reflexion eine Neuorientierung, Entscheidungsfindung und erweiterte Handlungsfähigkeit entsteht" (Koch-Straube 2008, S. 222).

In dieser Arbeitsdefinition wird das hohe Anforderungsprofil der „Beratung in der Pflege" deutlich. Es ist eine Tätigkeit von ausgebildeten Pflegefachkräften, die spezielle Beratungskompetenzen entwickelt haben und eigenverantwortlich handeln. Sicherlich kooperieren Pflegefachkräfte auch mit anderen Professionen aber die Beratung zu Themen der Pflege werden ausdrücklich als ihre Aufgabe definiert. Eine Qualifikationsanforderung besteht in der ganzheitlichen Betrachtungsweise der Patientensituation. Eine weitere Qualifikation wird durch den Einsatz von non-direktiven Methoden wie das Paraphrasieren oder Verbalisieren emotionaler Erlebnisinhalte deutlich. Pflegekräfte müssen darüber hinaus eine Balance finden zwischen einem hohen Fachwissen und einer partnerschaftlichen Beziehungsgestaltung zu Patienten, die eher eine gleichwertige Beziehung sein sollte. Es gilt die Entwicklungs- und Entscheidungsprozesse des Patienten zu begleiten und pflegefachlich zu untermauern. Dabei stehen die Wünsche und Bedürfnisse aber auch die Werthaltungen des Patienten im Mittelpunkt der Beratung. Von den Pflegefachkräften wird außerdem erwartet, dass sie Patienten in der Klärung und Reflexion einer problematischen Situation unterstützen, sie zu neuen Handlungsstrategien aktivieren und vor allem die Grenzen von Patienten in einem hohen Maß respektieren (vgl. Koch-Straube 2008, S. 213-215).

Es ist interessant, welche Ziele Koch-Straube für einen Beratungsprozess in der Pflege formuliert. Sie stellt die Forderung auf, dass Beratung Wissens- und Handlungsstrategien vermitteln sollte, Krisen und Konflikte von Patienten begleiten und eventuell bewältigen helfen sollte, Lebensthemen und Probleme, die mit einer Erkrankung einhergehen, angesprochen und verstanden werden. Bedeutsam ist, dass sie grundsätzlich von bestimmten Grenzen in Bezug auf eine Heilung oder Genesung ausgeht. Dazu schreibt sie: „unabwendbare Veränderung und Einschränkung annehmen [sowie…] Entscheidungen zu treffen – und letztlich zu einer befriedigenden Lebensweise trotz Krankheit, Behinderung oder Alter zu finden" (Koch-Straube 2008, S. 221). Die Akzeptanz und Wertschätzung der Grenzen von Patienten und deren Körper-Seele-Geist Situation ist ein zentrales Merkmal dieser Beratungskonzeption und gleichzeitig eine grundlegende Haltung für die Gestaltung von Beratungen in der Pflege.

8.3.2 Der Beratungsprozess nach Koch-Straube

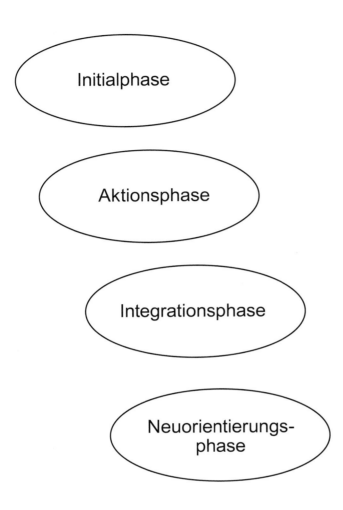

Initialphase

Aktionsphase

Integrationsphase

Neuorientierungs-
phase

Die Beziehung aufbauen (Initialphase)

Zu Beginn einer Beratung geht es zuerst um das gegenseitige kennen lernen von Beraterin und Patientin. Der Aufbau einer Vertrauensbeziehung ist dabei ein erster Schritt um ein produktives Arbeitsbündnis zu entwickeln. Die Patientin erhält die Möglichkeit ihre Problemsituation zu schildern, damit sowohl die Patientin selbst aber auch die Beraterin einen Eindruck von dem Thema und der Fragestellung der Beratung erhalten. Nachdem eine einvernehmliche Absprache über den Beratungsinhalt vorgenommen wurde, werden die Rahmenbedingungen für die Beratung vereinbart. Dazu gehört die Dauer, der Zeitpunkt, der Raum, der Ort, die Beratungsintervalle und auch der Kostenübernahme für die Beratung.

Die Situation klären (Aktionsphase)

In dieser Phase wird das Thema aus unterschiedlichen Perspektiven und deren Bedeutung für die Patientin betrachtet. Die Problemstellung wird nicht nur im Blick von Körper-Seele-Geist Aspekten sondern auch in Bezug zum biografischen und sozialen Kontext genauer reflektiert. Es werden sowohl emotionale, kognitive und somatomotorische Aspekte eines inneren oder äußeren Problems sichtbar. Es entsteht ein umfassendes Bild über die Problematik der Patientin. Hintergründe und Zusammenhänge einer Problematik werden dabei hervorgehoben.

Die Einsichten reflektieren, Entscheidungen treffen, Lösungen finden (Integrationsphase)

Die in der Aktionsphase gewonnen Einsichten werden in der Integrationsphase genauer reflektiert und führen zu einer neuen Perspektive auf die Problemsituation. Entscheidungen werden hier genau reflektiert und in den Lebenszusammenhang der Patientin gestellt. Damit wird es möglich neue Lösungen für die Problemsituation zu finden. Die Patientin kann dann eventuell neue Entscheidungen treffen um ihre Probleme zu lösen.

Neues erproben (Neuorientierungsphase)

In dieser Phase führen die Einsichten der Patientin zu veränderten Einstellungen oder Verhaltensweisen. Koch-Straube empfiehlt mit den Patienten die Veränderungsschritte zuerst mit Hilfe von Übungen zu erproben. Das kann in Form von Imaginationen oder verhaltens- und realitätsorientierten Übungen gestaltet werden. Bevor Patienten ihre Einstellungen und ihre Verhaltensweisen im Alltag konkret verändern wird die Verankerung und Sicherung der Beratungsarbeit vorgeschlagen. In der Neuorientierungsphase werden zusätzlich auch die Interventionsformen der Information, Anleitung und Fachberatung integriert um Patientinnen spezielles Wissen über Pflegehandlungen und Pflegetechniken zu vermitteln (vgl. Koch-Straube 2008, S. 220).

8.4 Die personzentrierte Beratung nach Sander und Ziebertz

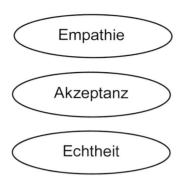

Der personzentrierte Ansatz von Klaus Sander und Torsten Ziebertz ist eine Weiterentwicklung und Differenzierung des klientenzentrierten Konzepts von Carl Rogers. Es erscheint wichtig darauf aufmerksam zu machen, dass Rogers seine letzten Ausführungen auch unter dem Begriff „personzentrierte" Beratung und Therapie zusammenfasst. Hier kann eine Verwechslung zwischen den Begriffen stattfinden. Der Begriff „personzentrierte" Beratung nach Sander und Ziebertz deutet auf den Bezug zum Konzept von Rogers hin, entwickelt aber darauf aufbauend eine spezielle Systematik von Beratungstypen. Grundlegend für den Ansatz von Sander und Ziebertz sind die Merkmale der Beziehungsgestaltung vom Berater zum Klienten in Form von Empathie, Akzeptanz und Echtheit. Diese Beziehungsmerkmale, die in der Beratung vorliegen sollten, sind der Ausgangspunkt für das personzentrierte Beziehungskonzept.

Die Autoren verwenden auch die Vorstellungen des Selbstkonzepts von Carl Rogers: „Das Selbstkonzept ist die dem Bewusstsein zugängliche Sicht der eigenen Person mit ihren unterschiedlichen Charakteristika" (Sander/Ziebertz 2010, S. 64). Also die Art und Weise wie Menschen sich selbst und ihre Umwelt wahrnehmen, die Fähigkeiten von Menschen, ihre Werthaltungen sowie ihre Ideale und Ziele.

Sander und Ziebertz beschreiben insgesamt drei Formen wie Erfahrungen von Menschen verarbeitet werden können. Entweder werden Erfahrungen eines Menschen die wichtig und bedeutsam sind in die Selbststruktur aufgenommen oder sie werden ignoriert wenn keine Beziehung zum Selbst hergestellt wird. Es ist aber auch möglich, dass Erfahrungen verleugnet oder verzerrt werden wenn sie mit der Struktur des Selbst nicht in Übereinstimmung gebracht werden können (vgl. ebd. S. 66).

„Bei der Beratung geht es zwar auch darum, Motive, Kognitionen, Wahrnehmungen usw. in Einklang mit der Person zu bringen. In erster Linie geht es jedoch darum, Motive, Bedürfnisse und Verhalten adäquat an die Außenwelt mit ihren Anforderungen auf den Ebenen der Lebenswelt, der sozialen und der Beziehungserfahrungen anzupassen. Die Inkongruenzdynamik von Beratungsklienten zeigt sich demnach nicht so sehr in innerpsychischen Spannungserfahrungen, sondern in Belastungen und Stresserfahrungen, die weit stärker von außen vermittelt werden" (Sander/Ziebertz 2010, S. 31).

Sander und Ziebertz machen darauf aufmerksam, dass innerhalb von Beratungen nicht in erster Linie innerpsychische Konflikte im Mittelpunkt stehen sondern eher Konflikte zwischen äußeren Forderungen der Sozial- und Beziehungswelt und den Kompetenzen bzw. der Ressourcen des Einzelnen bedeutsam sind (vgl. ebd. S. 33).

Dazu entwickeln sie ein integratives Modell von Beratung in der verschiedene Problemerfahrungsfelder mit bestimmten Beratungsmethoden in Form von Lösungsangeboten verbunden werden. So entsteht eine Systematisierung von neun verschiedenen Beratungstypen, die einen umfassenden Blick auf die Vielfältigkeit von Beratungen im sozialen Feld verdeutlicht. Problemerfahrungsfelder werden dabei als Lebenswelterfahrung, Beziehungserfahrung und Selbsterfahrung unterschieden. Die Vorgehensweisen oder Lösungsangebote können in Form einer Information und Orientierung, der Deutung und Klärung oder auf der Ebene von Handlung und Bewältigung gestaltet werden.

8.4.1 Beratungstypen der personenzentrierten Beratung

Vorgehensweisen	Problem-Erfahrungsfelder		
	Lebenswelterfahrung	Beziehungserfahrung	Selbsterfahrung
Information und Orientierung	Typ 1 Sachberatung in den Gebieten Beruf, Arbeit, Recht, Verwaltung, Institutionen, Gesundheit usw.	Typ 2 Ehevorbereitungsberatung, Sexualberatung, klassische Erziehungsberatung usw.	Typ 3 Berufsberatung, Begabungsberatung, diagnostische Beratung, Gesundheitsberatung, Eignungsberatung
Deutung und Klärung	Typ 4 Klärende und überschaubare machende Beratung in Verwaltung, Politik, Gemeinwesen, Wirtschaft usw.	Typ 5 Paarberatung, Familienberatung, Personalberatung, Organisationsberatung, Institutionsberatung usw.	Typ 6 Psychotherapeutische Beratung, Krisenberatung Sterbeberatung, Selbstklärung, Existenzielle Beratung usw.
Handlung und Bewältigung	Typ 7 Schuldnerberatung, Beratung über effektiven Umgang mit Institutionen, Behörden, Verwaltungen usw.	Typ 8 Mediationsberatung, Trennungsberatung, lösungsorientierte Familienberatung, Verhaltensmodifikation bei Paaren und Familien	Typ 9 Gesundheitsberatung, Stressberatung, Meditationstechniken, Verhaltensmodifikation bei seelischen und körperliche Störungen usw.

Sander/Ziebertz 2010, S. 43

8.4.2 Beispiele für die Beratungstypen

Sander und Ziebertz (vgl. 2010, S. 43) konkretisieren die Beratungstypen wie folgt.

Beratungstyp 1

Dabei werden Informationen und Orientierungshilfen in Bezug auf die Lebenswelterfahrung vermittelt. Die Bewältigung von alltäglichen Aufgaben steht dabei im Vordergrund. Beispiele: Sachberatung in den Gebieten Beruf, Arbeit, Recht, Verwaltung, Institutionen, Gesundheit etc.

Beratungstyp 2

Diese Form gibt Informationen und Orientierungshilfen für die Verbesserung von Beziehungserfahrungen. Beispiele: Ehevorbereitungsberatungen, Sexualberatung, klassische Erziehungsberatung etc.

Beratungstyp 3

Dieser Beratungsschwerpunkt vermittelt Informationen und Orientierungshilfen mit einem ausgeprägten Selbsterfahrungsaspekt. Beispiele: Berufsberatung, Begabungsberatung, diagnostische Beratung, Gesundheitsberatung etc.

Beratungstyp 4

Umfasst Aspekte von Deutung und Klärung auf der Ebene der Lebenswelterfahrung, um die Bereiche der Umwelt besser zu verstehen und einzuordnen. Beispiele: Beratungen zur Klärung von Prozessen in Verwaltung, Politik, Gemeinwesen etc.

Beratungstyp 5

Beinhaltet die Deutung und Klärung auf der Beziehungsebene. Damit sollen zwischenmenschliche Probleme oder Konflikte verbessert werden. Beispiele: Paarberatung, Familienberatung, Organisationsberatung, Institutionsberatung etc.

Beratungstyp 6

Dazu gehören Beratungen zur Deutung und Klärung auf der Ebene der Selbsterfahrung. Bei diesen Beratungen werden eher innerpsychische Probleme und Konflikte angesprochen und bearbeitet. Beispiele: psychotherapeutische Beratung, Krisenberatung, Sterbeberatung, Selbstklärung, existentielle Beratung etc.

Beratungstyp 7

Beschreibt Handlungs- und Bewältigungsangebote für die Lebenswelt. Damit sind konkrete Angebote zur Bewältigung des Alltags gemeint. Beispiele: Schuldnerberatung, Beratung im Umgang mit Institutionen, Behörden etc.

Beratungstyp 8

Meint den Bezug von Handlungs- und Bewältigungsaspekten auf der Beziehungsebene. Diese Beratungen zielen auf eine Verbesserung von Beziehungen. Beispiele: Mediationsberatung, Trennungsberatung, Familienberatung etc.

Beratungstyp 9

Umfasst Handlungs- und Bewältigungsmomente auf der Selbsterfahrungsebene. Hier werden auch konkrete Anleitungen und Übungen für einen verbesserten Umgang eingeflochten. Beispiele: Gesundheitsberatung oder Stressberatung.

8.5 Systemische Beratung

Ansatz

Franke (2001, S. 34) versteht unter den kommunikationstheoretisch-systemischen Ansätzen all die Gruppierungen und Richtungen, die nicht primär auf einzelne Personen, sondern auf soziale Gruppen fokussiert sind. Der einzelne Mensch wird in sozialen Beziehungen und Systemen verortet.

Geschichtliche Entwicklung

Die Entwicklung dieser Ansätze liegt zum einen in der Kommunikationstheorie und den systemischen familientherapeutischen Schulen, der strukturellen Schule und der durch die humanistische Psychologie geprägten Sichtweise. „Daneben wurden die systemischen Ansätze insbesondere im Bereich der Familientherapie durch psychoanalytische Gedanken beeinflusst." (ebd.)

Grundannahmen

Es gibt sehr unterschiedliche Systemische Ansätze zur Beratung und Therapie. Eine gemeinsame Grundannahme dieser Sichtweise besteht darin, dass Störungen oder Krankheiten nicht als ein Kennzeichen oder Merkmal einer einzelnen Person bewertet wird, sondern als ein Phänomen, das innerhalb eines bestimmten Systems entsteht. Störungen oder Krankheiten sind die Folgen von problematischen Kommunikationsweisen und haben für die einzelnen aber auch für das gesamte System eine Bedeutung. Grundsätzlich haben Systeme wie die Familie das Bestreben im Gleichgewicht zu bleiben. Innerhalb der Familie kann es bei bestimmten Kommunikationsweisen dazu kommen, dass eine Person versucht ein bevorstehendes Ungleichgewicht auszugleichen. Diese Person wird dann mit dem Begriff des „identifizierten Patienten" bezeichnet. In der Systemischen Beratung wird dann danach geschaut, welche Funktion und Bedeutung die Erkrankung oder Störung des „identifizierten Patienten" für die gesamte Familie hat. Es wird auch danach gefragt auf welche Schwierigkeiten diese Situation in der Familie aufmerksam macht.

Die systemische Betrachtungsweise denkt nicht linear im Sinne von Ursache und Wirkung oder in linearen Verursachermodellen sondern entschlüsselt Kommunikationsstrukturen und Störungen von einzelnen Patienten im Blick auf soziale Systeme wie Familie, Arbeitswelt, Vereine etc. Diese komplexe Sichtweise auf die Entstehung von Störungen und Krankheiten vermeidet auch lineare Schuldzuweisungen z.B. an eine Mutter oder einen Vater sondern versucht die Entstehung von Problemen umfassend zu verstehen und zu behandeln. „Kommunikationstheoretisch-systemische Ansätze machen im engeren Sinne keine Aussagen zu Gesundheit und Krankheit. Die Symptome werden als Lösungsversuch angesehen: Langfristig zwar untauglich und auch Leiden verursachend, aber angesichts der realen Situation oft die beste Möglichkeit, das Gesamtsystem vor dem Zusammenbruch zu retten. Angesicht fehlender Alternativen oder Möglichkeiten stellen sie manchmal die optimale Lösungsstrategie dar. Der Weg zu einem störungsfreieren Leben geht aus systemischer Sicht nicht über die Aufarbeitung von Traumen oder den Erwerb neuer Fähigkeiten und Sichtweisen, sondern darüber, die Problemlösungsressourcen im System zu aktualisieren und brachliegende Potentiale zu fördern" (Franke 2001, S. 34). Um Beratungen in der Pflege mit einer systemischen Perspektive durchzuführen ist eine spezielle Weiterbildung sicher grundlegend. Dieser Ansatz zeigt die hohe Bedeutung der sozialen Systeme von Patienten für die Beratung in der Pflege und vermittelt ein spezielles Verständnis zur Entstehung von Problemen.

8.5.1 Schritte der Systemischen Beratung

1. Beziehung aufbauen

Einstieg gestalten

Angenehme Arbeitsatmosphäre schaffen

Rahmenbedingung der Zusammenarbeit festlegen

Anlass der Beratung erfragen

Erwartungen klären

2. Anliegen konkretisieren

Schlüsselbegriffe aufgreifen

Auswahl treffen

Hypothesen bilden und erweitern

Anliegen klären

Anliegen formulieren

3. Bearbeitungs- u. Lösungsebene finden

Suchprozess vorbereiten

Blickwinkel erweitern

Blickwinkel verengen

Wirklichkeitsbilder entdecken

Lösungsweg auswählen

4. Impulse geben

Zur Veränderung einladen

In Bewegung bringen

Einen Unterschied machen

Veränderung erfragen

Ideen entwickeln

5. Gespräch abschließen

Gespräch zusammenfassen

Wichtigste Punkte benennen

Ausblick geben

Kunden verabschieden

Abschlusskommentar formulieren

vgl. Brüggemann/Ehret-Ivankovic/Klütmann 2009, S. 5-6

8.6 Gruppenarbeit mit Angehörigen von Demenzkranken nach Wilz, Adler und Gunzelmann

Entstehungsgeschichte

Dieses Konzept ist aus einer Kombination von theoretischer Reflexion und praktischer Arbeit mit pflegenden Angehörigen von Demenzkranken entstanden. Die Autoren haben in der Alzheimer Beratung Leipzig von 1994 bis 1996 über 200 Einzelberatungen und mehrere Angehörigengruppen durchgeführt und wissenschaftlich ausgewertet. Das Konzept entstand aufgrund der praktischen Arbeit mit Angehörigen sowie aus theoretischen Überlegungen zur familiären Situation, der Belastungsverarbeitung und Gesundheitsförderung von pflegenden Angehörigen. Die Forschungsergebnisse stammen aus qualitativen Interviews und Fragebogenerhebungen sowie aus quantitativen und qualitativen Tagebuchstudien (vgl. Wilz/Adler/Gunzelmann 2001, S. 15).

Ziele der Gruppenarbeit

- „ein vertieftes Wissen und psychologisches Verständnis für den demenzkranken Menschen zu entwickeln, auf dem basierend sie mit diesem angemessen umgehen können,
- Probleme im Pflegealltag systematisch zu analysieren und strukturierte Lösungen hierfür zu erarbeiten und umzusetzen,
- den Krankheitsprozess auch unter einer systemischen Perspektive in seinen Auswirkungen auf das partnerschaftliche oder familiäre System zu verstehen und mit damit verbundenen Veränderungen umgehen zu lernen,
- Methoden zur Stressbewältigung zu erlernen,
- Selbsthilfepotentiale zu aktivieren und sich in der Gruppe gegenseitig zu unterstützen" (Wilz/Adler/Gunzelmann 2001, S. 15-16)

Prinzipien und Methoden

- Kognitive Verhaltenstherapie
- Familiensystemische Therapie
- Psychoedukatives Vorgehen
- Imaginationsübungen (vgl. ebd.)

Ablauf der Gruppenarbeit

Zuerst wird durch die lokale Presse über den Aufbau einer Angehörigengruppe für Angehörige von Demenzkranken informiert. Dann werden mit Interessierten Personen Einzelgespräche geführt. Durch die Einzelgespräche können sich die Angehörigen zuerst entlasten und die Gruppenleitung bekommt einen Eindruck, ob die Gruppenarbeit für die interessierte Person sinnvoll ist. Es gibt Angehörige, die so belastet sind, dass für sie die Gruppenarbeit eine zusätzliche Belastung wäre bzw. dass deren Situation die Gruppenarbeit überfordern würde. Für diesen Personenkreis werden Einzelberatungen angeboten. Wenn genügend Interessierte vorhanden sind wird mit der Gruppenarbeit begonnen. Die Gruppe trifft sich alle 14 Tage und wird von zwei professionellen Kräften, in der Regel Psychologinnen geleitet. Die Gruppenarbeit beginnt immer mit psychoimaginativen Entspannungsübungen. Danach werden bestimmte Themen der Gruppenarbeit bearbeitet. Insgesamt sind 25 Sitzungen geplant. Parallel zur Gruppenarbeit findet eine Betreuungsgruppe für die Demenzkranken statt. Fachkräfte betreuen in einem separaten Raum die Demenzkranken damit sich die Angehörigen auf die Gruppenarbeit konzentrieren können. Es wird angestrebt die Gruppe als Selbsthilfegruppe weiterzuführen (vgl. Wilz/Adler/Gunzelmann 2001).

8.6.1 Bausteine der Gruppenarbeit mit Angehörigen von Demenzkranken

„Bausteine" der therapeutischen Gruppenarbeit im Überblick

Diagnostisches Vorgespräch

Psychoimaginative Entspannung	Information und Wissensvermittlung	Problemlösekonzept

Kognitives Umstrukturieren	Familiensystemischer Ansatz	Probleme im Gruppenverlauf

Parallel stattfindende Betreuungsgruppe für demenzkranke Familienmitglieder

Dokumentation und Supervision

Von der Gruppenarbeit zur Einzelpsychotherapie	Fortführung als Selbsthilfegruppen

Wilz/Adler/Gunzelmann 2001, S.62

8.6.2 Themen der Gruppenarbeit

Die Autoren nennen als eine mögliche Reihenfolge für die Gruppenarbeit die nachstehenden Themenschwerpunkte (Wilz/Adler/Gunzelmann 2001, S. 59):

1. Darstellung des Gruppenprogramms, Kennenlernen einschließlich Schilderung der individuellen Pflegesituation und der Symptomatik der Kranken.
2. Informationen über Demenz (Ursachen, Symptomatik und Verlauf, Behandlungsmöglichkeiten).
3. Themen der Sozialarbeit (z. B. Pflegegeldantrag, Möglichkeiten der Unterstützung wie Ambulante Dienste, rechtliche Fragen, finanzielle Ansprüche).
4. Medizinisch-pflegerische Themen (z. B. Hilfen beim Waschen, Inkontinenz).
5. Nutzung von vorhandenen Entlastungsangeboten in der Stadt (z. B. Möglichkeiten der Tagespflege), Thematisieren von Schwierigkeiten mit Tagesbetreuung oder ambulanten Diensten.
6.–9. Möglichkeiten des Umgangs mit verwirrtem Verhalten (anhand von „Fallbeispielen" der Teilnehmerinnen), z. B. Realitätsorientierung, psychologisches Verständnis für Demenz, Beschäftigungsmöglichkeiten für „verwirrte" Menschen".
10.–12. Eigene Gefühle im Umgang mit verwirrtem Verhalten ansprechen; Schuldgefühle, Erwartugen an den Kranken, sich selbst von der Pflege ohne schlechtes Gewissen frei machen können, sich vom Kranken abgrenzen lernen.
13.–18. Ausmaß der eigenen Belastungen, soziale Isolation und soziale Vergleichsprozesse fehlende oder defizitäre soziale Unterstützung, mangelnde eigene Erholungsfähigkeit und fehlen der Ausgleich, eigene Entlastung finden/ Entspannung finden, eigene Freiräume schaffen, Stärken der Wahrnehmung und Verwirklichung eigener Bedürfnisse, zeitweise Distanzierung von der Pflege.
19.–20. Veränderung in der Qualität der Beziehung zum Kranken (z. B. veränderte Rollenverpflichtungen, umgekehrte Machtverhältnisse).
21.–22. Zeitliche Perspektiven: Wie lange kann die Pflege geleistet werden, unter welchen Bedingungen möchte man die Pflege beenden, welche Alternativen zur häuslichen Pflege gibt es, Heimunterbringung?
23. Auseinandersetzung mit dem Sterben/Tod des Kranken, Zukunftsperspektiven nach der Pflege.
24. Vertiefung der Interventionen und Zusammenfassung der wesentlichen Aspekte der Gruppenarbeit.
25. Abschluss: Reflexion der Gruppenarbeit und Planung der Selbsthilfegruppe

8.6.3 Gruppenarbeit

Fallbearbeitung 1

Bilden Sie bitte kleine Gruppen. Stellen Sie sich vor, dass eine pflegende Ehefrau bei einem ambulanten Dienst anruft. Sie ist völlig aufgelöst und berichtet, dass sie massive Probleme mit ihrem Ehemann hat. Sie war schon bei ihrer Hausärztin, die ihr erklärt hat, dass ihr Mann an einer dementiellen Erkrankung leidet. Sie versteht nun allerdings nicht, weshalb der Ehemann ihr ständig irgendwelche Dinge unterstellt. Sie versteht auch nicht, weshalb er alltägliche Dinge nicht mehr erledigen kann.

Fragen:

1. Wie würden Sie die Beratung mit der Ehefrau beginnen?
2. Worauf sollten Sie bei der Beratung achten?
3. Welche Schwierigkeiten können bei der Beratung auftauchen?

Fallbearbeitung 2

Ein Zivildienstleistender beginnt in einem Altenwohnheim und Pflegeheim seinen Dienst. Sie werden mit der Anleitung des Zivis beauftragt. Auf Ihrer Station leben mehrere Bewohnerinnen mit einer dementiellen Erkrankung. Wie leiten Sie den neuen Mitarbeiter an?

Fragen:

1. Wie bereiten Sie die Anleitung vor?
2. Wie erklären Sie ihm die Erkrankung?
3. Auf was sollte er im Umgang mit an Demenz Erkrankten achten?
4. Welches Verhalten ist im Umgang mit an Demenz Erkrankten problematisch?
5. Wie überprüfen Sie, ob er die wichtigsten Anleitungspunkte verstanden hat?

8.7 Case Management

Definition

„Die interdisziplinär ausgerichtete Case Management Society of America definiert Case Management als einen kooperativen Prozess, in dem Versorgungsangebote und Dienstleistungen erhoben, geplant, implementiert, koordiniert, überwacht und evaluiert werden, um so den individuellen Versorgungsbedarf eines Patienten mittels Kommunikation und verfügbarer Ressourcen abzudecken" (Ewers/Schaeffer 2000, S. 56 nach CMSA 1995, S. 60)

Entstehungsgeschichte

Das Konzept des Case Managements wurde zuerst im 19. Jahrhundert in Amerika von Wohlfahrtsorganisationen eingesetzt. In den vierziger Jahren des 20. Jahrhunderts übernahm der medizinische Bereich diese Methode um dann in den siebziger Jahren die heutige Bedeutung zu erlangen. In Deutschland wurde dieser Ansatz erst in den neunziger Jahren des 20. Jahrhunderts aufgegriffen. Ewers und Schaeffer (2000, S. 11) nennen für diese Verzögerung drei Gründe. Zum einen standen in Deutschland Themen der Kostendämmung im Mittelpunkt, die eine Bedarfsdeckung für Patienten in den Hintergrund stellten. Zum zweiten begann die Akademisierung der Pflege erst in den neunziger Jahren und zum dritten waren „die Gesundheitsprofessionen in Deutschland entweder mit Besitzstandswahrung (Medizin), professioneller Identitätsfindung (Pflege) oder Modernisierung des eigenen Berufsbildes (Sozialarbeit) beschäftigt" (Ewers/Schaeffer 2000, S. 11).

Case Management in der Pflege

Dieser Ansatz findet im bundesdeutschen Pflegebereich eine zunehmende Bedeutung. Damit soll eine kontinuierliche Versorgung für Patienten mit dem Einbezug von unterschiedlichen Versorgungsaspekten und professionellen Kräften koordiniert werden. „Es hat in diesem Kontext zum Ziel, im individuellen Fall prozesshaft die zeitlichen und räumlichen Dimensionen des Versorgungsgeschehens zu erfassen, mit den unterschiedlichen Akteure[n] gemeinsame Ziele festzulegen und über eine bestimmte Zeitspanne oder den gesamten Betreuungsverlauf hinweg die Koordination der Versorgung eines Patienten sicherzustellen" (von Reibnitz 2006, S. 153).

Der Ablauf eines Case Managements ist durch unterschiedliche Phasen charakterisiert. Zuerst wird der Versorgungsbedarf eines Patienten festgestellt. Danach wird durch ein Assessment der konkrete Versorgungsbedarf erhoben. Darauf aufbauend wird ein interdisziplinärer Versorgungsbedarf erstellt. Im Anschluss werden die einzelnen Aspekte des Versorgungsplans umgesetzt und im Alltag auf ihre Realisierbarkeit überprüft. Zum Abschluss wird der gesamte Prozess evaluiert. In der Praxis ist mit einem Case Management eine umfassende Kommunikation und Kooperation mit verschiedenen Personen und Professionen bzw. Institutionen verbunden. So mit pflegenden Angehörigen, Pflegediensten, Rentenversicherung, Pflege- und Krankenkassen, Sanitätshäusern, Haushaltsdiensten, Hausärzten, Fachärzten, Therapeuten, Altenpflegeeinrichtungen, etc.

8.7.1 Konzepte des Case Managements

Soziales Case Management

Case Management in der beruflichen Rehabilitation

Case Management in der Primärversorgung

Case Management für katastrophale oder kostenintensive medizinische Ereignisse

Medizinisch-Soziales Case Management

Case Management innerhalb und außerhalb des Krankenhauses

Case Management in der Akutversorgung

vgl. von Reibnitz 2006, S. 153 nach Ewers/Schaeffer 2000

8.7.2 Phasen des Case Managements

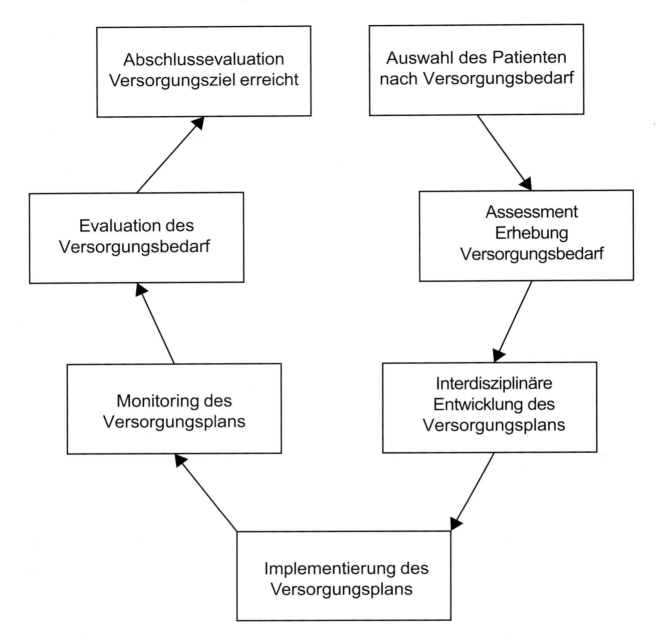

vgl. von Reibnitz 2006, S. 155 nach Ewers/Schaeffer 2000

8.7.3 Aufgaben der Pflege im Case Management

In der interdisziplinären Überleitung von Patienten aus dem Krankenhaus in die häusliche Umgebung oder in eine stationäre Weiterversorgung können folgende Phasen näher beschrieben werden (vgl. von Reibnitz 2006 nach Ewers/Schaeffer 2000).

Auswahl des Patienten nach Versorgungsbedarf
Zuerst wird in einer interdisziplinären Besprechung geklärt, welcher Patient wann entlassen werden kann. Die Berufsgruppen, die in die Versorgung des Patienten eingebunden sind können einen ganzheitlichen und individuellen Therapieplan für den Patienten entwickeln.

Assessment – Erhebung des Versorgungsbedarfs
Danach wird der Betreuungsbedarf mittels eines Assessment erhoben. Die Schwierigkeiten und Problembereiche eines Patienten werden dabei genauso berücksichtigt wie seine Ressourcen. Dabei ist die Berücksichtigung des persönlichen und sozialen Umfeldes bedeutsam. Ein Case Manager unterstützt den Patienten alle notwendigen Dienstleistungsangebote und Hilfsmaßnahmen zu organisieren.

Interdisziplinäre Entwicklung des Versorgungsplans
Im Anschluss wird anhand des Assessment ein Versorgungsplan für den Patienten erstellt. Dazu gehört es auch den Patienten nach Hause zu begleiten und den Bedarf auf die Wohnsituation aber auch auf die Versorgungsstrukturen durch Angehörige abzustimmen. Die Auswahl der Versorgungsangebote und Hilfsmaßnahmen richtet sich nach den Wünschen und Bedürfnissen des Patienten. Wenn Angehörige einen Großteil der Pflege und Betreuung übernehmen, können sie sich durch Pflegekräfte in der Durchführung von Pflegetechniken anleiten lassen. Wenn schon vor dem Krankenhausaufenthalt ein Pflegedienst in die Versorgung eingebunden war, werden wichtige Aspekte des weiteren Versorgungsplans mit diesen professionellen Kräften abgestimmt.

Implementierung des Versorgungsplans
Wenn der Patient dem Versorgungsplan zustimmt, organisiert der Case Manager alle weiteren Versorgungsmaßnahmen. Dazu gehört auch die fachübergreifende Kommunikation zu weiteren Diensten und Institutionen. Zur Implementierung des Versorgungsplans gehört auch die weitergehende Anleitung von Angehörigen und die erste Begleitung in der häuslichen Versorgung z.B. durch Telefonate.

Monitoring des Versorgungsplans
In regelmäßigen Abständen sollte eine Beleitung und Überprüfung der Versorgungsqualität und des Versorgungsbedarfs durchgeführt werden. Einerseits kann damit die bedarfsgerechte Versorgung eingeschätzt werden, andererseits können damit frühzeitig Veränderungen in den Versorgungsbedarf aufgenommen werden.

Evaluation des Versorgungsbedarfs
Mit der Evaluation ist der Abschluss der Begleitung durch das Case Management-Programm verbunden. Auf der Handlungsebene wird das professionelle Verhalten und Erleben des Case Managers reflektiert. Auf der Systemebene werden Probleme und Defizite der Dienstleistungsangebote bewertet (vgl. von Reibnitz 2006 und Ewers/Schaeffer 2000).

Abschlussevaluation, ob Versorgungsziel erreicht ist
In der Abschlussevaluation wird überprüft, ob die Versorgungsziele der unterschiedlichen professionellen Kräfte für den Patienten erreicht wurden.

8.8 Beobachtungsbogen zur Beratung

Die folgende Übersicht zeigt zentrale Kriterien zur Strukturierung einer Beratung (vgl. Bohrer/ Rüller 2006, S. 36).

1. Vorbereitung eines Beratungsgesprächs

- Die Pflegekraft entscheidet sich mit dem Patienten für eine Beratung.
- Inhaltliche Vorbereitung auf das Gespräch.
- Festlegen des Zeitpunktes und der Dauer des Gesprächs.
- Vorbereitung von benötigten Materialien.
- Ruhige, unterstützende und angenehme Umgebung schaffen.
- Notwendige Dokumente vorbereiten.

2. Durchführung eines Beratungsgesprächs

- Begrüßung des Patienten und persönliche Vorstellung der Pflegekraft.
- Die Pflegekraft setzt sich in gleicher Höhe zum Patienten, sodass sie Blickkontakt herstellen kann.
- Sie wendet sich dem Patienten körperlich zu und beachtet dabei die individuell notwendige körperliche Distanz.
- Das Gespräch sollte mit einem einleitenden Thema langsam aufgebaut werden.
- Der Sprachgebrauch sollte auf den Patienten abgestimmt werden.
- Ziele, der Gegenstand der Beratung und der Ablauf des Gesprächs sollten formuliert werden.
- Die Gesprächsziele und die Vorgehensweise sollten mit dem Patienten abgestimmt werden.
- Das Gespräch sollte so geplant werden, dass es einen deutlich zu erkennenden Mittelteil hat.
- Die Beratungsinhalte sollten fachlich korrekt, vollständig und verständlich vermittelt werden.

- Es sollte die Gelegenheit gegeben werden, Erwartungen, Bedürfnisse, Probleme und Ressourcen zu äußern.
- Die Pflegekraft versucht den Patienten zu verstehen, indem Rückfragen gestellt werden, Mitgeteiltes wiederholt und Gesagtes zusammengefasst wird.
- Die Pflegekraft hört aktiv zu und achtet auf Körperhaltung, Augenkontakt, Mimik, Gestik und andere Reaktionen.
- Es sollte bei Erläuterungen auf Einfachheit, Gliederung/Ordnung und Kürze/Prägnanz geachtet werden.
- Das Gespräch wird mit einer Zusammenfassung abgeschlossen, indem das erzielte Ergebnis und eventuell weitere Fragen festgehalten werden.
- Weitere Interventionsschritte werden formuliert.

3. Nachbereitung eines Beratungsgesprächs

- Der Verlauf, das Ergebnis, die Reaktion des Patienten und andere Beobachtungen werden dokumentiert.
- Reflexion und Evaluation des Gesprächs werden mithilfe der Kriterien dieses Bogens festgehalten.

9 Idiolektik

9.1 Einleitung

Gespräche bilden die Grundlage des Pflegealltags. Um einen produktiven Gesprächsablauf herzustellen, ist der professionelle Einsatz von verbaler und nonverbaler Kommunikation zentral. Mit der Verwendung der Sprache werden nicht nur Informationen ausgetauscht, sondern auch Beziehungen zu Patienten, Angehörigen und anderen professionellen Fachkräften hergestellt und gestaltet. Durch die Sprache werden zusätzlich Aspekte der Gefühlswelt, Denkform und insgesamt Momente der Persönlichkeit ausgedrückt.

„In der Eigensprache (= Idiolekt) kommt der einzelne Mensch in seiner Gesamtheit und in seiner Einzigartigkeit zum Ausdruck. Die Eigensprache ist wie ein Fingerabdruck, den ein Mensch seiner Kommunikation verleiht" (http://www.idiolektik.de/?p=1&s=5).

Der Idiolekt bezeichnet die Sprachmuster, die eine Person verwendet. Dazu gehören nicht nur die Worte selbst sondern auch die phonetischen und grammatikalischen Aspekte der gesprochenen Worte. Die Eigensprache von Patienten und Angehörigen aber auch von den professionellen Fachkräften enthält viele Informationen über die Gesprächsteilnehmer, die über die eigentliche Vermittlung von Informationen hinaus reichen. Anhand der Sprache ist es zum Teil möglich, die Herkunft, die soziale Zugehörigkeit, das Alter, das Geschlecht, den Bildungsstand etc. abzuleiten. Interessant ist dabei, dass eine Person je nach sozialem Kontext und Gesprächspartnerin verschiedene Sprachstile einsetzen kann (vgl. ebd.).

„Darüber hinaus bilden die verschiedenen Idiolekte einer Gruppe von Sprechern, sei dies nun regional oder [in] einer sozialen Schicht, einen bestimmten Dialekt" (http://www.idiolektik.de/?p=1&s=5).

Idiolektik

Die Idiolektik ist eine spezielle Form der Gesprächsführung. Der Bezug zur Eigensprache der Patientinnen hat eine zentrale Bedeutung. Diese Form der Gesprächsführung fokussiert in besonderer Weise die Situation der Patientinnen. Die Ressourcen, Einstellungen, Werte und Konzepte der Gesprächspartnerinnen stehen im Mittelpunkt der Kommunikation. Die Idiolektik verwendet Fragestellungen, die es dem Gegenüber erlauben, selbst zu entscheiden, über was sie sprechen, wie viel sie erzählen und in welcher Form sie dies tun.

„Im idiolektischen Gespräch verbleibt die Expertise über Sprachverwendung und Sprachbedeutung ohne wenn und aber beim Gesprächspartner. Er (der Professionelle) macht ihn (den Gesprächspartner) somit wieder zum Experten seiner eigenen Sprache, zum Aktiven im Umgang mit seinen Themen, zum Kompetenten seiner Lösungswege. Er wird zum Experten seiner eigenen Lebenssituation. Zwischen den Gesprächspartnern entsteht [eine] Resonanz" (http://www.idiolektik.de/?p=1&s=37).

Idiolektik ist eine spezielle methodische Form des Umgangs mit der Eigensprache von Patientinnen. Sie beinhaltet eine sehr sorgfältige und präzise Verwendung und Aufnahme dessen, was eine Patientin gesagt hat. Die grundlegende Haltung fokussiert dabei in besonderer Weise die Situation und die Ressourcen der Patientinnen. Die Idiolektik verwendet einfache Fragetechniken. Diese sind durch kurze, einfache und offene Fragen gekennzeichnet. Sprachbilder und nonverbale Aspekte der Kommunikation werden in einer besonderen Weise in einem Gespräch aufgegriffen (vgl. http://www.idiolektik.de/?p=1&s=37).

9.2 Geschichtliche Hintergründe der Idiolektik

Die aktuellen Ausführungen zur idiolektischen Gesprächsführung beziehen sich in der Mehrzahl auf die Lehre und Schriften von A. D. Jonas, einem Arzt und Verhaltensforscher, der im ausgehenden 20. Jahrhundert in Würzburg und Wien lehrte sowie diese Methode auch in seiner eigenen psychotherapeutischen Praxis anwendete (vgl. Ehrat 2010, S. 15).

Die Idiolektik war ursprünglich eine psychotherapeutisch-psychosomatische Methode für den ärztlichen Kontext und wurde dann in anderen professionellen Bereichen übernommen. „So wurde es möglich, dass neben Ärzten auch Psychologen, Lehrer und andere Pädagogen, Pflegende, Seelsorger und in der Beratung Tätige mit der idiolektischen Methode - ausgehend von den jeweiligen Bedürfnissen - ermutigende Resultate erzielten" (ebd., S. 15).

Es wird davon ausgegangen, dass die Entwicklung der Idiolektik mittlerweile in der dritten Generation vorliegt. Die erste Generation bildete A. D. Jonas, der Begründer dieser Gesprächsmethode, die zweite Generation wird von Horst Poimann und Hans Hermann Ehrat vertreten und die dritte Generation kreist um das Herausgeberteam von „Schlüsselworte" (2010) mit Daniel Bindernagel, Eckard Krüger, Tilman Rentel und Peter Winkler.

9.3 Die Grundhaltung der Idiolektik

„Idiolektik - die Lehre von der Eigensprache des Menschen als Hintergrund diagnostischen und therapeutischen Denkens - folgt zwei zentralen Prinzipien: 1. Jedes Lebewesen ist einzigartig, und 2. jedes Lebewesen hat für sein Verhalten Gründe (gute Gründe)" (Ehrat 2010, S. 15).

Der Ansatz von Jonas geht davon aus, dass jedem Menschen ein selbstorganisiertes Prinzip innewohnt, dass er als „innere Weisheit" bezeichnet (vgl. ebd. S. 16). Dadurch werden die Patienten zu Experten ihrer eigenen Lebenssituation bzw. Erkrankung. In den Äußerungen der Patienten können sie ihre gesamte Person erleben und verstehen. Ein Ziel der idiolektischen Gesprächsführung besteht darin, dass die Patienten eine Idee davon bekommen warum sie sich in bestimmten Situationen so und nicht anders verhalten. Auch die Gründe bzw. den Sinn einer Erkrankung zu verstehen kann ein Ziel dieser Gesprächsmethode sein.

Für den Beratungskontext in der Pflege sind die grundlegenden Merkmale der Empathie, Wertschätzung und Echtheit im Gespräch mit den Patientinnen oder Angehörigen zentral. Die Aufmerksamkeit der Beraterinnen ist in einem hohen Maß auf die Gesprächspartnerinnen gelenkt. Eine besondere Bedeutung erhalten die verbalen, prä- und paraverbalen sowie die nonverbalen Äußerungen des Gegenübers. Diese Aspekte der Kommunikation werden als aktueller Ausdruck der Persönlichkeit, einer Problemsituation oder eines Konflikts betrachtet. Bewertungen sollten in der professionellen Kommunikation vermieden werden. Das besondere Ziel der idiolektischen Gesprächsführung besteht darin, die Kompetenzen und Ressourcen der Patienten oder Angehörigen wahrzunehmen, zu stärken und zu aktivieren. Es ist ein kompetenzorientierter Gesprächsansatz, der die Patienten begleiten möchte ein größeres Verständnis für ihre eigene Situation, ihre Gefühle und ihr Verhalten zu entwickeln. Grundsätzlich wird ein Bezug von körperlichen und seelischen Prozessen angenommen: „Sind die seelischen und körperlichen „Aussagen" (Symptome) eines Organismus so „gehört" und

„verstanden" worden, müssen sie nicht weiter wiederholt werden. Unter günstigen Umständen kann das dazu führen, dass „Symptome dahinschmelzen wie der Schnee an der Sonne" (mündliche Mitteilung Jonas 1984 nach Ehrat 2010, S. 16).

9.4 Die Methode der Idiolektik

Die idiolektische Gesprächsführung versucht Werturteile zu vermeiden und die Perspektive des Patienten einzunehmen. Konjunktive wie „Es sollte doch möglich sein…" oder „Könnte man nicht…" sollten im Gespräch unbedingt vermieden werden, weil sich damit die Perspektive vom Patienten weg verschiebt und Werthaltungen der professionellen Person in den Mittelpunkt gerückt werden (vgl. Jonas/Winkler 2010, S. 19).

Die Methode versucht durch gezieltes eingreifen und fragen an bestimmten Stellen des Gesprächs den Patienten auf Ressourcen oder Lösungen, aber auch Einstellungen und Werthaltungen hinzuweisen. Es ist aber keine Belehrung von Seitens der professionellen Helferinnen, sondern im Mittelpunkt steht die Selbsterkenntnis der Patienten. Es geht darum, dass ein Patient selbst ein Bewusstsein über seine Situation erfährt und äußert.

„Da kommt halt der gewaltige Unterschied dieser Therapie gegenüber anderen Therapien zum Tragen. Es ist nicht, dass der Therapeut die Interpretationen macht, sondern der Patient selbst. Die Weisheit, die sich jetzt hier auftischen wird, kommt von der Person selbst. Die Aufgabe ist einfach, an bestimmten Wendungen der Satzstruktur einzugreifen und nachzufragen und - vor allem das Wichtigste in dieser Therapie - sich belehren zu lassen" (ebd., S. 21).

Die Art und Weise „wie", „welche" Fragen „wann" gestellt werden ist innerhalb dieser Gesprächsführung sehr bedeutsam. Wichtig ist dabei sich auf den Patienten einzulassen und eine einladende Frageform anzuwenden. Krüger (2010, S. 36-42) formuliert dazu grundlegende Thesen: Idiolektische Fragen:
- sind konkretisierend
- sind kurz und einfach
- sind öffnend
- bleiben im Konkreten
- vermeiden Herausforderungen zu Erklärungen und Rechtfertigungen
- orientieren sich an Ressourcen
- verwenden - so gut es geht - den wörtlichen Sprachgebrauch des Gegenübers

Rentel (2010, S. 47-55) betont den Aspekt der Resonanz und der Schlüsselworte als Methode der idiolektischen Gesprächsführung. In Bezug auf die Resonanz benutzt Rentel das Bild des Musizierens: „Erhalten die Schwingungen des Gegenübers durch die idiolektische Haltung und Art des Fragens eine Art Resonanzboden, der ähnlich einem Instrument seine Melodien und Rhythmen aufnimmt und verstärkt, kann der Befragte zum Zuhörer seiner eigenen ihm innewohnenden Musik werden und in ihr Quelle und Kraft für Wachstum finden" (ebd., S. 47). An dieser Stelle wird die Bedeutung des Einlassens und der Empathie für den Anderen deutlich. Dabei werden aber nicht nur Probleme besprochen, sondern die Balance zwischen Belastungen und Ressourcen sollte hergestellt werden. Ein Gespräch sollte die „Pendelbewegung zwischen Ressource und Belastung unter gleichzeitiger intensiver Aktivierung vieler Sinnesmodalitäten" (ebd., S. 49) gewährleisten.

Eine weitere Methode der idiolektischen Gesprächsführung ist das Aufgreifen von Schlüsselwörtern, die der Patient benutzt. Sowohl die Verwendung dieser Wörter, aber auch die Frage nach deren Bedeutung kann Lösungsideen für bestimmte Probleme enthalten.

Außerdem wird die Bedeutung von Bildern und Metaphern für diese Gesprächführung hervorgehoben. Rentel beschreibt, dass in Bildern unterschiedliche Ebenen angesprochen werden so „Emotionen, Bedürfnisse, Gedanken, Handlungen, Erinnerungen, Sehnsüchte, Zukunftsvisionen, Schutzfunktionen und Lösungen" (Rentel 2010, S. 56). Mit deren Verwendung kann eine ganzheitliche Betrachtung einer Situation gewährleistet werden und zugleich eine Distanz zu einer Problemsituation hergestellt werden. Auch die Berücksichtigung von Metaphern im Gespräch kann hilfreich sein ein ganzheitliches Verständnis von einer Situation zu erkennen und zu verstehen.

9.5 Interventionstechniken der Idiolektik

Konkretisieren lassen	Sich korrigieren lassen
Erklärungen geben lassen über Funktionen eines Verhaltens oder Reaktion	Verstärken, Übertreiben ad absurdum führen
Polarisieren	Advocatus diaboli spielen
Dissoziieren	Provozieren
Bilder, Methaphern anbieten	Paradoxe Anweisungen Symptomverschreibungen
Nonverbale Interventionen	Umdeutungen
Unterbrechungen	Auf Widersprüche hinweisen
Organe personifizieren	Erklärungen geben
Implizierte Vorannahmen, logische Lücken, inkomplette Satzstrukturen ausfüllen lassen	Bezüge zu anderen Erlebnisebenen herbeiführen (Vergangenheit; Soziales)

vgl. Poimann 2008, S. 63-119

9.6 Idiolektik in der Pflege

Die idiolektische Gesprächsführung basiert auf einer ähnlichen Sicht von Ganzheitlichkeit wie das allgemeine Pflegeverständnis. Patienten zeigen in einem Zusammenhang von Körper, Seele und Geist (vgl. Koch-Straube 2010) bestimmte Probleme oder Konflikte. Die Sprache, Wörter sowie die nonverbale Kommunikation, die ein Patient äußert, zeigen nicht nur den Ort von Symptomen, sie deuten auch auf sein aktuelles Krankheitsverständnis und auch auf sein Verständnis des Zusammenhangs von Körper, Seele und Geist.

Jonas und Winkler (2010, S. 18-26) machen zusätzlich auf den neurophysiologischen Zusammenhang der Verwendung von Sprache aufmerksam. Interessant ist dabei die Beteiligung von unterschiedlichen Arealen des Gehirns und neurophysiologischen Prozessen bei einem Gespräch. Auch der Zusammenhang zwischen Sprache, Denken und Fühlen wir dabei hervorgehoben.

„Seit Jahrtausenden hat sich diese Form der Eigensprache eingebürgert. Viele dieser Hinweise, wie z.B.: „ich trage eine Last auf meinen Schultern", „Ich nehme mir etwas zu Herzen", „Ich kann es nicht schlucken", „Das geht mir unter die Haut", „Ich trage ein Kreuz", „Ich gehe mit dem Kopf durch die Wand", das sind unzählige Hinweise, welche Reflexe dafür aktiviert werden, einen seelischen Konflikt auszudrücken" (ebd. S. 22).

Diese Sprachbilder können insbesondere im Pflegealltag helfen Patientensituationen zu verstehen und darauf aufbauend hilfreiche Gespräche vielleicht sogar Pflegemaßnahmen durchzuführen. Die grundlegende interessierte Haltung an der Wahrnehmung des Patienten ist dabei von einer zentralen Bedeutung. Eine Basis für das professionelle Pflegehandeln ist die Beziehungsgestaltung von der Pflegekraft zum Patienten. Seine Wahrnehmung, seine Äußerungen, seine para- und präverbale Kommunikation ist der Ausgangspunkt für das professionelle Handeln. Die Deutungen und Interpretationen kommen insofern vom Patienten selbst und nicht von der Pflegekraft. Pflegekräfte neigen oft dazu Patienten mit ihrem ganzen Fachwissen, ihren Bewertungen und Interpretationen zu begegnen. Damit können sich Patienten aber überrollt, entwertet und als nicht wahrgenommen fühlen. Die pflegerische Haltung sollte deshalb ein großes Interesse an den Patienten, Wertfreiheit aber auch Ruhe, Gewährenlassen und Achtsamkeit beinhalten.

Die idiolektische Gesprächsführung kann aber auch für einen potentiellen Anleitungs- und Beratungsbedarf von Patienten und Angehörigen sensibilisieren. Nach einem Aufklärungsgespräch mit einem Arzt haben sie oft viele Fragen und wenden sich an die Pflegekräfte. In einer solchen Situation sind die Pflegekräfte besonders gefordert herauszufiltern, was Patienten von dem Aufklärungsgespräch verstanden haben, wie sie die Informationen bewerten und mit ihren Vorerfahrungen sowie ihrem Vorwissen in einen Zusammenhang stellen. In solchen Situationen haben die professionellen Helferinnen dann eine korrigierende und unterstützende Rolle. Anhand des Sprachverhaltens können aber auch grundlegende Unsicherheiten und Ängste im Durchführen von Pflegehandlungen und Pflegetechniken deutlich werden. Für den Bereich der Anleitung- und Beratung von Patienten sowie Angehörigen ist es dann entscheidend genauer nachzufragen und weitere Interventionen zum Gewinn von Sicherheit und Selbständigkeit durchzuführen.

Da die Beziehungsgestaltung eine große Bedeutung in der idiolektischen Gesprächsführung einnimmt, ist es auch bedeutsam das aktuelle Umfeld von Patienten zu berücksichtigen. Anhand der Ausdruckformen von Patienten ist es möglich die Beziehungsqualitäten zu anderen professionellen Helferinnen, zu nahen Angehörigen, Familienmitgliedern, anderen Patientinnen etc. patientenorientiert aufzunehmen und in den Pflegeprozess einzubeziehen. Durch das Sprachverhalten des Patienten wird deutlich zu welchen Personen eine vertrauensvolle, nahe Beziehung besteht. Wen die Patienten sympathisch oder unsympathisch finden und zu wem sie einen engeren Kontakt suchen. Auf diese Situation sollten Pflegekräfte insbesondere dann eingehen, wenn eine weitere Versorgung für zuhause geplant werden soll.

9.7 Ein Gesprächsbeispiel zur Idiolektik

Eckard Krüger (2010, S. 27-46) hat in seinem Aufsatz ein sehr eindrucksvolles Beispiel aus seiner eigenen Praxis aufgeführt, dass die Gesprächsführung der Idiolektik in einer beeindruckenden Weise verdeutlicht:

„Patient: Ich habe hier so einen Druck in der Brust [zeigt mit den ausgestreckten Fingern der rechten Hand auf die Mitte des Brustbeins].

Arzt: Können Sie mir den Druck näher beschreiben?

Patient: Das fühlt sich an wie ein Stein. Wie ein großes Gewicht. [ ]

Arzt: Wie groß ist der Stein?

Patient: Der hat etwa die Größe eines Findlings.

Arzt: (weiter konkretisierend): Wie sieht ein Findling aus?

Patient: Das ist so ein Stein, wie man ihn auf Feldern oder Äckern findet. Ich sammle Findlinge. Wir haben etliche zuhause im Garten liegen. Zur Dekoration. [ ]

Arzt: Was gefällt ihnen an Findlingen?

Patient: Findlinge sind Einzelstücke. Jeder sieht anders aus. Jeder hat seine eigene Geschichte. [ ]

Arzt: Können Sie mir da vielleicht ein Beispiel geben?

Patient: Vor unserer Gartentür liegt ein großer Findling. Der lag schon im Garten meiner Eltern. Nach dem Tod meiner Eltern haben wir ihn zu uns in den Garten geholt. Mein Vater hatte ihn damals irgendwo gefunden. Er ist schon da, so lange ich denken kann. Das war ein unglaublicher Aufwand, den rüber-

zuholen. Wir hatten damals bei meinen Schwiegereltern gebaut. Das war alles schwierig. Ist es immer noch. Da gibt es tausend Erwartungen. Ständig wird da irgendetwas erwartet, was man machen muss. Am Haus, im Garten, überall. Da gibt es keine Ruhe. [ ]

Arzt: Das ist sicher nicht leicht, so vielen Erwartungen zu entsprechen.

Patient: Das können Sie laut sagen… Manchmal ist es geradezu erdrückend! Ich habe das Gefühl, das mein Findling [deutet auf seine Brust] in dieser ganzen Bauphase mit einer Menge Zement zugeschüttet wurde.

Arzt: Was geschieht mit einem Findling, wenn er mit einer Menge Zement zugeschüttet wird?

Patient: Er wird sehr schwer und wirkt nach außen ganz grob. Man kann seine Schönheit nicht mehr sehen. [ ]

Arzt: Was für einen Vorteil könnte es haben, einen Findling mit Zement zu zuschütten?

Patient: Keinen! [Pausiert - sichtlich bewegt.] Es ist einfach immer noch eine Kelle Zement dazu gekommen… Der Findling ist da eingepackt. Ich müsste ihn wieder freiklopfen Wenn er da eingepackt ist, muss man ihn nicht mehr sehen.

Arzt: Und was für einen Vorteil könnte es haben, wenn man den Findling nicht mehr sehen muss?

Patient: Dann wird man nicht ständig daran erinnert, dass man da keinen richtigen Platz zum Atmen hat. Ich versuche, mich anzupassen, aber innerlich verhärte ich immer mehr. Meine Schwiegereltern helfen uns immer finanziell, und dann kommen immer wieder die Erwartungen. Wir können da nicht weg, weil wir dafür das Geld nicht hätten. [ ]

Arzt: Wie sieht ein richtiger Platz zum Atmen aus?

Patient: Ein richtiger Platz zum Atmen … [Pausiert.] Draußen beim Fußballspielen auf dem Bolzplatz. Ich spiele ab und zu mit alten Freunden Fußball.

Arzt: Ich würde mir gern noch genauer vorstellen können, wie ein Bolzplatz ein richtiger Platz zum Atmen sein kann.

Patient: Wir haben schon früher zusammen Fußball gespielt. Das hat dann aufgehört, als die meisten mit ihren Familien beschäftigt waren. Irgendwann haben wir es dann wieder angefangen. Wir kennen uns gut. Es ist nicht ehrgeizig, sondern einfach nur reines Vergnügen und etwas Anstrengung. Man kann dann mal wieder so richtig tief durchatmen. Da spüre ich keinen Druck. Da spüre ich auch den Findling nicht. Ich glaube, den Findling spüre ich sowieso nicht, sondern nur den Zement. Auf dem Bolzplatz gibt es keinen Zement" (Krüger 2010, S. 37-44).

9.8 Beratung mit der Idiolektik

Neben den schon beschriebenen Aspekten ist für die Beratung mit der Idiolektik die Grundhaltung der Wertschätzung, Kooperation, Wärme sowie des Respekts und der Authentizität bedeutsam. Die Beratung setzt an den Kompetenzen, Ressourcen und Lösungsideen der Patienten an. Insofern stehen die Probleme, Konflikte und Defizite des Patienten eher im Hintergrund. Dieser originär kompetenzorientierter Ansatz steht unmittelbar im Gegensatz zu einem defizitorientiertem, pathogenetischem Denken. Ähnlich wie im Konzept der Salutogenese stehen die Lösungen, Stärken, Fähigkeiten sowie die Autonomie von Patienten im Mittelpunkt der Beratung. Für die Beratung gilt grundlegend, dass die Lösungen zusammen mit den Patienten erarbeitet werden sollen. Sicherlich gilt es im pflegerischen Kontext auch Fachwissen zu vermitteln, aber stets nur dann wenn ein Patient auch Interesse daran hat. Entscheidend dabei ist nicht nur der Aspekt der Freiwilligkeit, also dass Patienten immer nur dann zu Pflegehandlungen angeleitet werden bzw. zu pflegerischen Themen beraten werden, wenn sie dies ausdrücklich wünschen. Wichtig ist die Art der Kommunikation sowie Beziehungsgestaltung in den Anleitungen und Beratungen. Eine dominante, machtorientierte Kommunikation sollte dabei unbedingt vermieden werden. Zwar verfügen Pflegekräfte meistens über ein höheres Fachwissen als Patienten und Angehörige, aber trotzdem sollte eine partnerschaftliche Ebene der Zusammenarbeit aufgebaut werden. Damit sollen nicht nur Widerstände des Patienten vermieden werden, sondern eine hohe Form von Anerkennung, Respekt und Würde des Patienten gewahrt werden. Dem Ansatz der Idiolektik liegt ein Menschenbild zu Grunde, dass an die Klientenzentrierte Beratung nach Carl Rogers erinnert. Die Entscheidungsfreiheit, die hohe Form von Mitmenschlichkeit und der Respekt vor der Würde jedes Einzelnen ist hierbei zentral.

Insofern ist die Beziehungsgestaltung auch für die Beratungen mit der Idiolektik wichtig. Sicherlich sind in der Beratung zur Pflege auch fachliche Fragen wichtig, aber Beratung wird erst dann als hilfreiche Intervention für Patienten, wenn sie eine Vertrauensbeziehung zur Pflegekraft aufbauen können. Erst wenn sie offen alle ihre Sorgen, Probleme sowie Wünsche und Hoffnungen mitteilen können, werden sie auch Lösungen entwickeln und umsetzen können.

Eine Besonderheit der idiolektischen Gesprächsführung besteht darin, Probleme oder Konflikte als Ressource der Patienten zu betrachten. Für den pflegerischen Kontext kann z.B. der Sinn einer Krankheit darin bestehen auf unerfüllte Wünsche und Bedürfnisse hinzuweisen. Probleme und Konflikte können darauf aufmerksam machen, dass z.B. bestimmte Beziehungen oder Lebenssituationen sich nicht nach den Bedürfnissen des Patienten entwickeln und Veränderungen wünschenswert sind. Diesen Zusammenhang deutlich zu machen, kann ein Thema der idiolektischen Beratung sein.

Die Beratung mit der Idiolektik ist sehr stark prozessorientiert. Es gibt keine vorgegebenen Lösungen für bestimmte Probleme. Innerhalb der Beratungsgespräche wird eher in einem gemeinsamen Suchprozess nach Lösungen getastet. Die Methoden der Idiolektik helfen dabei Konstruktionen von Lösungen zu überlegen, zu entwickeln und umzusetzen.

Ellensohn (2009, S. 1) hat grundlegende Elemente für die Beratung mit der Idiolektik wie folgt aufgeführt:

- ich schätze dich,
- du bist einzigartig,
- die Lösung liegt bei dir,
- du weißt, was gut für dich ist,
- die Lösung steckt nicht im Problem,
- du hast gute Gründe für dein Denken und Handeln.

10 Fallbeispiele zur Beratung

10.1 Fallbeispiel zur Klientenzentrierten Beratung

1. Der Klient will Hilfe

Herr Müller ist 67 Jahre alt. Er hat früher als Maurer immer schwer heben müssen und hat seit längerem ein Hüftleiden. Er kommt ins Krankenhaus, um sich eine neue Hüfte einsetzen zu lassen. Er ist sehr nervös und klingelt dauernd.

2. Die Situation ist definiert

Frau Baum, eine Pflegekraft, redet abends immer mit Herrn Müller und versichert ihm, ihn während des Krankenhausaufenthaltes zu betreuen.

3. Die Ermutigung zum freien Ausdruck

Frau Baum fragt Herrn Müller, wie es ihm geht und was ihn so beunruhigt. Er erzählt dann von einem Fall, in dem ein Patient nach einer Hüftoperation ein Pflegefall wurde. Herr Müller lebt alleine und hat Angst, sich selbst nicht mehr versorgen zu können und in ein Altenheim zu müssen.

4. Der Berater akzeptiert und klärt

Frau Baum nimmt die Ängste ernst und akzeptiert sie. Sie verharmlost diese Ängste nicht, bagatellisiert oder verniedlicht sie nicht, sondern lässt Herrn Müller ausreden.

5. Der stufenweise fortschreitende Ausdruck positiver Gefühle

Herr Müller erkennt langsam, dass es auf der Station auch Patienten gibt, die die Operation gut überstanden haben. Er selbst hat sogar schon eine Bandscheibenoperation erfolgreich hinter sich gebracht.

6. Das Erkennen positiver Impulse

Er erkennt auch die Chancen einer Operation. Vielleicht kann er dann endlich wieder schmerzfrei laufen. Darauf freut er sich sehr.

7. Die Entwicklung von Einsicht

Herr Müller erkennt, dass eine Operation eine wirkliche Verbesserung seiner Lebensqualität bedeuten könnte.

8. Die Klärung der zur Wahl stehenden Möglichkeiten

Wenn er sich nicht operieren lässt, dann kann er sich bald auch nicht mehr alleine versorgen. Eine Operation bietet trotz aller Ängste wenigstens eine Möglichkeit der Verbesserung.

9. Positive Handlungen

Herr Müller geht aktiv auf andere Patienten zu und informiert sich über deren Erfahrungen mit den Hüftoperationen.

10. Wachsende Einsicht

Er gewinnt immer mehr Vertrauen zum Personal und zu dem Arzt, der die Operation durchführen wird. Seine Ängste nehmen weiter ab.

11. Gesteigerte Unabhängigkeit

Er entscheidet sich für die Hüftoperation und hat das Vertrauen, nach der Operation wieder gut laufen zu können.

12. Das nachlassende Hilfsbedürfnis

Herr Müller ist jetzt wesentlich ausgeglichener und entspannter.

10.2 Fallbeispiel zur Lösungs-orientierten Beratung

Frau Kühn ist 60 Jahre alt. Sie kommt mit dem Verdacht auf Morbus Parkinson in das Krankenhaus. Sie soll auf ein neues Medikament eingestellt werden und mit der Krankengymnastin spezielle Übungen zur Mobilisation lernen. Sie ist sehr ruhig und zurückgezogen. Manchmal weint sie. Mit den Patientinnen im Zimmer redet sie nicht. Bei den Visiten fragt sie immer wieder, wie lange sie noch leben wird.

1. Synchronisation

Frau Reh, eine Pflegefachkraft, betreut Frau Kühn auf der neurologischen Station. Sie hat das Aufnahmegespräch mit ihr geführt und geht regelmäßig ins Zimmer, um nach ihr zu schauen. Ihr ist aufgefallen, dass die Tochter von Frau Kühn jeden Tag zu Besuch kommt. Aber das Verhältnis der Tochter und der Mutter scheint sehr angespannt zu sein. Die Tochter ist sehr ungeduldig mit ihrer Mutter und sie bleibt auch nicht lange Zeit im Zimmer. Frau Reh spricht Frau Kühn direkt auf die Beziehung zur Tochter an. Sie fragt sie, ob sie wegen der Tochter so traurig sei. Frau Kühn erzählt dann, dass sich die Tochter verpflichtet fühlt sie zu betreuen, obwohl sie lieber eigenständig und auch lieber alleine lebt. Sie fühlt sich als Last und würde am liebsten sofort sterben als pflegebedürftig zu werden. Sie möchte ihrer Tochter keine Arbeit machen.

2. Lösungsvision

Frau Reh nimmt die Wünsche nach Eigenständigkeit wahr und fragt Frau Kühn, ob ihre Tochter schon immer so besorgt war oder ob es auch andere Zeiten gab. Sie fragt Frau Kühn auch nach konkreten Versorgungswünschen und überlegt mit ihr, einen ambulanten Dienst, Freunde und Nachbarn zur Versorgung einzuschalten. Frau Kühn möchte auch diese kurzen hektischen Besuche von ihrer Tochter nicht mehr im Krankenhaus.

3. Lösungsverschreibung

Frau Reh schlägt kleine Schritte vor, um die Wünsche und Bedürfnisse von Frau Kühn zu berücksichtigen. Sie entwickeln einen Plan, in dem Frau Kühn jeden Tag eine andere Person anruft und ihre Wünsche formuliert. Sie telefoniert zuerst mit Freunden und Nachbarn, dann mit einem ambulanten Pflegedienst. Ein Gespräch mit der Tochter steht am Ende der Liste.

4. Lösungsbegleitung

Seit Frau Kühn über alternative Versorgungsmöglichkeiten nachdenkt und einige Freunde positiv auf ihre Anfragen reagiert haben, fühlt sie sich wesentlich besser. Sie hatte auch den Mut mit ihrer Tochter offen zu sprechen und ihr ihre Wünsche mitzuteilen. Jetzt erst, nachdem das alles geklärt ist, kann sie sich auch auf die Übungen mit der Krankengymnastin einlassen. Sie freut sich auf zuhause. Sie hat beschlossen, auch wenn sie pflegebedürftiger wird, in der eigenen Wohnung zu bleiben und nicht zur Tochter zu ziehen. Sie hat am Telefon mit einem ambulanten Dienst gesprochen, der ihr beim Duschen hilft. Die Freunde wollen ihr beim Putzen und Einkaufen helfen.

5. Lösungsevaluation

Frau Kühn geht es wesentlich besser. Sie hat das Gefühl, ihre Situation nun selbst regeln und bestimmen zu können. Sie hat die Gespräche als sehr hilfreich erlebt und schaut positiv in die Zukunft.

6. Lösungssicherung

Frau Reh bespricht mit Frau Kühn, was ihr für die Zukunft wichtig ist. Welche Wünsche sie für ihr Alter hat. Sie besprechen auch, wo sie von zuhause Hilfe organisieren kann. Die einzelnen Wünsche und Hilfsangebote schreiben sie auf Karteikarten, die sich Frau Kühn immer wieder ansehen kann. Sie geben ihr Orientierung und Sicherheit, wenn die Beziehung zur Tochter wieder schwierig wird.

10.3 Fallbeispiel zur Leiborientierten Beratung

Frau Weber ist 55 Jahre alt. Bei ihr wurde vor kurzem Brustkrebs diagnostiziert. Sie kommt ins Krankenhaus. Ihre rechte Brust soll entfernt werden. Sie hat vor dem Eingriff und den Folgen der Operation große Angst. Ihr Ehemann verhält sich seit der Diagnose sehr distanziert und sie hat große Angst, nach der Operation als Frau nicht mehr attraktiv für ihn zu sein. Sie hat schon mehrere Aufklärungsgespräche mit Ärzten geführt. Trotzdem ist sie sehr unruhig und fordernd.

1. Initialphase

In der gynäkologischen Abteilung des Krankenhauses sind Bezugspflegekräfte für bestimmte Patienten zuständig. Frau Bach ist seit zwei Tagen für Frau Weber verantwortlich und hat auch schon einige Gespräche mit ihr geführt. Bei den Gesprächen hat sie festgestellt, dass die Mutter von Frau Weber an Brustkrebs gestorben ist. Trotz vielfältiger Behandlungen nach der Operation hat sich der Krebs bei der Mutter überall ausgebreitet. Frau Weber hat die Erkrankung der Mutter immer noch vor Augen.

2. Aktionsphase

Frau Bach ermutigt Frau Weber, über die Erfahrungen, die sie mit der Erkrankung der Mutter gemacht hat zu sprechen. Frau Weber wird deutlich, dass sie Angst vor dem Tod, aber auch vor einem langen Leidensweg hat. Sicher hat sie auch Angst, dass ihr Mann sie nicht mehr attraktiv findet, aber vorallem mit der Krankheit alleine zu sein. Sie hat auch Angst davor, dass sich ihr Mann eine jüngere Frau suchen könnte.

3. Integrationsphase

Frau Weber werden die Unterschiede zwischen ihrer Erkrankung und der Situation ihrer Mutter deutlich. Frau Weber ist in einem sehr frühen Stadium ins Krankenhaus gekommen. Das war bei ihrer Mutter nicht der Fall. Sie erkennt auch die medizinischen Fortschritte der letzten 20 Jahre und die Vorteile der frühzeitigen Behandlungsmöglichkeiten. Sie erinnert sich sogar an eine Freundin, die schon seit Jahren nach einer Brustkrebserkrankung gesund weiter lebt.

4. Neuorientierungsphase

Frau Bach deutet auch noch einmal die schon vom Arzt aufgezeigten kosmetischen Möglichkeiten der Nachsorge an. Sie schlägt Frau Weber vor, ein gemeinsames Gespräch mit ihr und dem Ehemann zu führen, in dem sie ihre Ängste und Wünsche ansprechen kann.

Sie deutet auch an, ob Frau Weber ein Abschiedsritual vor der Operation machen möchte. Manche Frauen lassen sich vor der Brustamputation noch einmal nackt fotografieren.

10.4 Fallbeispiel zur Personzentrierten Beratung

Klaus Sander und Torsten Ziebertz (2010, S. 50-51) verdeutlichen den Typ 5 der personzentrierten Beratung, in der die Exploration und Klärung der Beziehung zu einer wichtigen Bezugsperson im Mittelpunkt steht, wie folgt: „Die Klientin, Mutter eines drogenabhängigen Sohns, klärt ihre Position und die zu ihrem Sohn. Sie möchte ein anderes Verhalten praktizieren." (ebd., S. 51).

„Beraterin (B): ‚Sie sprachen das letzte Mal davon, dass Sie das Gefühl hatten, unterzugehen in einem Strudel von Problemen und Schwierigkeiten. Sie sagten aber auch, dass Sie sich selber retten wollten.'

Klientin (K): ‚Ja, mein Mann und ich fühlen uns so richtig, als ob wir in einen Strudel geraten sind seit der Drogenproblematik unseres Sohns, als ob wir mit ihm in die Tiefe gerissen werden. Ich kann und will bald nicht mehr. Ich denke … ich denke, ich müsste an mein eigenes Leben denken. Ja, es ist so viel schief gelaufen bei ihm in letzter Zeit. Im Moment ist auch so wenig Hoffnung … Ich hab' auch schon mal gehört, dass man diesen Süchtigen gar nicht helfen soll, stimmt das? Und wenn's das eigene Kind ist. Aber wo bleiben wir, mein Mann und ich? Ich möchte doch auch noch ein paar schöne Jahre mit ihm haben.'

B: ‚Ich habe Sie jetzt so verstanden, dass Sie nach einem Weg suchen, sich von Ihrem Sohn abzugrenzen und sich gleichzeitig auf sich zu besinnen, dass Ihre eigene Person wichtig ist. Sie fühlen sich stark zu wissen, dass Ihre eigene Person wichtig ist. Sie haben erkannt, dass ohne Ihre heile Persönlichkeit eine Hilfe für Ihren Sohn unmöglich ist.'

K: ‚Ja, so ist es. Was nutzt es, wenn ich auch den Bach runter gehe. Mir scheint wichtig, mich zurückzunehmen und für mich was zu tun. Und Geld kriegt er ja schon nicht mehr. Keinen Pfennig kriegt der mehr von mir. Ich mach' mich ja sonst mitschuldig!'" (ebd., S. 50-51, Hervorhebung R.B.).

Den Beratungstyp 6, bei dem die Exploration und Klärung innerer Prozesse und Erfahrungen im Vordergrund stehen, die ein Klient nicht angemessen einordnen kann, zeigen Sander und Ziebertz (2010, S. 51) anhand folgender Situation auf:

„Der Klient versucht, den Sinn seiner körperlichen Symptome zu erfahren und zu erfassen. Er ist jedoch noch weit von einem eigentlichen Klärungsprozess entfernt." (ebd., S. 51).

„K: ‚Das hat auch körperliche Symptome. Ich fühle mich dann taub und gehetzt so flach wie ‘ne Scheibe. Ich hab' kein Körpergefühl in diesem Moment. Ich fühl' mich so richtig leer und hohl.' (B: hm)

B: ‚Als ob das alles gar nicht mehr zu Ihnen gehört?' (K: hm)

K: ‚Ja, ich fühl' mich selbst fremd an. Ich merke, wie es warm wird im Kopf, wie die Angst entsteht. Ich merke es richtig, mein Kopf wird heiß und ich habe kalte Hände. Als ob der Körper anders reagiert als sonst. Man hat ja so ein Ich-Gefühl, so ein Schema. Wie man etwas einordnet und so, dass die Sachen so und so sind und nicht anders. Und das ist gestört jetzt.'

B: ‚Sie sind innerlich zerrissen, nichts passt mehr zusammen?'

K: ‚Ja, ich fühle nichts anderes, objektiv. Aber die Empfindungen sind bei mir gestört. Sie sind fern, wie weit weg. Es ist nicht mehr das Ich, das das fühlt.'" (ebd., Hervorhebung R.B.)

10.5 Fallbeispiel zur Systemischen Beratung

Herr Zupf ist 80 Jahre alt, seine Ehefrau 75 Jahre. Beide leben auf ihrem Bauernhof im Erdgeschoss. Sie werden von ihrer Schwiegertochter und einem ambulanten Dienst versorgt. Die Schwiegertochter wendet sich an eine Pflegekraft, weil sie die Versorgung ausweiten möchte. Sie beklagt sich sehr über die anwachsende Arbeit und darüber, dass die beiden Töchter der Schwiegereltern so selten kommen und nicht bereit sind, sich an der Versorgung zu beteiligen.

Die Schwiegertochter hatte schon große Mühe den ambulanten Dienst einzuschalten. Sowohl ihr Mann und auch die Schwägerinnen haben es als selbstverständlich angesehen, dass die gesamte Pflege der Eltern von der Schwiegertochter geleistet wird.

Der Hintergrund dazu ist ein Übergabevertrag, der die Weitergabe des Bauernhofes von einer Generation an die nächste Generation regelt. In diesem Übergabevertrag ist auch die Versorgung und Pflege der alten Generation durch die jüngere geregelt und vertraglich festgelegt.

Aufgrund dieses Vertrags und gesellschaftlicher Normen soll nun die Schwiegertochter nach Ansicht der Beteiligten die ganze Last der Versorgung und Pflege alleine übernehmen.

In einem ersten Schritt hat sie diese Überforderung erkannt und die Hilfe eines ambulanten Dienstes in Anspruch genommen. In einem zweiten Schritt geht es nun darum, die Hilfeleistungen auf den Bedarf abzustimmen. Die Mitarbeiterin schlägt ihr deshalb vor, die hauswirtschaftlichen Hilfen auszuweiten. Zusätzlich zu diesen Lösungsorientierten Maßnahmen ist es der Pflegekraft wichtig, der Schwiegertochter die gesamte Familiensituation zu verdeutlichen. Sie wird im Grunde von allen emotional alleine gelassen und muss dann auch noch die ganze anfallende Arbeit alleine bewältigen. Deshalb ist es in einem weiteren Schritt wichtig, dass sie ihre Wünsche und Bedürfnisse nach Unterstützung durch den Ehemann und die Schwägerinnen verdeutlicht.

In kleinen Schritten erarbeitet die Pflegekraft mit der Schwiegertochter Möglichkeiten, wie sie mit den einzelnen Personen reden kann und ihre Erwartungen formulieren kann.

Die Pflegekraft verdeutlicht ihr dabei auch den Wandel der Pflege und der Bedeutung der Übergabeverträge. Aufgrund der hohen Ansprüche aktueller Pflegeleistungen und der historisch veralteten Vorstellung der Versorgung zwischen den Generationen ist es sogar Stand der Fachdiskussion, dass nicht nur die Erben des Hofes, sondern auch die restlichen Verwandten zur Pflegeverantwortung herangezogen werden.

Die Schwiegertochter erkennt, wie viele Erwartungen an sie herangetragen werden und dass sie ein Recht hat, selbst Erwartungen an die anderen Familienmitglieder zu stellen. Sie gewinnt durch die Unterstützung der Pflegekraft mehr Selbstbewusstsein und führt mit allen offene Gespräche. Damit wird die Arbeitslast und Pflegeverantwortung auf alle Familienmitglieder und den ambulanten Dienst verteilt.

10.6 Fallbeispiel zur Gruppenarbeit mit Angehörigen von Demenzkranken

Gabriele Wilz, Corinne Adler und Thomas Gunzelmann (2001, S. 92-96) zeigen anhand des folgenden Fallbeispiels den Ansatz der Gruppenarbeit mit Angehörigen von Demenzkranken auf:
„Der 68-jährige Herr W. ist mit der Versorgung seiner schwer dementen 67-jährigen Ehefrau psychisch und physisch überfordert, da er weder professionelle Entlastung noch Unterstützung von seinen erwachsenen Kindern erhält. Sein gesamter Tagesablauf, die Freizeitgestaltung und Zeiten der Entspannung werden von der Versorgung seiner Ehefrau bestimmt, die die meiste Zeit des Tages in Anspruch nimmt. Die einzige Hilfe, die Herr W. sich zugesteht, ist der regelmäßige Besuch der Angehörigengruppe. Sein hohes Ausmaß an Belastung zeigt sich in Depressionen und häufigem Weinen. Herr W. muss von der Gruppenleitung in seinem Redefluss verständnisvoll und mit Hinweis auf die Abfolge der Problemlöseschritte unterbrochen werden, da er sonst die Gruppenstunde mit der Beschreibung seiner Problematik füllen würde." (ebd., S. 92-93)

Beispiel einer Zieldefinition:

„Herr W. möchte wieder mehr Zeit für sich selbst haben, um seinen Gesundheitszustand und sein Wohlbefinden zu verbessern." (ebd., S. 94)

Beispiel für verschiedene Lösungsvorschläge:

- „Organisation eines ambulanten Dienstes
- Die Söhne um Unterstützung bitten
- Mit der demenzkranken Ehefrau angenehme Aktivitäten planen
- Die demenzkranke Ehefrau in einer Tagespflegestätte unterbringen
- Die demenzkranke Ehefrau in der Kurzzeitpflege unterbringen
- Freunde nach Hause einladen
- Mit Freunden abends telefonieren
- In Urlaub fahren, während die Ehefrau untergebracht ist
- Wieder eigenen Interessen nachgehen, wie z. B. Gartenarbeit
- Eine Hauhaltshilfe organisieren
- Die demenzkranke Ehefrau in einem Pflegeheim unterbringen
- Mit der demenzkranken Ehefrau gemeinsam in Urlaub oder Kur fahren." (ebd., S. 94)

Ein Beratungsverlauf:

„Herr W. hat sich einen Termin gesetzt, an dem er mit seinen Kindern beraten will, wie es weitergehen soll. Er möchte sich auch um Hilfe durch einen ambulanten Dienst kümmern und wieder Kontakt zu einigen Freunden aufnehmen." (ebd., S. 96)

„[In einer nächsten Gruppensitzung erzählt Herr W., dass er] bereits einen ambulanten Dienst organisiert [hat] und berichtet über seine Erfahrungen. So habe er mit seiner freien Zeit gar nichts anzufangen gewusst. Er habe nicht abschalten können, obwohl er mit der Betreuung zufrieden gewesen sei. Schließlich sei er froh gewesen, wieder zuhause bei seiner Frau sein zu können. Diese Erfahrung sei völlig überraschend für ihn und habe ihn sehr erschreckt." (ebd.)

„So wurde mit Herrn W. zum einen besprochen, welche Interessen ihm vor der Pflege Freude gemacht haben und wie er damals seine Freizeit verbracht habe. In diesem Zusammenhang wird ihm vermittelt, dass Genießen und Entspannen nach einer langen Zeit der Anspannung wieder neu gelernt werden müssen.

Zum anderen wird durch die weitergeführte Problemanalyse deutlich, dass die Pflege für Herrn W. eine wesentliche Bedeutung als Sinngebung und Selbstwertstärkung darstellt. Die Versorgung der Ehefrau stellt für ihn, der mit der Situation als „untätiger Rentner" nicht zurechtkam, eine wichtige tagesfüllende Aufgabe dar. Die Aufgabe von Pflegeaufgaben an den ambulanten Dienst erlebt er als Bedrohung seiner jetzigen Lebensaufgabe." (ebd.)

Lösungsvorschlag	Pro Vorteile der Lösung	Contra Nachteile der Lösung
Demenzkranke Ehefrau in einer Tagespflegeeinrichtung unterbringen	• Zeit für sich selbst • Zeit für Freunde • Mehr Energie für Pflege • Risiko eigener Erkrankung einschränken	• Betreuung könnte unzureichend sein • Ehefrau fühlt sich nicht wohl und die Symptomatik verschlimmert sich daraufhin • Finanzielle Aufwendungen • Schuldgefühle
Freunde zu sich nach Hause einladen	• Verringerung der erlebten sozialen Isolation • Abwechslung, Freude • Emotionale Unterstützung	• Ehefrau reagiert mit Angst und Unruhe, weil sie die Freunde als Fremde erlebt • Freunde meiden weiteren Kontakt aufgrund der für sie zu belastenden Situation
Familienmitglieder um Hilfe bitten	• Mehr eigene Zeit • Möglicherweise engeren Kontakt zu den Söhnen	• Angst, die Söhne mit dem Ausmaß der Demenzsymptomatik zu konfrontieren

Wilz/Adler/Gunzelmann 2001, S. 95

10.7 Fallbeispiel zum Case Management

Frau Münz (72 Jahre) hat vor einigen Wochen einen Schlaganfall erlitten. Sie war rechtsseitig gelähmt. Zuerst war sie auf einer neurologischen Station in einem Akutkrankenhaus. Danach ist sie in die Reha-Klinik verlegt worden. Sie kann wieder mit einer Gehhilfe laufen.

In einer Teambesprechung wird die Entlassung von Frau Münz angesprochen. Die Mitarbeiterinnen sind sich darüber einig, dass Frau Münz mithilfe ihres Mannes und professioneller Unterstützung wieder zuhause leben und bald entlassen werden kann.

Für das Assessment wird ein Case Manager des örtlichen Pflegestützpunkts kontaktiert. Herr Maier besucht Frau Münz in der Reha-Klinik und fragt sie, ob sie mit der Beratung und Koordination durch ihn einverstanden ist. Herr Maier erkundigt sich genau nach den Ressourcen und Möglichkeiten von Frau Münz, fragt aber auch nach ihren Einschränkungen und Schwierigkeiten.

Frau Münz und ihr Ehemann vereinbaren einen Termin, an dem sie gemeinsam mit Herrn Maier in ihre Wohnung fahren. Es wird deutlich, dass Frau Münz für die geraden Wege einen Rollator benötigt. Für die wenigen Treppenstufen vor dem Haus braucht sie eine Gehhilfe. In der Wohnung sind einige Teppiche ausgelegt, die sie beim Laufen behindern. Sie entscheiden sich gemeinsam, die Teppiche wegzuräumen. Auch der Tisch vor der Couch hindert sie beim Umgang mit dem Rollator. Das Ehepaar entscheidet sich gemeinsam, einen kleineren Tisch anzuschaffen. Da im Bad keine barrierefreie Dusche vorhanden ist, schlägt Herr Maier vor, einen Badewannenlift bei der Krankenkasse zu beantragen. Frau Münz ist etwas skeptisch, aber sie ist auf den Badenwannenlift auch neugierig.

Beim nächsten Gespräch mit Herrn Maier zeigt Frau Münz starkes Interesse an einer weitergehenden Krankengymnastik und auch an einer Ergotherapie, um die Feinmotorik der rechten Hand zu verbessern.

Herr Maier organisiert nach den Gesprächen alle vereinbarten Hilfsmittel, einen Rollator für zuhause, eine Gehhilfe, einen Badewannenlift und die nötigen Anträge für die Krankengymnastik und die Ergotherapie. Für die Beantragung nimmt er Kontakt zur Hausärztin auf, die auch die notwendigen Medikamente verordnet.

Da der Ehemann von Frau Münz gerne noch ein paar Tipps im Umgang mit der Erkrankung seiner Ehefrau erhalten würde, organisiert Herr Maier eine Fachberatung mit einer Pflegekraft eines ambulanten Dienstes.

Am Tag der Entlassung wird Frau Münz von Herrn Maier nach Hause begleitet. Es werden noch einige Fragen besprochen und Unsicherheiten geklärt. Am Tag nach der Entlassung ruft Herr Maier Frau Münz an und fragt nach ihrem Befinden. Am darauf folgenden Tag erfolgt wieder ein Besuch zuhause. Sie vereinbaren einen wöchentlichen Hausbesuch.

Im Anschluss erfolgt einmal im Monat, später alle zwei Monate, ein Monitoring und eine Evaluation des Versorgungsplans, um die Qualität der Leistungserbringung zu ermitteln.

10.8 Fallbeispiel zur Idiolektik

Frau Schiller ist eine 80-jährige Frau, die an einer chronischen Angstproblematik leidet. Sie wird zuhause von einem ambulanten Dienst betreut. Neben der psychischen Erkrankung hat sie Beschwerden beim Laufen. Sie ist aber noch relativ mobil. Wegen der Angstproblematik lebt sie sehr zurückgezogen und geht selten aus dem Haus.

Pflegekraft: „Guten Morgen Frau Schiller. Wie geht es Ihnen denn heute Morgen?"

Frau Schiller: „Ich möchte so gerne Sterben."

Pflegekraft: „Wie wäre es denn, wenn Sie Sterben würden?"

Frau Schiller: „Dann wäre ich endlich wieder bei meinem Mann. Ich wäre nicht mehr so alleine und hätte auch diese starken Schmerzen nicht mehr im Knie."

Pflegekraft: „Gibt es denn noch lebende Menschen, die Sie gerne sehen würden?"

Frau Schiller: „Meine Hausärztin wollte eigentlich diese Woche vorbeikommen, aber sie hatte einen Notfall und konnte dann doch nicht kommen. Und die Nachbarin ist auch schon so lange nicht da gewesen."

Die Pflegekraft geht auf die Aussage von Frau Schiller ein. Sie greift das Wort „Sterben" auf und fragt nach, was dann anders wäre. Indem die Pflegekraft die Wünsche von Frau Schiller ernst nimmt und ihre Sprache verwendet, kann sie zentrale Bedürfnisse äußern.

Es wird deutlich, dass sie ihren Mann vermisst, sich alleine fühlt und starke Schmerzen am Knie hat. Sie fühlt sich aktuell auch von der Hausärztin und der Nachbarin im Stich gelassen.

Auf diese Situation kann die Pflegekraft reagieren und mit Frau Schiller zusammen nach Lösungen suchen. Sie können zusammen die Hausärztin noch einmal anrufen und sie bitten, das Knie genauer zu untersuchen. Sie können auch die Nachbarin ansprechen und fragen, ob sie wieder öfters zu Besuchen vorbeikommt.

Perspektivisch wäre es auch möglich einen Besuchsdienst von der Kirchengemeinde einzuschalten, damit Frau Schiller mehr Kontakte aufbauen kann.

Eine andere Möglichkeit wäre ein gemeinsamer Ausflug mit der Pflegekraft. Sie könnten zusammen ein Café oder eine Veranstaltung besuchen, um der sozialen Isolation von Frau Schiller entgegen zu wirken.

11 Fallbeispiele zu den Expertenstandards

11.1 Expertenstandard Dekubitus-prophylaxe in der Pflege

Frau Ziegler ist 80 Jahre alt und wohnt alleine in ihrer Wohnung. Sie wird von ihrer Tochter und einem ambulanten Dienst versorgt. Nach einem Oberschenkelhalsbruch ist sie aus dem Krankenhaus und der Reha-Klinik wieder nach Hause verlegt worden. Sie hat während der stationären Behandlung sehr abgenommen. Ihr Allgemeinzustand ist eher schlecht. Sie isst und trinkt sehr wenig. Aufgrund des Oberschenkelhalsbruchs hat sie immer noch Schmerzen beim Laufen. Manchmal schafft sie es nicht, rechtzeitig zur Toilette zu gehen. Tagsüber sitzt sie die meiste Zeit und bewegt sich kaum. Ihre Haut ist am Gesäß gerötet.

Anleitung und Beratung
Frau Ziegler und ihre Tochter werden über die Entstehung, die Auswirkungen und die Vermeidung eines Dekubitus informiert. Frau Ziegler wird die Bedeutung der Bewegung und Aktivität vermittelt. Im Beratungsgespräch wird auch deutlich, dass sie ungerne Saft oder Wasser trinkt und am liebsten warmen Tee zu sich nimmt. Sie erzählt auch, dass die Schmerzen erst zuhause wieder so stark wurden. Während der krankengymnastischen Behandlung in der Reha-Klinik hatte sie nur wenig Schmerzen. Sie fühlt sich auch als starke Belastung für ihre Tochter und möchte, dass der ambulante Dienst noch öfter kommt.

Kooperation
Der ambulante Dienst beantragt eine Höhergruppierung des Pflegegrades sowie druckentlastende Hilfsmittel bei der Pflegekasse. Sie nehmen auch Kontakt zum Hausarzt wegen einer krankengymnastischen Behandlung auf.

Evaluation
Der Hautzustand wird regelmäßig vom Pflegedienst beobachtet und bewertet.

1. Risikoerhebung, Screening, Assessment
Der ambulante Dienst macht eine Risikoerhebung. Risikobereiche sind vorwiegend: die Schmerzen, der schlechte Allgemeinzustand, die Ernährung, die Feuchtigkeit des Urins und die mangelnde Bewegung bzw. Aktivität.

2. Erforderliche Kompetenz
Die Mitarbeiter des ambulanten Dienstes sind über die Ursachen der Entstehung eines Dekubitus informiert und benutzen evtl. die Branden-Skala, die Norton-Skala, die Waterlow-Skala oder die Medley-Skala zur Einschätzung der Risiken (vgl. Schmidt 2009, S. 15).

3. Maßnahmenplanung
Anhand der Pflegeplanung werden Probleme, Ziele und Maßnahmen aufgeführt. Maßnahmen sind u. a. Schmerzreduzierung, druckreduzierende Lagerung, ausgewogene Ernährung, Mobilisierung, Aktivierung und Reduzierung der Feuchtigkeit durch den Einsatz von Hygieneeinlagen. Die Information und Anleitung von Frau Ziegler und ihrer Tochter werden durch den ambulanten Dienst als wichtig eingeschätzt.

11.2 Expertenstandard Entlassungs- management in der Pflege

Herr Münz ist 78 Jahre alt und war wegen einer Depression im Krankenhaus. Nach dem Tod seiner Frau vor zwei Jahren geht es ihm psychisch immer wieder sehr schlecht. Er lebt alleine. Seine beiden Kinder wohnen weit weg und können sich aufgrund beruflicher Situationen nicht regelmäßig um ihn kümmern. Herr Münz ist mit der Organisation des Haushalts überfordert. Körperlich geht es ihm noch ganz gut. Er ist mobil, zieht sich aber aufgrund seiner Depression zurück und meidet den Kontakt zu Freunden, Familienangehörigen, Nachbarn und ehemaligen Arbeitskollegen.

Anleitung und Beratung
Es wurden regelmäßig Gespräche mit einer Bezugspflegekraft und dem Stationsarzt durchgeführt. Herr Münz hat an den Gruppenangeboten wie Bewegungstherapie und Ergotherapie teilgenommen. Er wurde auf ein Antidepressivum eingestellt. Durch die Behandlung hat er andere Menschen mit Depression kennengelernt. Das hat ihm das erste Mal seine Erkrankung und seine Situation verdeutlicht. Er wurde angeleitet, seine Medikamente selbständig zu stellen und einzunehmen. Durch einen Küchendienst hat er wieder Vertrauen in seine hauswirtschaftlichen Fähigkeiten erhalten.

Kooperation
Der ambulante Pflegedienst übernimmt die Koordination zwischen dem Hausarzt und einem Facharzt für Psychiatrie. Sie informieren Herrn Münz über ambulante Therapieangebote und Selbsthilfegruppen. Er wird weiterhin in hauswirtschaftlichen Fragen angeleitet und begleitet.

Evaluation
In regelmäßigen Abständen wird die Situation von Herrn Münz eingeschätzt.

1. Risikoerhebung, Screening, Assessment
Eine zuständige Pflegekraft erhebt im Krankenhaus die Risikobereiche von Herrn Münz. Zentrale Risikobereiche liegen in der Motivation und Regelung des Alltags, der Organisation des Haushalts, der Medikamentenorganisation und Einnahme sowie seiner sozialen Isolation.

2. Erforderliche Kompetenz
Die Pflegekraft ist über die Ursachen und die Behandlung von Depressionen informiert. Sie wendet bei der Planung der Entlassung evtl. folgende Assessmentinstrumente an: Barthel-Index, FIM (Functional Independence Measure), der Funktionale Selbständigkeitsindex mit oder ohne FAM (Functional Assessment Measure), NNAI (Nursing Needs Assessment Instrument) oder RAP (Reha Aktivitäten Profil) (vgl. Schmidt 2009, S. 38).

3. Maßnahmenplanung
Es wird eine differenzierte Einschätzung der Selbständigkeit und besonderer Versorgungsschwierigkeiten vorgenommen. Ein ambulanter Dienst wird zur weiteren Stabilisierung der Situation eingeschaltet.

11.3 Expertenstandard Schmerzmanagement in der Pflege

Frau März ist 59 Jahre alt. Sie leidet seit vielen Jahren unter chronischen Rückenschmerzen. Bei ihr wurde Arthrose an der Wirbelsäule festgestellt. Die Schmerzen resultieren aufgrund einer chronischen Veränderung der Wirbelsäule (Morbus Scheuermann). Frau März ist verheiratet und lebt mit ihrem Mann zusammen. Aufgrund der Schmerzen ist ihr Aktionsradius sehr eingeschränkt. Ansonsten ist sie körperlich mobil. Sie hat Angst vor der Zukunft und vor einer möglichen Pflegebedürftigkeit. Zur Behandlung der Schmerzen ist sie in eine Reha-Klinik überwiesen worden.

Zur Schmerzreduzierung wird ein Trainingsprogramm entwickelt, in dem die Rückenmuskulatur aufgebaut werden soll. Zur psychischen Stabilisierung werden Gespräche mit einer Pflegekraft und einem Psychotherapeuten geplant. Um die soziale Isolation zu überwinden, sind gemeinsame Ausflüge mit den anderen Patienten vorgesehen.

Anleitung und Beratung

Frau März wird von einem interdisziplinären Team in Entspannungsmethoden und gymnastischen Übungen angeleitet. In den Gesprächen mit der Pflegekraft und dem Psychotherapeuten wird deutlich, dass die Schmerzen in Abhängigkeit zu ihren Zukunftsängsten stehen. Die Pflegekraft informiert sie deshalb über stabilisierende Methoden zur Behandlung und über Versorgungsmöglichkeiten bei einer drohenden Pflegebedürftigkeit.

Kooperation

Ein multiprofessionelles, interdisziplinäres Team erarbeitet zusammen mit Frau März Lösungsmöglichkeiten.

Evaluation

Es erfolgt eine regelmäßige Kontrolle anhand der ausgewählten Schmerzskala.

1. Risikoerhebung, Screening, Assessment

Eine Pflegekraft erhebt in der Reha-Klinik die Risikobereiche von Frau März. Zentrale Risikobereiche liegen in dem reduzierten Allgemeinbefinden, der eingeschränkten Mobilität, der sozialen Isolation, der Angst vor weiteren Schmerzen, der Gewichtszunahme sowie der Thrombose und Emboliegefahr aufgrund mangelnder Bewegung.

2. Erforderliche Kompetenz

Die Pflegekraft wählt eine geeignete Schmerzskala aus: evtl. VAS (Visuelle Analogskala), NRS (Numerische Rating Skala), VRS (Verbale Rating Skala) oder Schmerzskala nach Wong Baker. Es erfolgt eine differenzierte Schmerzeinschätzung zur Lokalisation, Intensität, Qualität, zeitlichen Dimension, zu verstärkenden und lindernden Faktoren sowie zu den Auswirkungen auf den Alltag (vgl. Schmidt 2009, S. 51-52).

3. Maßnahmenplanung

In einer interdisziplinären Teambesprechung wird ein umfangreicher Behandlungsplan zur muskulären Entspannung erstellt.

11.4 Expertenstandard Sturzprophylaxe in der Pflege

Frau Lind ist 45 Jahre alt und leidet an einer Multiplen Sklerose. Sie ist zunehmend gehbehindert und wird seit kurzem von einem ambulanten Dienst unterstützt. Sie lebt mit ihrem Freund zusammen in einer Wohnung. In der letzten Zeit ist sie mehrfach in der Wohnung hingefallen. Das Haus verlässt sie nur noch in Begleitung mit ihrem Freund. Sie fühlt sich unsicher und ängstlich. Die Abhängigkeit von anderen belastet sie sehr. Sie wünscht sich mehr Selbständigkeit und Sicherheit beim Laufen.

Anleitung und Beratung

Die Pflegekraft vom ambulanten Dienst zeigt Frau Lind den Umgang mit einer Gehhilfe und einem Rollator. Sie üben gemeinsam den Umgang in der Wohnung und vor dem Haus. In einem Gespräch wird deutlich, dass Frau Lind Angst hat, dass sich ihr Freund eine gesunde Frau sucht und sie verlassen könnte. Darüber ist sie sehr unglücklich.

Die Pflegekraft führt deswegen regelmäßige Gespräche mit ihr. Langsam erkennt Frau Lind, dass sie auch mit ihrer Erkrankung eine liebenswerte und attraktive Frau ist. Sie schließt sich einer Selbsthilfegruppe an und lernt mit dem Rollator die Wohnung alleine zu verlassen.

Kooperation

Die Pflegekraft kooperiert eng mit der behandelnden Hausärztin und organisiert die angesprochenen Hilfsmittel. Es werden Kontakte zu einer Krankengymnastin, zu Selbsthilfegruppen und Internetforen hergestellt.

Evaluation

Die Pflegekraft beobachtet und erfragt regelmäßig die Bewegungssituation.

1. Risikoerhebung, Screening, Assessment

Eine Pflegekraft erhebt die Risikobereiche von Frau Lind. Ein Problem dabei ist die Ausstattung der Wohnung. Es liegen Teppiche auf dem Parkettboden, die Beleuchtung ist nicht ausreichend und ihre Schuhe bieten keinen festen Halt. Sie benutzt noch keine Gehhilfe.

2. Erforderliche Kompetenz

Die Pflegekraft schätzt die Risikobereiche im häuslichen Umfeld anhand der Home Fast (Home Falls and Accidents Screening Tools) zusammen. Zusätzlich wird ein ausführlicher Pflegeplan mit Pflegeproblemen, Ressourcen, Pflegezielen und Pflegemaßnahmen erstellt (vgl. Schmidt 2009, S. 67).

3. Maßnahmenplanung

Bestehende Sturzrisiken werden in der Wohnung entfernt. Die Beleuchtung wird verbessert und Frau Lind organisiert feste Schuhe, die ihr Halt geben. In Kooperation mit einer Krankengymnastin möchte sie aktivierende Übungen erlernen, um eine Stabilisierung ihrer Bewegungsfunktion zu erreichen.

11.5 Expertenstandard Förderung der Harnkontinenz in der Pflege

Frau Weber ist 57 Jahre alt. Sie hatte schon nach der Geburt ihrer beiden Kinder Probleme mit der Blase. Sie muss oft zur Toilette und kann den Urin manchmal nicht mehr einhalten. Aus Angst nicht rechtzeitig in der Stadt eine Toilette zu finden, bleibt sie immer öfters zuhause. Mit ihrem Mann geht sie auch nicht mehr ins Theater oder zu Konzerten. Sie isoliert sich zunehmend. Sie hat auch Angst, dass sie nach Urin riechen könnte. Eine Nachbarin empfiehlt ihr, sich für eine Beratung an den Pflegestützpunkt zu wenden.

Anleitung und Beratung

Die Pflegekraft zeigt Frau Weber unterschiedliche Hygieneeinlagen und verdeutlicht deren Einsatz und Verwendung. Sie informiert sie auch über Intimwaschlotionen und den Gebrauch spezieller Cremes für die Intimpflege. Im Beratungsgespräch wird deutlich, dass Frau Weber Angst hat, von anderen Menschen abgelehnt zu werden und ihr der mögliche Geruch sehr peinlich ist. Mithilfe der Pflegekraft lernt sie die optimale Hautpflege und löst sich durch die Gespräche von ihren Ängsten. In einem Kurs zum Beckenbodentraining lernt sie andere Frauen mit den gleichen Problemen kennen. Sie kann sich mit anderen austauschen und gewinnt damit an Selbstbewusstsein.

Kooperation

Da Frau Weber noch sehr aktiv ist, koordiniert sie die Kontakte zwischen den Fachärztinnen sowie die Organisation der Maßnahmen selbst.

Evaluation

Um die Wirksamkeit der Behandlung einzuschätzen, geht sie vierteljährlich zur Beratung in den Pflegestützpunkt.

1. Risikoerhebung, Screening, Assessment

Eine Pflegekraft erhebt die Risikobereiche von Frau Weber. Zentrale Risiken sind die Bindegewebsschwäche nach den Geburten sowie die zunehmende soziale Isolation mit einer starken Reduzierung des Selbstwertgefühls.

2. Erforderliche Kompetenz

Die Pflegekraft erhebt ein umfassendes Kontinenzscreening. Sie stellt Fragen zur Kontinenz, zu Anzeichen von Inkontinenz und zu Symptomen der Inkontinenz. Mithilfe eines Risikoformulars können Anzeichen und Risikofaktoren genauer eingeschätzt werden. Ein Pflegeplan mit Pflegeproblemen, Ressourcen, Pflegezielen und Pflegemaßnahmen wird erstellt (vgl. Schmidt 2009, S. 83-86).

3. Maßnahmenplanung

In Kooperation mit einer Urologin und Gynäkologin wird ein Kurs zum Beckenbodentraining vorgeschlagen. Ein regelmäßiges Muskelaufbautraining in einem Sportstudio sowie eine ausführliche Beratung zu Hygieneeinlagen, der Hautpflege, der Ernährung sowie dem Trinkverhalten werden geplant.

11.6 Expertenstandard Pflege von Menschen mit chronischen Wunden

Herr Grün ist 68 Jahre alt. Er kommt zur Behandlung eines Diabetes Mellitus ins Krankenhaus. Seit ein paar Wochen hat er immer wieder Probleme mit der Haut an seinem rechten Fuß. Aufgrund der Kappillarschäden infolge des Diabetes ist die Haut am Fuß aufgegangen. Eine ambulante Behandlung vom Hausarzt konnte diese Situation nicht verbessern. Ansonsten ist Herr Grün mobil. Er hat sich allerdings nicht konsequent an die Diätvorgaben gehalten und die Folgeerscheinungen des Diabetes unterschätzt.

Anleitung und Beratung
Eine Pflegekraft leitet Herrn Grün an selbständig den Blutzuckerwert zu messen und die Wunde zu versorgen. Sie informiert ihn auch über eine vorbeugende Hautpflege. Herr Grün hat nur wenig Lebensmut. Er findet die ganze Behandlung zwecklos und glaubt daran, dass er bald sterben wird. Durch die Gespräche mit der Pflegekraft wird ihm deutlich, dass man den Diabetes gut behandeln kann. Langsam erkennt er die Bedeutung seiner eigenen Einstellung. Er erkennt bei sich und den anderen Patienten Behandlungserfolge, die ihn motivieren.

Wichtige Aspekte der Behandlung sind die Stabilisierung des Blutzuckerwertes, eine Verbesserung des Hautzustandes sowie eine Rezidiv- und Infektionsprophylaxe. Weitere Maßnahmen sind eine ausführliche Aufklärung über das Krankheitsbild insgesamt mit deren Folgeschäden und eine Ernährungsberatung.

Kooperation
Die Pflegekraft koordiniert die Behandlung und Beratung mit dem Arzt und der Ernährungsberaterin.

Evaluation
Regelmäßige Einschätzung der Wunde.

1. Risikoerhebung, Screening, Assessment
Eine Pflegekraft erhebt die Risikofaktoren bei Herrn Grün. Zentrale Risikobereiche sind die Einstellung des Blutzuckerwerts, die Ernährung sowie die Wundversorgung und Hautpflege allgemein.

2. Erforderliche Kompetenz
Die Pflegekraft erhebt anhand der Kriterien zur Einschätzung der wund- und therapiebedingten Einschränkungen sowie der Selbstmanagementkompetenzen von Patienten/Bewohnern und Angehörigen die Situation. Zusätzlich wird evtl. die Beeinträchtigung anhand des WWS (Würzburger Wundscore) vorgenommen. Die gesundheitsbezogenen Selbstpflegekompetenzen und -defizite werden anhand des WAS-VOB (Wittener Aktivitätenkatalog der Selbstpflege) bewertet. Um ein umfassendes wundspezifisches Assessment durchzuführen, wird die Kriterienliste für ein wundspezifisches Assessment eingesetzt (vgl. Schmidt 2009, S. 103-104).

3. Maßnahmenplanung
Bereiche sind dabei die Behandlung der Grunderkrankung und die Wundversorgung.

11.7 Expertenstandard zur Sicherstellung und Förderung der oralen Ernährung in der Pflege

Frau Zins ist 70 Jahre alt. Sie wohnt alleine in einer kleinen Wohnung. Der Hausarzt stellte bei einem Hausbesuch fest, dass sie sehr ausgetrocknet und auch unterernährt ist. Sie hat sehr abgenommen und zeigte einen schlechten Allgemeinzustand. Zur Abklärung der Situation und zur Stabilisierung hat er sie ins Krankenhaus überwiesen. Frau Zins hat einfach keinen Hunger mehr. Sie trinkt nur, wenn eine Pflegekraft sie dazu auffordert. Sie wirkt müde und erschöpft. Es scheint als hätte sie keinen Lebensmut mehr.

Anleitung und Beratung

In den Gesprächen mit der Pflegekraft und dem Psychologen wird deutlich, dass Frau Zins sehr verzweifelt und einsam ist. Sie erzählt, dass ihre noch lebenden Verwandten sie nicht mehr besuchen. Langjährige Freunde sind verstorben und sie ist immer öfters über Wochen ganz alleine in der Wohnung. Sie ist sehr traurig und sieht keinen Weg mehr, andere Menschen kennen zu lernen. Sie hat auch aufgehört, regelmäßig für sich zu kochen, weil sie keine Kraft mehr dazu hat. Die Pflegekraft zeigt Frau Zins Möglichkeiten auf, neue soziale Kontakte zu knüpfen. In einem Seniorentreff könnte sie sogar Mittagessen gehen und andere Menschen kennenlernen. Durch die Gespräche gewinnt Frau Zins zunehmend wieder Lebensmut und -sinn.

Kooperation

Die Pflegekraft koordiniert Beratungsgespräche und entwickelt mit Frau Zins neue Perspektiven.

Evaluation

Die Ernährungssituation wird regelmäßig durch die Assessmentinstrumente eingeschätzt und bewertet.

1. Risikoerhebung, Screening, Assessment

Eine Pflegekraft erhebt die Risikobereiche von Frau Zins. Ein zentraler Risikobereich ist der Gewichtsverlust infolge einer Mangelernährung sowie eine eindeutige Dehydration.

2. Erforderliche Kompetenz

Die Situation wird anhand einer Liste zu den Risikofaktoren für Mangelernährung eingeschätzt. Das Screening erfolgt im Krankenhaus evtl. mit dem MNA (Mini Nutritional Assessment), dem MNA-SF (Mini Nutritional Assessment Short Form), dem NRS (Nutritional Risk Screening), MUST (Malnutrition Universal Screening Tool) oder dem SGA (Subjective Global Assessment) bzw. dem NuRAS (Nutritional Risk Assessment Scale). Zusätzlich wird ein ausführlicher Pflegeplan mit Pflegeproblemen, Ressourcen, Pflegezielen und Pflegemaßnahmen erstellt (vgl. Schmidt 2009, S. 119)

3. Maßnahmenplanung

Der Pflegekraft fällt beim Screening auf, dass Frau Zins eine depressive Symptomatik zeigt. Nach verschiedenen Untersuchungen bestätigt sich der Verdacht einer psychischen Ursache für die Mangelernährung. Das Team entschließt sich, Frau Zins regelmäßige Gespräche mit einer Bezugspflegekraft sowie einer Gerontologin anzubieten.

12 Fallbeispiele zu Schwierigkeiten in der Beratung

12.1 Übertragung

„Freud entdeckte die Übertragung als klinisches Phänomen bei seiner Suche nach einer damals revolutionären Behandlungsmöglichkeit psychisch Kranker mit psychotherapeutischen Mitteln. Die Übertragung wurde zu einem der Grundpfeiler der Psychoanalyse als Wissenschaft und Krankenbehandlung. [...] Unter Übertragung verstehen wir seit Freud (1985d, 1900a) im weitesten Sinne alle Phänomene der subjektiven Bedeutungszuschreibung innerhalb einer Begegnung mindestens zweier Personen [...]. Die herausgehobene Bedeutung der Übertragung für die Psychoanalyse liegt weniger in der Tatsache, dass jeder Mensch durch Übertragung Kontakt mit anderen aufnimmt, sondern in der systematischen ‚Analyse der Übertragung' in der Beziehung zum Analytiker. Freud hatte zwei entscheidende Kriterien für die Definition der Übertragung genannt, um sie von der Nicht-Übertragung unterscheiden zu können: 1. die Wiederholung der Vergangenheit in der Gegenwart und 2. die Verzerrung der Realität" (Herold/Weiß 2000, S. 758-759).

Übertragung in der Pflege

In Pflegebeziehungen entsteht zwischen Pflegekräften und Patienten sowie deren Angehörigen eine besondere Nähe, in der es zu Projektionen und Übertragungen kommen kann. Von den professionellen Helferinnen ist deshalb ein hohes Maß an Sensibilität für diese Phänomene erforderlich, damit eine konstruktive und konfliktfreie Kommunikation zwischen den Beteiligten entstehen kann.

12.1.1 Fallbeispiel zur Übertragung

Herr Block ist 87 Jahre alt und leidet unter Magenbeschwerden. Das erste was er sagte, als sich ein Pflegeschüler bei ihm vorstellte, war: „Du bist bestimmt ein Russe, von dir lasse ich mich nicht waschen." Der Schüler wird an diesem Tag von seinem Mentor besucht und kommt mit ihm ins Gespräch.

Mentor (M): „Wie geht es Ihnen denn hier auf der Station? Kommen Sie zurecht?"

Schüler (S): „Naja. Insgesamt ist es ganz O.K. Die Pflegekräfte haben mich gut eingearbeitet. Aber dieser alte Mann von vorhin hat mich echt aufgeregt."

M: „Was ist denn passiert?"

S: „Ich habe mich vorhin bei ihm vorgestellt und dann sagt der einfach nur: ‚Sie sind bestimmt ein Russe. Von Ihnen lasse ich mich nicht waschen."

M: „Das ist echt heftig."

S: „Es war so erniedrigend. Ich lebe jetzt schon so lange in Deutschland und gebe mein Bestes und dann so eine Reaktion. Ich bin total geschockt."

M: „Hat er bei anderen Mitarbeitern auch schon so reagiert?"

S: „Die anderen Mitarbeiter haben gesagt, dass er ansonsten total unauffällig war. Heute ist mein erster Tag nach dem freien Wochenende. Ich habe ihn heute das erste Mal gesehen. Und ich bin hier der Einzige mit einer russischen Herkunft. Alle anderen sind Deutsche."

M: „Wissen Sie, ob Herr Block im Krieg in Russland war? War er dort vielleicht sogar in Kriegsgefangenschaft?"

S: „Da müssten wir gerade mal in die Akte nachschauen. Die anderen Pflegekräfte haben mir nichts davon erzählt. Ich sollte ihn doch einfach nur waschen. Und dann so ein Drama."

Es steht tatsächlich im Aufnahmebogen, dass er in russischer Kriegsgefangenschaft war.

M: „Wie haben Sie die Situation geregelt?"

S: „Ich bin zur Stationsleitung gegangen und dann hat ihn ein Kollege gewaschen. Wir wollen erst bei der Visite klären, wie wir mit dem Problem umgehen."

M: „Das finde ich sehr sinnvoll. Der Aufenthalt auf der Station ist bei seinem Krankheitsbild bestimmt nur sehr kurz. Da ist es nicht sinnvoll, an diesen ganzen alten Geschichten bei ihm zu rühren. Er hat eine klare Grenze gesetzt und das sollten wir respektieren. Es ist aber auch wichtig, dass Sie seine Reaktion verstehen und dass Sie das nicht persönlich nehmen."

S: „Es fällt mir sehr schwer, das nicht persönlich zu nehmen. Ich fühle mich echt gekränkt. Ich habe ihm doch gar nichts getan."

M: „Die Reaktion von Herrn Block hat mit Ihnen und Ihrer Person überhaupt nichts zu tun. Sie sind nur der Auslöser für seine inneren Konflikte und Erinnerungen an die Zeit der Kriegsgefangenschaft. Vielleicht hat ihn Ihr Name oder Ihr Akzent an bestimmte Situationen erinnert, die er nicht verarbeitet hat. Es ist eine Form der Übertragung von ungelösten inneren Konflikten auf Ihre Person."

12.2 Gegenübertragung

Der Begriff der Gegenübertragung hat seinen Ursprung genauso wie der Begriff der Übertragung im psychoanalytischen Kontext. „Das Konzept der ‚Gegenübertragung‘ betont den unbewußten Anteil der Interaktionen zwischen dem Analytiker und seinem Analysanden. Als Gegenstück zu den Übertragungen des Analysanden beschreibt es die korrespondierenden Prozesse im Analytiker, mit denen dieser unmittelbar auf die Übertragungen reagiert. Im engeren Sinne wird also die ‚Gesamtheit der unbewußten Reaktionen des Analytikers auf die Person des Analysanden und ganz besonders auf dessen Übertragungen‘ (Laplanche und Pontalis 1967) in der Psychoanalyse als Gegenübertragung bezeichnet" (Ermann 2000, S. 226-227). Für die Pflege hat das Konzept der Gegenübertragung eine hohe Bedeutung. Wenn Pflegekräfte bestimmte Übertragungsphänomene von Patienten und Angehörigen nicht ansatzweise als solche identifizieren, sondern eventuell auf sich beziehen und anfangen sich zu rechtfertigen etc., kann es zwischen den Beteiligten zu erheblichen Konflikten kommen. Sicherlich sind Pflegekräfte nicht wie langjährig ausgebildete Psychoanalytiker für die Auflösung und Bearbeitung von Übertragungs- und Gegenübertragungsprozessen geschult. Aber dieses Konzept kann für die Entschlüsselung schwieriger Praxissituationen sehr

hilfreich sein. Wenn eine Pflegekraft zum Beispiel schon beim Erscheinen eines Angehörigen mit Aggressionen reagiert, könnte dieses Konzept im Rahmen einer Supervision hilfreich sein, die Hintergründe für diese Reaktion zu verstehen und darauf aufbauend auch Konfliktvermeidungsstrategien zu entwickeln.

12.2.1 Fallbeispiel zur Gegenübertragung

Eine Pflegeschülerin trifft sich zur Pause mit einer examinierten Pflegekraft ihrer Station im Garten. Sie kommen ins Gespräch. Die Schülerin erzählt von einer Patientin, die sich total hängen lässt. Es macht sie total aggressiv, dieser Patientin zu begegnen. Sie ist kaum im Stand etwas für sie zu tun.

Schülerin (S): „Diese Frau Rose von Zimmer 10 macht mich noch wahnsinnig. Sie liegt da völlig teilnahmslos in ihrem Bett und lässt sich bedienen wie im Hotel. Dabei hat sie nur ein Fibroadenom und ein paar Zysten in der Brust."

Pflegekraft (P): „Mir ist das auch schon aufgefallen, dass sie sich sehr hängen lässt."

S: „Die anderen Frauen kriegen die Brust amputiert und sind so tapfer. Und die veranstaltet ein Drama wegen diesem kleinen Eingriff."

P: „Die Frauen gehen mit den Diagnosen und Operationen sehr unterschiedlich um. Aber letztlich haben sie alle Angst vor Krebs. Manche zeigen es und sprechen auch darüber und andere tun so, als ob es sie nicht berührt. Und andere lassen sich eben nur noch bedienen."

S: „In meiner Familie sind schon ein paar Frauen an Brustkrebs erkrankt. Meine Oma ist daran gestorben und meine Mutter und Tante sind beide deshalb operiert worden. Sie haben sich regelmäßig untersuchen lassen. Es ist sehr frühzeitig erkannt worden."

P: „Dann ist es bestimmt nicht einfach für dich, hier auf der Station immer wieder mit der Erkrankung konfrontiert zu werden."

S: „Ich muss dauernd daran denken, wie ich meine Mutter nach der Operation besucht habe. Sie war so froh, dass eine Operation ausreichte, um den Krebs zu entfernen. Sie brauchte keine weitere Behandlung mehr."

P: „So eine Diagnose macht eine Menge Angst. Auch bei den nahen Angehörigen."

S: „Es war wirklich furchtbar. Ich hatte so eine Angst um sie. Aber sie hat das alles wirklich toll hingekriegt. Sie ist eine ganz starke Frau."

P: „Vielleicht wäre es sinnvoll, wenn du das deiner Mutter mal erzählen würdest. Das du so eine Angst um sie hattest und sie für ihre Stärke so liebst. Vielleicht schaffst du es dann besser, mit den Schwächen unserer Frau Rose zurecht zu kommen."

S: „Es fällt mir schwer, Frauen in schwachen Situationen mit Geduld und Einfühlungsvermögen zu begegnen. Ich komme aus einer Familie, in der die Frauen immer alles getragen haben. Es sind sehr starke Frauen, die ihre schwachen Seiten nicht gezeigt haben."

P: „Ich finde es aber wichtig, dass beide Seiten ihren Platz haben. Menschen können nicht nur stark sein. Jeder Mensch und auch jede Frau hat ihre schwachen und starken Seiten. Und es ist wichtig eine gute Balance hinzukriegen. Die einen zeigen eben eher die starke Seite und die anderen betonen die schwache Seite, so wie unsere Frau Rose."

12.3 Fallbeispiel zu Widerständen

Frau Mohn ist 60 Jahre alt und wegen der Einstellung eines Diabetes Mellitus auf einer internistischen Station. Die Einstellung mit Insulin ist sehr schwierig, weil ihr Sohn ihr ständig Süßigkeiten mitbringt, die sie dann auch genüsslich isst, obwohl sie über die Diät bei Diabetes ausführlich informiert wurde.

Eine Pflegekraft kommt ins Zimmer als Frau Mohn auf dem Bett liegt und genüsslich eine Schachtel Pralinen zu sich nimmt.

Pflegekraft (P): „Ist das Ihr Abendessen für heute?"

Frau Mohn (M): „Ach, Schwester! Ich esse doch so gerne Süßes. Und ich kann doch meinem Sohn die Sachen nicht einfach wieder mit nach Hause geben."

P: „Die Diätassistentin hatte Ihnen doch gesagt, dass es wichtig ist, sich an die Diätvorgaben zu halten. Ohne Ihre Mithilfe schaffen wir es nicht, den Blutzucker in den Griff zu kriegen."

M: „Ja, das habe ich schon verstanden. Eigentlich sollte ich keine Süßigkeiten essen. Nur Diät Schokolade und so was."

P: „Genau. Sie können etwas Süßes essen. Aber eben nur diese speziellen Diätsachen."

M: „Aber der Schwiegervater von meinem Sohn hat auch Zucker und der darf Torte und all das essen."

P: „Das kann gut sein. Dann sind seine Blutzuckerwerte vielleicht nicht so hoch. Aber bei Ihnen müssen wir wirklich eine Diät beachten."

M: „Ist das nicht bei allen Zuckerkranken gleich?"

P: „Nein. Es gibt Patienten, die bekommen starke Blutzuckerschwankungen, wenn sie zwei Kekse essen. Andere vertragen sogar mal ein Stück Torte."

M: „Aber was mach' ich dann mit den ganzen Sachen, die mir mein Sohn immer mitbringt?"

P: „Es wäre das Beste, wenn er Ihnen nichts Süßes mehr mitbringt."

M: „Ich habe ihm das ja auch schon gesagt, aber auf mich hört der eh nicht. Er meint, ich würde das total übertreiben mit meiner Erkrankung."

P: „Wenn Ihr Sohn ihnen nicht glaubt, dann könnte ich oder der Stationsarzt noch mal mit ihm sprechen. Die Einhaltung der Diät ist wirklich sehr wichtig für Ihre Gesundheit."

M: „Ich möchte Ihnen wirklich nicht so viel Arbeit machen. Aber wenn das so wichtig ist, dann könnte ihm der Arzt das ja noch mal sagen. Auf den hört mein Sohn ganz bestimmt."

P: „Ich organisiere gerne ein gemeinsames Gespräch zwischen Ihrem Sohn und dem Stationsarzt."

M: „Aber was mache ich denn dann mit dem ganzen Rest? Ich habe hier noch zwei Schokoladen und eine Schachtel Pralinen."

P: „Wenn Sie möchten, dann nehme ich alles mit in das Stationszimmer und gebe es Ihrem Sohn, wenn er morgen wiederkommt."

M: „Vielleicht ist das am Besten. Obwohl er bestimmt ganz schön sauer sein wird."

12.4 Hoffnungslosigkeit

Frau Careras ist 45 Jahre alt. Sie ist seit ein paar Tagen im Krankenhaus. Der Arzt hat ihr gerade mitgeteilt, dass sie an Blutkrebs erkrankt ist. Ihr Mann hat sie vor kurzem verlassen und die Kinder haben in anderen Städten mit einem Studium begonnen. Sie ist absolut niedergeschlagen und weint.

Die Bezugspflegekraft von Frau Careras geht in ihr Zimmer und setzt sich auf einen Stuhl neben ihr Bett. Sie signalisiert ihr, dass sie genügend Zeit für ein Gespräch hat und fragt sie, ob sie über ihre Situation sprechen möchte. Die Pflegekraft entscheidet sich für die Methode der Klientenzentrierten Gesprächsführung.

Pflegekraft (P): „Sie sind sehr traurig?"

Frau Careras (C): „Der Arzt hat mir eben gesagt, dass ich Blutkrebs habe. In den nächsten Tagen soll mit einer Chemotherapie begonnen werden. Ich kann das alles nicht fassen. Erst verlässt mich mein Mann, dann gehen die Kinder aus dem Haus und jetzt habe ich diese schwere Krankheit. Das kann doch alles nicht wahr sein. Ich weiß nicht, wie ich das durchstehen soll."

P: „Sie mussten sich in den letzten Monaten von vielen Menschen verabschieden?"

C: „Alle kümmern sich nur noch um sich selbst. Wie es mir geht und was aus mir werden soll, interessiert überhaupt niemanden. Ich bin jetzt ganz alleine. Und jetzt habe ich auch noch Krebs. Wenn meine Freundinnen davon hören, dann werden die mich auch im Stich lassen."

P: „Fühlen Sie sich von allen im Stich gelassen?"

C: „Naja, nicht von allen. Es gibt einen guten Freund, der immer für mich da ist, und meine Cousine hat auch immer regelmäßig bei mir angerufen und gefragt, wie es mir geht. Ich glaube schon, dass die beiden mich auch jetzt nicht im Stich lassen werden."

P: „Sie können sich auf diese beiden Menschen verlassen?"

C: „Absolut. Ich würde sie gerne anrufen und fragen, ob sie zu Besuch ins Krankenhaus kommen können."

P: „Das ist eine gute Idee. Rufen Sie die beiden an. Wenn Sie möchten, komme ich in den nächsten Tagen regelmäßig vorbei und frage, wie es Ihnen geht."

C: „Ich habe so eine Angst vor der Chemotherapie. Meinen Sie, dass ich das alles überleben werde? Die meisten Leute sterben doch, wenn sie Krebs haben."

P: „Es gibt sehr viele Patientinnen, die gut auf die Chemotherapie ansprechen und die den Krebs bewältigen. Ein wichtiger Teil dabei ist ihre eigene Einstellung gegenüber der Krankheit und der Behandlung. Es gibt bei uns im Haus eine Psychologin, die vorwiegend mit Krebspatientinnen Gespräche führt und sie bei der Behandlung psychologisch begleitet. Wenn Sie möchten, dann schalten wir sie ein. Es wäre auch sinnvoll, wenn der Stationsarzt Ihnen noch einmal genau erklärt, was bei einer Chemotherapie gemacht wird. Ich kann Ihnen dann Tipps geben, auf was Sie bei der Körperpflege und im Umgang mit anderen Menschen beachten sollten."

12.5 Armut

Frau Betun ist 65 Jahre alt. Sie lebt alleine und kann sich wegen einer rheumatischen Erkrankung immer weniger selbst versorgen. Der Hausarzt hat ihr vorgeschlagen, in ein Altenheim zu gehen. Sie bezieht nur eine ganz kleine Rente. Sie wendet sich zur Beratung an den Pflegestützpunkt.

Frau Betun ruft bei dem Pflegestützpunkt an und bittet um eine Beratung. Sie spricht schon am Telefon ihre finanzielle Situation an und fragt danach, wie sie eine günstige Unterstützung organisieren kann. Die Mitarbeiterin notiert ihre Anliegen sowie die Situation kurz und vereinbart einen Termin mit Frau Betun.

Das erste Gespräch führt eine Pflegekraft mit Frau Betun. Sie hat genügend Zeit ihre Situation zu schildern und ihre Anliegen zu formulieren. Sie hat Angst, sich nicht mehr selbst versorgen zu können und in ein Altenpflegeheim umziehen zu müssen. Sie schildert auch deutlich die finanziellen Einschränkungen aufgrund der kleinen Rente. Die Pflegekraft hört ihr interessiert zu und schlägt Frau

Betun mehrere Folgegespräche vor. In einem nächsten Schritt wäre es sinnvoll, eine Problemanalyse und Maßnahmenplanung anhand eines umfassenden Pflegeplans zu erstellen. Danach wäre es gut, wenn eine Sozialarbeiterin die gesamte finanzielle und sozialbürokratische Situation erheben würde.

Nach den beiden Screeninggesprächen treffen sich beide Mitarbeiterinnen mit Frau Betun, um die möglichen Interventionen zu besprechen. Sie schlagen ihr die Einschaltung eines ambulanten Pflegedienstes vor, dessen Kosten durch die Pflegeversicherung abgedeckt werden soll. Zudem sehen sie die Beantragung einer Gehhilfe und eines Rollators für wichtig an. Auch diese Kosten werden sehr wahrscheinlich von der Pflegekasse übernommen.

Bei den sozialbürokratischen Aspekten ist den Mitarbeiterinnen aufgefallen, dass Frau Betun die Möglichkeit hätte, Wohngeld zu beziehen, eine Gebührenbefreiung bei der GEZ zu beantragen und dass sie ein Anrecht auf ergänzende Sozialhilfe hätte.

Frau Betun hat es immer abgelehnt vom Staat Hilfen in Anspruch zu nehmen und sie schämt sich auch dafür, nun in eine Bittstellerrolle zu geraten. Nach mehreren Gesprächen mit den Mitarbeiterinnen entschließt sie sich aber für die Einwilligung zur Antragsstellung. Die Fachfrauen zeigen auch die Möglichkeiten auf, ehrenamtliche Mitarbeiterinnen des Freiwilligenzentrums und der Kirchengemeinde in die Versorgung einzubeziehen.

12.6 Einsamkeit

Herr Blatt ist 35 Jahre alt. Aufgrund einer massiven Angststörung ist er schon seit einigen Jahren in Frührente. Er wird erneut auf einer psychiatrischen Station in einem Akutkrankenhaus behandelt. Anderen Menschen gegenüber ist er sehr misstrauisch. Er wohnt alleine und fühlt sich sehr einsam.

Die Behandlung der Angststörung wird medikamentös, psychotherapeutisch, mit sozialem Training, Gruppentherapie sowie mit Bewegungs- und Ergotherapie vorgenommen.
Eine Bezugspflegekraft führt regelmäßige Gespräche mit Herrn Blatt und ist auch bei Schwierigkei-

ten mit den anderen Patienten vor Ort, um seine Gefühle abzufangen. Es entstehen immer wieder Situationen, in denen sich Herr Blatt von den anderen Patienten verletzt und ausgenutzt fühlt. Er neigt immer wieder dazu, witzige Bemerkungen von anderen auf sich zu beziehen. Er reagiert darauf mit Angstzuständen und auch mit Zwangsgedanken. Selbständig kann er die Situationen nicht klären, sondern ist massiv verunsichert.

Die Pflegekraft geht zur Krisenintervention mit ihm in den nahegelegenen Park spazieren. Herr Blatt hat während der Behandlung gemerkt, dass ihm körperliche Bewegung gut tut und er sich dabei entspannen kann. Er erzählt dann eine Situation, die in der Küche stattgefunden hat.

Herr Blatt (B): „Die Caroline hat mich vorhin total angemacht, nur weil ich die Spülmaschine noch nicht angestellt habe. Dabei war noch total viel Platz drin. Ich bin doch nicht der Depp vom Dienst. Und dann hat sie sich über mich lustig gemacht und laut gelacht."

Pflegekraft (P): „Fühlen Sie sich von Caroline ausgenutzt und ins Lächerliche gezogen?"

B: „Die glaubt doch, dass sie mit mir veranstalten kann, was sie will. Die meint doch wirklich, dass ich eine Memme bin."

P: „Können Sie sich denn an Zeiten erinnern, wo Sie in solchen Situationen anders reagiert haben? Situationen, in denen sie sich gewehrt haben?"

B: „Als Teenager und dann in jungen Jahren war ich total selbstbewusst und sehr direkt. Gerade Frauen gegenüber. Diese Unsicherheit hat erst seit dem Tod meines Vaters angefangen. Seitdem ist es ganz schlimm geworden. Ich bin einfach ein anderer Mensch geworden. Früher habe ich einfach nicht so viel nachgedacht und hab' auch mal einen Witz gerissen."

P: „Der Tod Ihres Vaters war bestimmt sehr schlimm für Sie?"

B: „Mein Vater hat mir soviel Sicherheit und Schutz gegeben. Und jetzt macht mir meine Mutter nur Vorwürfe. Sie sagt, ich wäre an seinem Tod schuld und wäre jetzt das Familienoberhaupt."

P: „Die Vorwürfe und Erwartungen ihrer Mutter belasten Sie bestimmt sehr stark?"

B: Fängt an zu weinen.

12.7 Alkoholismus

Herr Braun ist 48 Jahre alt. Er wird wegen einem gebrochenen Bein auf der chirurgischen Station eines Akutkrankenhauses behandelt. Bei der Aufnahme war er stark alkoholisiert. Der Besuch von Herrn Braun hat ihm Alkohol mit ins Krankenhaus gebracht, den er auf den Nachttisch gestellt hat.

In der chirurgischen Abteilung gibt es eine Vereinbarung der unterschiedlichen Professionen, dass Patientinnen mit Alkoholproblemen nicht zu einem Alkoholentzug gezwungen werden sollen. Bei Bedarf werden die Patienten dosiert mit Alkohol vom Pflegepersonal versorgt. Harte Alkoholika und Alkoholexzesse sollen allerdings unterbunden werden. Die Patienten sollen außerdem auf die Konsequenzen ihres Suchtverhaltens hingewiesen werden und über Behandlungsmöglichkeiten sowie Hilfsmöglichkeiten informiert werden. Jeder Mitarbeiter wurde in der Behandlung und Beratung von alkoholabhängigen Patienten geschult. Es ist bekannt, dass ein nicht professionell durchgeführter Alkoholentzug massive Gefährdungen für den Patienten und sein Umfeld bedeuten kann. Der professionelle Alkoholentzug wird in der Klinik auf einer dafür eingerichteten Suchtstation durchgeführt.

Pflegekraft (P): „Sie sind heute Nachmittag von Ihren Freunden mit Alkohol versorgt worden?"

Herr Braun (B): „Ja. Sie haben mir Nachschub mitgebracht."

P: „Wie viel trinken Sie denn so am Tag?"

B: „So um die zehn Flaschen Bier und ein paar Kurze. Am Samstag haben wir ausnahmsweise Wodka getrunken. Da war ich so betrunken, dass ich gestürzt bin. Dabei ist das dann mit dem Beinbruch passiert. Gott sei Dank haben mich meine Kumpels dann ins Krankenhaus gebracht."

P: „Ihre Kumpels kümmern sich ganz gut um Sie?"

B: „Ja, die sind toll. Ich hab' sonst niemanden mehr. Seit mich meine Freundin verlassen hat, verbringe ich die meiste Zeit mit meinen Kumpels."

P: „Sie trinken dann zusammen?"

B: „Ja, wir treffen uns und saufen, was das Zeug hält. Es ist eh alles egal. Ich war vier Jahre lang trocken, habe die ganze Zeit nichts mehr angerührt. Aber als mich meine Freundin verlassen hat, habe ich wieder angefangen zu saufen."

P: „Hat es Ihnen so weh getan verlassen zu werden?"

B: „Es war furchtbar. Sie hat mich wegen so einem Bankfutzie sitzen lassen. Ich habe diese Einsamkeit einfach nicht mehr ausgehalten."

P: „Wenn es für Sie in Ordnung ist, komme ich jetzt jeden Tag mal bei Ihnen vorbei. Vielleicht können wir ja gemeinsam einen Weg finden, damit es Ihnen auf Dauer besser geht. Der Arzt hat Ihnen ja schon erzählt, dass Sie auf der Station ein paar Bier trinken können, harte Sachen sind allerdings nicht erlaubt. Es gibt auch Probleme, wenn Sie hier auf der Station mit Ihren Kumpels trinken."

12.8 Verwahrlosung

Frau Heide wird in der Hautklinik eingeliefert. Sie hat am ganzen Körper kleine Stiche und ist in einem extrem ungepflegten Zustand. Der Notarzt schildert die stark verwahrloste Wohnung. Die Nachbarn hatten wegen einer starken Geruchsbelästigung und Ungeziefer auf dem Flur die Polizei angerufen.

Nachdem die Nachbarn die Polizei verständigt hatten und sich die Beamten einen Eindruck vom Zustand der Wohnung und von Frau Heide gemacht hatten, verständigten sie den Notarzt. Die Wohnung war in einem furchtbaren Zustand. Es war alles voller Kleidung gestellt, zwei Katzen liefen in dem ganzen Durcheinander herum und Frau Heide machte einen desorientierten, überaus verwahrlosten Eindruck. Ihr Bett war mit Kleidung überhäuft und sie hatte nur noch eine kleine Stelle auf einem Sofa, wo sie schlafen konnte. Die ganze Wohnung war mit Müll übersät und es roch sehr stark nach Katzenexkrementen. Die Mitarbeiter fanden auf dem Sofa und im Flur Ameisen, Flöhe und Wanzen.

Der Notarzt hatte massive Stiche durch Ungeziefer am ganzen Körper festgestellt. Frau Heide zeige massive Widerstände, die Wohnung zu verlassen. Der Notarzt hat sie dann mit dem Hinweis, dass er sie in einen kurzen Urlaub mitnehmen wolle, zum Verlassen der Wohnung gebracht. Sie konnte noch selbständig zum Krankenwagen laufen. Auch bei der Erstversorgung im Krankenhaus zeigte sie massive Widerstände und wollte sich zuerst nicht duschen lassen. Eine Pflegekraft konnte sie dann aber doch mithilfe der Validation zum Duschen überzeugen. Es zeigte sich in den nächsten Tagen, dass Frau Heide an einer demenziellen Symptomatik erkrankt ist. Auch nach einer optimalen Versorgung mit ausreichender Flüssigkeit und Ernährung konnte sie sich nicht mehr an ihr Geburtsdatum und ihre Adresse erinnern.

Nach einer umfassenden Demenzdiagnostik haben sich alle Teammitglieder dafür ausgesprochen, einen gesetzlichen Betreuer für Frau Heide zu beantragen. In ihrem Zustand wäre sie selbst mithilfe eines ambulanten Dienstes nicht mehr im Stande, alleine in einer Wohnung zu leben. Das Team befürwortet die Unterbringung auf einer beschützenden Station für demenzkranke Menschen in einem fortgeschrittenen Stadium.

Die Mitarbeiter in der Hautklinik haben mithilfe der Validation einen guten Umgang mit Frau Heide entwickeln können. Nachdem die Hautproblematik abgeklungen war, wurde sie auf eine beschützende Station in ein Altenpflegeheim verlegt. Ein gesetzlicher Betreuer hat sich mithilfe des Gesundheitsamts um die Wohnung gekümmert und sämtliche sozialbürokratische Angelegenheiten organisiert.

12.9 Problemüberhäufung

Frau Gabel ist 49 Jahre alt. Sie leidet seit einigen Jahren an manisch-depressiven Psychosen. Seit dem Tod ihres Mannes und der Unterbringung ihrer jüngsten Tochter in einer Pflegefamilie, sind die Abstände zwischen den Schüben immer kürzer. Sie lebt von Frührente in einer Sozialwohnung.

Die Problembereiche von Frau Gabel können wie folgt systematisiert werden:
- Wiederkehrende Psychosen
- Mangelnde Krankheitseinsicht in den manischen Phasen
- Schuldgefühle wegen dem Tod ihres Mannes
- Einsamkeit
- Schuldgefühle wegen der Unterbringung der Tochter in einer Pflegefamilie
- Auseinandersetzungen mit der älteren Tochter
- Abwertung durch Nachbarn und Familienangehörige wegen der Erkrankung
- Finanzielle Schwierigkeiten
- Eingeschränkte Arbeitsfähigkeit
- Verwahrloste Wohnung
- Destabilisierender Freundeskreis
- Ablehnung der stationären Behandlung
- Ablehnung von Psychopharmaka
- Widerstände gegen Psychotherapie
- Nicht bearbeitete Traumatisierungen
- Tendenz zum Drogenmissbrauch

Frau Gabel wird am Ende der manischen Phasen immer durch die Polizei in die Psychiatrie zwangseingewiesen. Sie leistet massiven Widerstand gegen die Beamten und wird dabei teilweise auch körperlich verletzt. Sie befindet sich in einem Kreislauf von erlebten Grenzüberschreitungen, massiven Schamgefühlen und mangelndem Vertrauen gegenüber einer professionellen Behandlung ihrer Erkrankung. Sie hat schon mehrere Anläufe für eine ambulante Psychotherapie unternommen, aber die Psychologen lehnen eine Behandlung aufgrund der Problemüberhäufung und ihrer Widerstände ab.

Den Teammitarbeiterinnen der psychiatrischen Station ist der Kreislauf, in dem sich Frau Gabel befindet, bewusst. Im Umgang mit ihr achten sie darauf, ihre Grenzen zu respektieren, ein Vertrauensverhältnis aufzubauen und ihr das Gefühl zu vermitteln, die Kontrolle über Situationen zu behalten. Die Bezugspflegekraft und der Stationsarzt führen regelmäßige Gespräche mit ihr durch. Sie konfrontieren Frau Gabel dosiert mit ihrem Krankheitsbild und fragen nach ihren Wünschen und Zielen. In den Gesprächen wird deutlich, dass sie sich in einer emotionalen Überlastungssituation befindet, aus der sie alleine keinen Weg mehr herausfindet. Nach einigen Gesprächen ist sie bereit ein Psychopharmakon auszuprobieren. Die Teammitarbeiterinnen spiegeln ihr die zentralen Themen der Probleme: Vertrauen, Grenzüberschreitungen, emotionale Überlastungen, Kontrollverlust, Schamgefühle, Einsamkeit und Hilflosigkeit. Sie informieren sie über Psychotherapeutinnen, die auf die Behandlung von Traumapatientinnen spezialisiert sind.

12.10 Traumatische Erfahrungen

Frau Jung ist 80 Jahre alt. Sie lebt seit fünf Jahren in einem Altenwohnheim und wurde wegen massiven Herzschmerzen auf einer internistischen Station aufgenommen. Sie ist bettlägerig und kann sich nicht selbst versorgen. Als eine männliche Pflegekraft sie waschen wollte, hat sie angefangen zu schreien.

Die Mitarbeiterinnen im Altenwohnheim wissen, dass sie als junge Frau von einem Mann überfallen und vergewaltigt wurde. Sie hat damals keine Psychotherapie deswegen gemacht und lebte lange Zeit ganz normal. Sie hat einige Jahre später geheiratet, Kinder bekommen und halbtags gearbeitet. Seit sie pflegebedürftig geworden ist, lässt sie den Kontakt zu männlichen Pflegekräften nicht zu. Sie fängt an, um sich zu schlagen und zu schreien. Als sie wegen den Herzschmerzen vom Altenwohnheim ins Krankenhaus verlegt wurde, ist diese Information nicht weitergeleitet worden. Die Mitarbeiter im Krankenhaus dachten nach ihrer heftigen Reaktion auf die männliche Pflegekraft zuerst an eine schwere psychische Krise bis sie durch ein Telefonat mit dem Altenwohnheim von dem Überfall und der Vergewaltigung erfahren haben.

Die Teammitarbeiter haben dann ebenso wie die Mitarbeiterinnen im Altenwohnheim vereinbart, dass nur weibliche Pflegekräfte, Ärztinnen und Therapeutinnen in das Zimmer von Frau Jung gehen und sie behandeln. Sie reagiert darauf sichtlich entspannt und fängt sogar an über diese Situation zu sprechen. Sie schämt sich für ihr Verhalten.

Frau Jung (J): „Es tut mir leid, dass ich Ihren Kollegen vorhin so angeschrien habe. Es geht einfach los. Ich kann nichts dagegen machen."

Pflegekraft (P): „Kann es sein, dass Sie Angst vor ihm hatten?"

J: „Ja, ich hatte eine entsetzliche Angst als er ins Zimmer kam. Es war wie damals, als ich überfallen wurde."

P: „Aber vor Ihrem Mann hatten Sie keine Angst?"

J: „Zu meinem Mann hatte ich absolutes Vertrauen. Es hat aber auch lange gedauert, bis wir zusammenkamen. So eine leichte Angst hatte ich anfangs auch bei ihm. Aber das hat sich mit der Zeit gelegt."

P: „Liegt es vielleicht am Alter oder am Aussehen des Kollegen, dass Sie so reagieren?"

J: „Es kann schon sein. Es sind alles junge Männer. So wie der Mann es damals war. Aber am schlimmsten sind diese weißen Kittel der Männer. Der Mann, der mich damals überfallen hat, hatte ein weißes Hemd und eine weiße Hose an. Diese Kombination ist das schlimme."

P: „Wenn es für Sie in Ordnung ist, werden wir das so organisieren, dass Sie nur von Frauen behandelt und versorgt werden, damit Sie sich ausruhen können."

J: „Vielen Dank. Das wäre eine große Hilfe."

12.11 Angst vor der Zukunft

Herr Zuck ist 50 Jahre alt. Er lebt mit seiner Frau zusammen in einer großen Wohnung. Bei ihm ist vor kurzem Morbus Alzheimer festgestellt worden. Er hat zwei Kinder im Teenageralter. Zur Medikamenteneinstellung liegt er auf einer neurologischen Station. Er hat eine unglaubliche Angst vor der Zukunft.

Herr Zuck liegt zusammengerollt auf dem Bett. Er hatte am Nachmittag Besuch von seiner Frau und den beiden Töchtern. Er fängt an zu weinen, als eine Pflegekraft ins Zimmer kommt.

Pflegekraft (P): „Geht es Ihnen nicht gut?"

Herr Zuck (Z): „Ich bin unglaublich traurig. Ich kann das nicht fassen, dass ich an Alzheimer leide. Ich wusste ja schon die ganze Zeit, dass mit mir etwas nicht stimmt. Aber muss es denn ausgerechnet Alzheimer sein?"

P: „Was verbinden Sie denn mit der Diagnose Alzheimer? Kennen Sie Menschen, die daran leiden?"

Z: „Nein, ich kenne persönlich niemanden, der an Alzheimer erkrankt ist. Aber was man so alles hört. Naja, man weiß zum Schluss seinen eigenen Namen nicht mehr und kennt seine nahen Angehörigen auch nicht mehr."

P: „Ja, das stimmt. Es ist ein zunehmender Verlust des Gedächtnisses. Deshalb werden Sie jetzt auf ein neues Medikament eingestellt, um den Verlauf so lange wie möglich hinaus zu zögern."

Z: „Wissen Sie, das schlimmste ist die Angst um meine Frau und die Kinder. Ich möchte meine Frau einfach nicht so stark belasten. Die Versorgung eines kranken Ehemannes würde sie sicher total überfordern. Und meine Töchter sind noch so jung. Es ist als ob ich sie im Stich lasse."

P: „Haben Sie denn mit Ihrer Frau und den Kindern mal über Ihre Ängste gesprochen?"

Z: „Nein. Das schaffe ich einfach nicht. Meine Frau weiß von der Diagnose. Den Kindern haben wir es noch nicht gesagt. Ich habe so eine Angst, dass sie sich von mir abwenden. Meine Frau hat das alles bis jetzt gut gemeistert. Sie kommt ganz oft zu Besuch und macht mir Mut und Hoffnung. Sie hat mir sogar meinen Lieblingskuchen gebacken und heute mitgebracht. Sie ist einfach toll."

P: „Und Sie denken, dass Ihre Töchter anders reagieren?"

Z: „Sie wissen doch wie Teenager über ältere Menschen reden, die alles vergessen."

P: „Ihre Töchter lieben Sie doch. Vielleicht gehen sie mit Ihrer Erkrankung genau so natürlich um, wie Ihre Frau es macht?"

Z: „Ich werde noch einmal mit meiner Frau sprechen. Irgendwann muss ich es den Kindern sowieso sagen."

P: „Wenn Sie möchten, komme ich demnächst öfters mal bei Ihnen vorbei. Sie können mich auch gerne zwischendurch ansprechen, wenn Sie mit mir sprechen möchten. Manchmal sieht man Dinge klarer, wenn man mit jemandem darüber gesprochen hat."

13 Beziehungs- und Konfliktmanagement

13.1 Einleitung

Pflegekräfte sind in einem Netzwerk von Beziehungen eingebunden. Beratungsbeziehungen zu Patientinnen oder Angehörigen bilden nur einen Teil in der täglichen Interaktion. Diese besondere Form der professionellen Kommunikation ist von einer Vielzahl anderer Kontakte umgeben.

Der Austausch mit Kolleginnen, Ärztinnen, anderen professionellen Kräften, Vorgesetzten und verschiedenen Institutionen sind Bestandteil der täglichen Realität von Pflegekräften. Neben der Ausübung praktischer pflegerischer Tätigkeiten ist die Kommunikation und damit auch die Gestaltung einer professionellen Beziehung zu Patientinnen und Angehörigen auf der einen Seite sowie der Kontakt zu anderen - an der Versorgung von Patientinnen Beteiligten - eine wichtige Aufgabe im Pflegealltag. Grundlegende Merkmale einer professionellen Beziehung zu Patientinnen und Angehörigen sollte eine hohe Form von Empathie, Akzeptanz und Echtheit bilden. Eine zentrale Basis dieser Haltung ist die Berücksichtigung der Freiwilligkeit, der Wünsche und Bedürfnisse der Patientinnen sowie die Einhaltung der Schweigepflicht. In diesem Kontakt stehen die Patientinnen im Mittelpunkt der Interaktion mit Pflegekräften. Sie versorgen die Patientinnen nicht nur mit pflegerelevanten Tätigkeiten sondern sollten auch bei Fragen, Unsicherheiten und Entscheidungsproblemen für die Patientinnen ansprechbar sein und ihnen beratend zur Seite stehen. Sie sollten Patientinnen bei pflegerischen Problemen und Konflikten mit fachlichen Anleitungen und anderen Hilfestellungen Lösungen aufzeigen. Konflikte in der Pflege können demnach auf der Seite von Patientinnen vorliegen, zwischen Patientinnen und deren Angehörigen, zwischen verschiedenen Patientinnen, zwischen Patientinnen und Pflegekräften oder anderen professionellen Kräften. Andererseits können auch bei Pflegekräften verschiedene Konfliktfelder vorliegen, die sich dann auf die Interaktion zwischen Ihnen und den Patientinnen sowie Angehörigen und anderer Profis auswirken können.

13.2 Die Beraterin-Klientin-Beziehung

Beratungsbeziehungen in der Pflege sind etwas ganz besonderes. Neben der täglichen Versorgung der Patientinnen mit teilweise sehr körpernahen Pflegemaßnahmen ist eine Beratungsbeziehung – je nach dem Thema – durch eine besondere emotionale Nähe gekennzeichnet. Voraussetzung für eine solche Begegnung ist der Aufbau einer Vertrauensbeziehung zwischen der Patientin und einer Pflegekraft. Manchmal können sich Patientinnen erst nach einer längeren Zeit mit ihrer Hilfsbedürftigkeit an Pflegekräfte wenden. Andere Patientinnen erleben es als unterstützend von Pflegekräften direkt auf ein Beratungsangebot angesprochen zu werden. Die professionelle Beziehungsgestaltung von Pflegekräften beginnt dann mit der Wahrnehmung von einem Anleitungs- oder Beratungsbedarf bei Patientinnen. Es stellt sich die Frage wann und wie Sie die Patientin darauf aufmerksam machen kann. Dabei ist die Berücksichtigung der Freiwilligkeit zentral. Pflegekräfte können ein Angebot machen, sind aber aufgefordert die Grenzen der Patientinnen zu respektieren und zu akzeptieren. Manche Patientin-

nen benötigen zum Erlernen einer Pflegetechnik oder zur Bewältigung eines Problems eine besondere Motivation und Stärkung durch Pflegekräfte. Diese sind erst unsicher, etwas verhalten und vorsichtig, dann aber unglaublich stolz wenn sie ihre Selbstwirksamkeit erleben. Andere Patientinnen hingegen blockieren erheblich jegliche Anleitungs- und Beratungsangebote. Hier ist es sinnvoll die Patientinnen mit dem Widerstand zu begleiten und nicht gegen den Widerstand Interventionen anzubieten. Respekt, Toleranz und Akzeptanz sind in Bezug auf die Grenzen der Patientinnen zentrale Merkmale der professionellen Beziehung.

Die Grafik zeigt, dass diese Form der Beziehungsgestaltung eine personale Symmetrie aufweist. Die beteiligten Personen sollten gleichberechtigt und mit gegenseitiger Achtung kommunizieren. Das betont die Partnerschaftlichkeit der Beratungsbeziehung. Die spezifische Rollengestaltung und Kompetenzhierarchie zwischen der Patientin und der Pflegekraft zeigt aber auch eine funktionelle Asymmetrie in der Beziehung. Die personale Symmetrie und die funktionale Asymmetrie sollten in einer ausgewogenen Balance verbunden werden um eine konstruktive Anleitung oder Beratung zu gestalten (vgl. Fuhr 2003, S. 39).

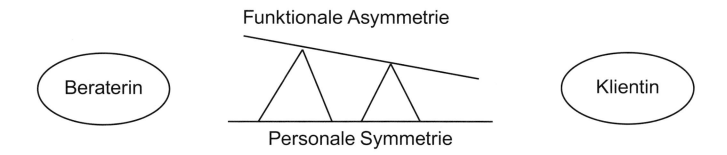

vgl. Fuhr 2003, S. 39 nach Fuhr/Gremmler-Fuhr 2002, S. 193

13.3 Merkmale einer dialogischen Beziehung

Martin Buber (1878–1965) war ein bekannter Religionsphilosoph, der sich intensiv mit der Philosophie des Dialogs beschäftigt hat. Er unterscheidet in seinem Ansatz eine Ich-Du-Beziehung von einer Ich-Es-Beziehung. In einer Ich-Du-Beziehung findet eine Begegnung zwischen zwei Menschen statt, die sich gegenseitig respektieren und achten. Die Ich-Du-Beziehung ist dadurch gekennzeichnet, dass sich Menschen in ihrer Subjektivität schätzen und darauf eingehen. Dadurch findet ein „Zwischen" in der Begegnung statt, das eine besondere Qualität hat und mehr ist als die Beziehungen der beiden Menschen zueinander (vgl. Fuhr 2003, S. 45). Es ist eine Form der Beziehung und Begegnung, in der sich Menschen gesehen, geachtet und geschätzt fühlen. Im Gegensatz dazu ist eine Ich-Es-Beziehung sehr begrenzt. Sie sieht den anderen Menschen als Objekt und erkennt ihn nicht als Subjekt. Es ist eine Begegnung, in der nicht die ganze Vielfältigkeit des menschlichen Seins erkannt wird. „Der Patient in Zimmer 15 hinten am Fenster" ist ein Beispiel für eine Ich-Es-Beziehung. Oder „Die Gallen OP in Zimmer 3". Patientinnen werden mit Nummern, mit Diagnosen oder anderen verkürzten Beschreibungen gekennzeichnet. Sie werden als Objekte behandelt und bewertet. Ihre Subjektivität als menschliches Wesen wird dadurch reduziert und auch missachtet.

Fuhr hat den Ansatz von Buber auf die spezielle Situation in Beratungsbeziehungen transferiert (vgl. Fuhr 2003, S. 45–46): Ein besonderes Merkmal einer dialogischen Beratungsbeziehung ist die Neugierde auf den anderen Menschen sowie auf die eigenen Reaktionen und Aktionen in der Gestaltung der Beratung. Es ist eine Interaktionsform, die oftmals nicht planbar ist und die von spontanen Impulsen der Beteiligten geformt wird. Die Offenheit für diesen Prozess ist für die Begegnung zu Patientinnen wichtig. Zudem ist eine respektvolle Grundhaltung gegenüber den Patientinnen zentral. Das heißt nicht, jede Einstellung und jedes Verhalten zu tolerieren. In der Pflege kann diese Beziehung mit dem Begriff der Sorge beschrieben werden. Es bedeutet nicht die Patientinnen lieben zu müssen, sondern ihnen mit Empathie und Wertschätzung zu begegnen. Die Begegnung sollte die Patientinnen als ganze Person wahrnehmen. Es gilt nicht nur körperliche Befindlichkeiten zu erkennen, sondern auch seelische und geistige Momente einzubeziehen. In einer dialogischen Beziehung sollten sich Pflegekräfte auf die aktuelle Situation und auf aktuelle Themen der Patientinnen beziehen. Es gilt ihnen zuzuhören und sie mit ihren Problemen zu sehen. Sie in ihren Nöten zu begleiten und zu stärken, ist eine zentrale Aufgabe der Beratung. Dazu benötigen Beraterinnen genügend Zeit. Es geht nicht darum, sofort Lösungen zu finden, sondern zuerst die Situation der Patientinnen wahrzunehmen und zu erkennen. Das erfordert von der Beraterin zuerst zuzuhören, mit der Patientin zusammen nachzudenken und spontane Impulse eher zurückzustellen. Wichtig ist dabei, Widerstände und Gegensätze im Denken und Handeln der Patienten gemeinsam auszuhalten und anzunehmen. Wenn Konflikte für den Patienten auftreten, ist es möglich, gemeinsam Lösungen dafür zu finden oder die Konflikte anzunehmen.

In einer dialogischen Beratungsbeziehung sollte die Beraterin im Kontakt mit sich selbst und gleichzeitig mit der anderen sein. Sie sollte aufpassen, sich nicht in der Person des Gegenübers zu verlieren, sondern stets ihre eigenen Gefühle und andere Reaktionen wahrzunehmen. Der Beraterin sollte zudem möglich sein, den Beratungsprozess jederzeit zu reflektieren und aktiv zu gestalten. Sie sollte sich von den Gefühlen und Problemen der Patientin abgrenzen können, um mit etwas Distanz die Probleme verstehen und einordnen zu können, um dann gemeinsame Lösungen zu entwickeln (vgl. Fuhr 2003, S. 45–46).

13.4 Das Vier Prinzipien Modell von Beauchamp und Cildress

Das Prinzip der Nichtschädigung

Eine Anleitung oder Beratung sollte zu einer langfristigen Verbesserung der Situation von Patientinnen und Angehörigen führen. Das Prinzip der Nichtschädigung ist dabei eine zentrale Grundlage für die Haltung und Durchführung von pflegerischen Interventionen. Für den Pflegekontext gehört ein hohes Maß an Fachkompetenz und eine ausgeprägte Sozial- und Personalkompetenz zur Gestaltung von Anleitungs- und Beratungssituationen, um Patientinnen nicht zu schädigen. Bei Interventionen, die sich eher auf psychoemotionale Aspekte beziehen, können positive Veränderungen manchmal erst nach längerer Zeit entstehen. Die Patientensituation kann sich beim Ansprechen von Konflikten und unangenehmen Situationen kurzfristig auch verschlechtern. Gerade dann ist ein unterstützender Kontakt von den Pflegekräften zentral. Zum Prinzip der Nichtschädigung gehört auch die Anerkennung von professionellen Grenzen und Zuständigkeitsbereichen. Der Einbezug von weiteren Profis und die Verteilung von Aufgaben zur Begleitung von Patientinnen sowie deren Angehörigen sind wichtige Aspekte, um Schädigungen zu verhindern (vgl. Wagner 2008, S. 257).

Das Prinzip der Autonomie

Im Mittelpunkt stehen dabei die Wünsche und Bedürfnisse der Patientinnen und deren Angehörigen. Dabei gilt es die Freiwilligkeit für Anleitungen und Beratungen in der Pflege zu berücksichtigen. Die Ziele und Lebenspläne der Patientinnen sind die Ausgangsbasis für die pflegerischen Interventionen. Die Ressourcen der Patientinnen sollten fokussiert werden, um kreative Wege einer autonomen Beziehungs- und Lebensgestaltung zu begleiten. In der Fachliteratur wird angemerkt, dass dieses Prinzip von dem Prinzip der Nichtschädigung sowie der Prinzipien der Fürsorge und Gleichheit eingeschränkt werden kann (vgl. Wagner 2008, S. 257). Diese Einschränkung kann gerade in psychiatrischen und gerontopsychiatrischen Kontexten kontrovers diskutiert werden.

Das Prinzip der Fürsorge

Der pflegerische Alltag ist durch Sorgetätigkeiten für Patientinnen und Angehörige gekennzeichnet. Anleitungen und Beratungen sind in diesem Alltag eine spezifische Form der Fürsorge. Es gilt die Selbständigkeit von Patientinnen zu erhalten und zu fördern. Sie können den Umgang mit Pflegetechniken erlernen sowie Einschränkungen durch eine Erkrankung besser akzeptieren. Die gesundheitliche Stabilisierung oder Verbesserung ist ein zentrales Anliegen pflegerischer Interventionen. In der Sterbebegleitung ist hingegen ein erträglicher Zustand ohne Schmerzen und weitere Komplikationen ein wichtiges Ziel. Das Prinzip der Fürsorge beinhaltet aber auch, die gesamte Patientensituation wahrzunehmen und alle Bedarfsbereiche zu erkennen. Das Angebot zusätzliche professionelle Kräfte einzubinden, gehört ebenso zum Aufgabenbereich von Pflegekräften wie der Hinweis auf weitere unterstützende Institutionen (Beratungsstellen, Selbsthilfegruppen etc.) (vgl. ebd.).

Das Prinzip der Gleichheit

Alle Patientinnen haben das Recht auf eine gleiche Form der Begleitung, Anleitung und Beratung. Das Prinzip der Gleichheit macht Pflegekräfte darauf aufmerksam, dass sie im Umgang mit den Patientinnen keine Unterschiede machen sollten. Insbesondere im Umgang mit Patientinnen anderer Kulturen, Geschlechtern, Religionen etc. sollten Pflegekräfte eine grundsätzlich respektvolle Haltung und Achtung in der Kommunikation zeigen.

Auch der Versicherungsstatus, die Persönlichkeit einer Patientin oder die Belastungssituation sollten zu keinen grundsätzlichen Unterschieden in Beratungsbeziehungen führen. Sicher gibt es Patientinnen, die für Pflegekräfte sehr sympathisch sind und mit denen Anleitungen und Beratungen sehr viel Freude bereiten. Aber auch schwierige Patientinnen brauchen die Unterstützung von professionellen Kräften. Es ist manchmal schwierig, eine Gleichbehandlung in der Praxis umzusetzen. Wir sollten uns dies auf alle Fälle in der Reflexion bewusst machen und an den Widerständen gegenüber bestimmten Patientinnen arbeiten (vgl. Wagner 2008, S. 257–258).

13.5 Zwölf Wege, sich bei anderen garantiert unbeliebt zu machen

1. Unpünktlichkeit

„Tut mir leid, dass ich so spät komme. Ich musste noch dringend telefonieren."

Patientinnen und Angehörige stellen sich auf geplante Anleitungs- und Beratungsgespräche ein. Wenn Sie auf Pflegekräfte warten müssen, fühlen sie sich oft zurückgesetzt und in ihren Belangen nicht ernst genommen. Teilweise bekommen sie dann zusätzlich selbst Probleme mit ihrem Zeitplan.

2. Fehlende Zuverlässigkeit

„Ich hatte versprochen, das Material mitzubringen, aber ich habe es vergessen."

Das Einhalten von Absprachen ist für die Gestaltung von Anleitungs- und Beratungskontexten sehr wichtig. Patientinnen und Angehörige verlassen sich auf professionelle Kräfte. Es ist eine mangelnde Wertschätzung, Absprachen nicht einzuhalten. Dadurch kann auch die Anerkennung als Profi einen Schaden nehmen.

3. Mangelnde Entschlussfähigkeit

„Das ist sehr schwierig. Ich weiß auch nicht, was wir jetzt machen sollen."

Patientinnen und Angehörige erwarten von Ihnen ein hohes Maß an Fachkompetenz. Sie haben viele Fragen und möchten dafür fachkompetente Antworten. Wenn Pflegekräfte unsicher und unschlüssig auf Fragen eingehen, kann ihre Autorität als kompetente Beraterin negativ beeinflusst werden.

4. Abschieben von Arbeit

„Dafür bin ich nicht zuständig. Das macht dann mein Kollege."

Patientinnen werden von einem Team betreut und versorgt. Anfragen grundsätzlich und stets auf Kolleginnen abzuschieben, hinterlässt bei Patientinnen und Angehörigen den Eindruck der Unfreundlichkeit und der fachlichen Inkompetenz.

5. Prinzipienreiterei

„Das haben wir schon immer so gemacht und machen es auch weiter so."

Wenn Pflegekräfte an alten Denk- und Handlungsstrukturen festhalten und neue Ideen und Impulse abwenden, entsteht der Eindruck von mangelnder Flexibilität sowie von sozialer Inkompetenz.

6. Ständige Bedenken

„Na ob das gut geht, da bin ich mir aber nicht so sicher."

Ständige Bedenken können im Pflegealltag Unsicherheit und Demotivation bei Patienten und Angehörigen auslösen. Die Mitarbeit in Anleitungs- und Beratungssituationen kann dadurch blockiert werden.

7. Pedanterie

„Sie müssen das ganz genau so machen, wie ich es Ihnen gezeigt habe und nicht anders."

Pedanterie besteht auf einen ganz bestimmten Umgang mit einer Situation. Kreative Alternativen werden in dieser Haltung abgewehrt und nicht zugelassen. Die Autonomie von Patientinnen und Angehörigen kann dadurch eingeschränkt werden.

8. Prahlerei

„Wenn ich Patientinnen berate, geht es Ihnen danach immer besser."

Wer prahlt und mit Patientensituationen angibt, stellt sich nicht nur über die Selbstwirksamkeit der Patientinnen und deren Leistungen, sondern missachtet auch das Engagement von Kolleginnen.

9. Launen

„Das ist heute alles einfach nur noch zum weglaufen."

Anleitungs- und Beratungsbeziehungen erfordern eine positive Grundstimmung der professionellen Kräfte. Persönliche Konflikte oder Probleme sollten Pflegekräfte nicht an den Patientinnen auslassen. Darüber können sie sich mit Kolleginnen oder Beraterinnen für professionelle Kräfte austauschen.

10. Ironie und spöttisches Verhalten

„Sie halten sich heute mal wieder für großartig? Das ist mit Ihnen immer das Gleiche."

Patientinnen und Angehörige brauchen die Fürsorge von Pflegekräften, ihren Zuspruch und ihre Wertschätzung. Ironie und spöttisches Verhalten missachtet sie und wertet sie ab. Dadurch entsteht eine Hierarchie, die ein Vertrauensverhältnis verhindert.

11. Alleswisserei

„Das ist doch alles ganz einfach. Ich brauche mich für Beratungen nie vorzubereiten."
Keine Pflegekraft kann alles wissen. Es ist wichtig, die eigenen Kompetenzen und Grenzen wahrzunehmen und daran zu arbeiten. Alleswisserei löst sowohl bei Patientinnen als auch bei Kolleginnen den Eindruck von Arroganz und Überheblichkeit aus.

12. Tratsch

„Hast du das gesehen, wie die sich heute wieder angezogen hat?"
Über Patientinnen und Angehörige zu tratschen, missachtet deren Situation und deren Gefühle. Mit der Abwertung und Ausgrenzung wird der Aufbau einer vertrauensvollen Beziehung blockiert (vgl. Meier 2009, S. 63-64).

13.6 Sympathiebrücken bauen

1. Lächeln Sie.

Patientinnen und Angehörige sind in einer schwierigen Situation, wenn sie professionelle Hilfe benötigen. Dann ist es ganz besonders wichtig, ihnen freundlich und mit Offenheit zu begegnen. Ein Lächeln zeigt ihnen, dass sie willkommen sind und schafft eine Basis, Vertrauen aufbauen zu können.

2. Nehmen Sie Blickkontakt auf.

Im Kontakt zu Patientinnen und Angehörigen ist es ganz wichtig, Blickkontakt aufzunehmen und diesen in einer angenehmen Weise zu halten. Blickkontakt zeigt das Interesse am Gegenüber. Es zeigt, dass der andere im Mittelpunkt der Aufmerksamkeit steht und seine Situation ernst genommen wird. Blickkontakt ist nicht nur eine Form der Höflichkeit, sondern damit kann auch eine besondere Form der Empathie, Wertschätzung und Echtheit vermittelt werden. Es ist ein erster Schritt im Aufbau einer Beratungsbeziehung. Den anderen während eines Gesprächs nicht anzusehen, vermittelt im Gegensatz dazu Unkonzentriertheit, Desinteresse und teilweise sogar Arroganz. Der Gesprächspartner empfindet sein Anliegen dann als unwichtig und nebensächlich.

3. Nehmen Sie sich Zeit.

Auch wenn der Pflegealltag durch einen hohen Zeitdruck gekennzeichnet ist, sollten Sie sich insbesondere für Anleitungs- und Beratungsgespräche genügend Zeit nehmen. Diese besondere pflegerische Interventionsform kann zwar auch spontan in Pflegehandlungen integriert werden, sie ist aber nur dann auf Dauer wirksam, wenn Sie die Patientensituation ausreichend berücksichtigen. Die Patientinnen sollten die Möglichkeit haben, Fragen zu stellen und genügend Zeit zum Üben und Nachdenken haben. Dafür ist ein großzügiges Zeitfenster von einer entscheidenden Bedeutung. Ein Gespräch mit Ruhe und Gelassenheit vermittelt den Patientinnen auch ein hohes Maß an Sozial- und Personalkompetenz. Damit können fachliche Inhalte von den Patientinnen und Angehörigen besser aufgenommen und verarbeitet werden.

4. Unterbrechen Sie nicht.

In einem Anleitungs- oder Beratungsgespräch sollten Sie die Patientinnen nicht unterbrechen. Unterbrechungen sind nicht nur unhöflich, sondern sie vermitteln auch Desinteresse und Unwichtigkeit. Die Fragen und Gefühlsäußerungen der Patientinnen wahrzunehmen und in das Gespräch zu integrieren, sind für den Erfolg der pflegerischen Intervention zentral.

5. Reden Sie den anderen mit Namen an.

Gesprächspartner mit ihren Nachnamen anzureden, ist eine Form der Aufmerksamkeit, über die sie sich meistens sehr freuen. Damit ist eine Wertschätzung der Personen verbunden, mit der eine positive Grundlage für ein konstruktives Gespräch gegeben ist. Wenn Sie nicht genau wissen, wie Sie den Namen aussprechen sollen, dann fragen Sie nach. Fragen nach der Herkunft eines ungewöhnlichen Namens erleben Gesprächspartner oft als Interesse an ihrer Person und können ein „Türöffner" für eine vertrauensvolle Beziehung sein.

6. Merken Sie sich Details.

Wenn sich Pflegekräfte bestimmte Details von Patientinnen oder Angehörigen merken, z.B. ein Lieblingsessen, ein ehemaliger Urlaubsort oder ein lieb gewonnenes Hobby etc., dann fühlen sie sich ernst genommen, wichtig und wertgeschätzt.

7. Lassen Sie anderen ihre Meinung.

Im Pflegealltag sollten professionelle Kräfte Meinungen, Ansichten, Wertvorstellungen und Entscheidungen von Patientinnen und Angehörigen akzeptieren. Jeder Hilfsbedürftige hat ein Recht auf seine Haltungen, ganz egal wie unsinnig, verrückt oder falsch sie auch sind. Wenn diese allerdings zu Schädigungen oder gesundheitlichen Komplikationen führen können, ist es aus professioneller Sicht sinnvoll, darauf aufmerksam zu machen und Alternativen vorzuschlagen (vgl. Meier 2009, S. 30-31).

13.7 Konflikte und Konfliktarten

Definition von Konflikten

Für den Kontext von Anleitungen und Beratungen in der Pflege ist es sinnvoll, Patientinnen und Pflegekräfte in einem Netzwerk von Beziehungen zu betrachten, in dem Konflikte entstehen können. „Der Begriff Konflikt wurde im 18. Jahrhundert aus dem lateinischen conflictus ‚Zusammenstoß, Kampf' entlehnt. Das dazu gehörige Verb confligere heißt wörtlich übersetzt ‚zusammenschlagen, zusammenprallen' (Duden 1997, S. 371) oder ‚anspannen' (Kreyenberg 2005, S. 21). In der Literatur finden sich zahlreiche Definitionen des Begriffs. Der Konfliktforscher Glasl (2002, S. 17) beschreit: Ein ‚sozialer Konflikt ist eine Interaktion zwischen Aktoren (Individuen, Gruppen, Organisationen usw.), wobei wenigstens ein Aktor eine Differenz bzw. Unvereinbarkeiten im Wahrnehmen und im Denken bzw. Vorstellen und im Fühlen und im Wollen mit dem anderen Aktor (den an-

deren Aktoren) in der Art erlebt, dass beim Verwirklichen dessen, wie der Aktor denkt, fühlt oder will eine Beeinträchtigung durch einen anderen Aktor (die anderen Aktoren) erfolge.' Kreyenberg nimmt diesen Begriff auf und erweitert ihn. Sie überträgt ihn auf den Unternehmenskontext und beschreibt Konflikte als Spannungssituationen, ‚in denen voneinander abhängige Menschen versuchen, unvereinbare Ziele zu erreichen oder gegensätzliche Handlungspläne zu verwirklichen' (Kreyenberg 2005, S. 25). Dabei sind nicht die Meinungsunterschiede an und für sich das Problem, sondern ‚konfliktträchtig ist die Art und Weise, wie Menschen diese Unterschiede erleben und damit umgehen' (Kreyenberg 2005, S. 21)" (Watzl 2008, S. 31).

Konfliktarten

Watzl (2008, S. 32-33) unterscheidet folgende:

- Zielkonflikte
- Bewertungskonflikte
- Verteilungskonflikte
- Persönliche Konflikte
- Beziehungskonflikte
- Rollenkonflikte
- Ethische Konflikte

Konfliktkulturen in der Pflege

Aus den persönlichen Erfahrungen der Autorin gibt es in der Pflegepraxis sehr unterschiedliche Konfliktkulturen. Eine Tendenz besteht darin, Konflikte im Pflegealltag zu ignorieren und darüber zu schweigen. Insbesondere Konflikte mit Kolleginnen und Vorgesetzen werden nicht offen mit den Beteiligten angesprochen und eskalieren dann im hohen Krankenstatus, Mobbing, einer Kündigung oder sogar Entlassung. Diese Verhaltensdynamik hat sicherlich auch etwas mit der historischen Entwicklung der Pflege als Dienstleistungsberuf zu tun. Sie deutet auf ein mangelndes Selbstbewusstsein von Pflegekräften, die eigene Position ernst zu nehmen, für sich einzutreten und für die eigenen Rechte zu kämpfen.

Eine ganz andere Tendenz, die sich erst in den letzten Jahren entwickelt, zeigt einen sehr offenen und kreativen Umgang mit Konflikten. Problematische Situationen im Team und mit Vorgesetzten werden in Teamgesprächen oder teilweise mit der Unterstützung von Supervisorinnen besprochen, um gemeinsam Lösungen zu erarbeiten. Für die Zukunft der Pflege ist die Ausbildung einer konstruktiven Konfliktkultur von einer sehr hohen Bedeutung. Nicht nur die Arbeitszufriedenheit, die Arbeitsleistung sondern auch die professionelle Versorgung von Patientinnen sind eng an die Form der Konfliktkultur von Pflegekräften gebunden. Insbesondere für Anleitungs- und Beratungssituationen in der Pflege ist eine kreative Konfliktkultur von einer entscheidenden Bedeutung für deren Erfolg. Denn wie können wir Patientinnen und Angehörige glaubwürdig begleiten und unterstützen, wenn wir nicht im Stande sind, uns für uns selbst einzusetzen?

13.8 Konflikte von Pflegekräften in Beratungsbeziehungen

Zielkonflikte

Ein grundsätzlicher Zielkonflikt besteht für Pflegekräfte darin, dass sie oftmals Patientinnen umfassend anleiten und beraten möchten und dafür keine Zeit zur Verfügung steht. Im Umgang mit Patientinnen können Zielkonflikte entstehen, wenn deren Erwartungshaltungen zu hoch oder unrealistisch sind. Also die Interventionen nicht zwischen den Ressourcen und Einschränkungen sowie den Wünschen und Bedürfnissen von Patientinnen oder Angehörigen orientiert sind.

Bewertungskonflikte

Pflegekräfte bewerten Patientensituationen anhand professioneller Standards. Die Patientinnen und Angehörigen hingegen interpretieren ihre Situation oftmals aus einer subjektiven Perspektive. Hier kann es zu immensen Unterschieden und auch Konflikten kommen. Pflegekräfte sind dann aufgefordert, durch patientenorientierte Anleitungen und Beratungen diese Informationsdifferenz, Fehlinterpretation oder Bewertungsunterschiede zu reduzieren.

Verteilungskonflikte

Anleitungen und Beratungen in der Pflege benötigen vor allem eine hohe Fachkompetenz, Zeit, Ruhe, Räumlichkeiten und ausreichend Materialien. Diese grundlegenden Ressourcen fehlen oftmals im Pflegealltag und widersprechen den hohen theoretischen Ausbildungsstandards des neuen Krankenpflegegesetzes. Durch diese Verteilungsproblematik können bei Pflegekräften erhebliche (Rollen-)Konflikte entstehen.

Persönliche Konflikte

Die Differenz zwischen den theoretischen Anforderungen und der Pflegerealität kann bei Pflegekräften auch zu persönlichen Konflikten führen. Sie möchten eine anspruchsvolle Anleitung und Beratung durchführen, aber die mangelnden Ressourcen verhindern diese wichtige Intervention.

Beziehungskonflikte

Im Pflegealltag können Beziehungskonflikte zu Patientinnen, Angehörigen, Kollegen oder anderen professionellen Kräften entstehen. Für Anleitungen und Beratungen von Pflegekräften ist es sinnvoll, Verantwortungsbereiche klar abzugrenzen und die Zuständigkeit anderer Personen sowie deren Rolle an der Versorgung von Patientinnen einzuschätzen bzw. zu organisieren.

Rollenkonflikte

Allgemein wird zwischen Intra- und Interrollenkonflikten unterschieden. Intrarollenkonflikte können innerhalb der Rolle als Pflegekraft entstehen. Sie liegen vor, wenn eine Pflegekraft eine Anleitung oder Beratung von einer Patientin als wichtig erachtet und dafür keine Zeit vorhanden ist. Ein Interrollenkonflikt entsteht zwischen zwei verschiedenen Rollen. z.B. zwischen der Rolle als Mutter und der als Pflegekraft. Dieser könnte vorliegen, wenn eine Pflegekraft mehr Zeit mit ihren Kindern verbringen möchte und der Schichtdienst das nicht ermöglicht.

Ethische Konflikte

Pflegekräfte müssen in ihrem Berufsalltag zusammen mit anderen Professionen, Patientinnen oder Angehörigen wichtige Entscheidungen treffen. Das kann alle Fragen zur weiteren Versorgung von Patientinnen betreffen: Ob eine häusliche Versorgung noch möglich ist, ob und welche Hilfsmittel benötigt werden, wie ein Hilfsnetzwerk zu aktivieren und aufzubauen ist etc. Hier kann es zwischen den beteiligten Personen zu sehr unterschiedlichen Bewertungen, Einschätzungen und Lösungsvorschlägen kommen. Aus der eigenen Berufspraxis kennt die Autorin auch den Einbezug von Pflegekräften bei ganz grundlegenden medizinischen Entscheidungen: Ist eine Zwangseinweisung einer Patientin in eine geschlossene psychiatrische Klinik notwendig? Wann ist eine Fixierung von einer Patientin wirklich erforderlich? Ist eine weitergehende medizinische Maximalversorgung bei einem bestimmten Krankheitsbild und Zustand einer Patientin sinnvoll? Soll eine sterbende Patientin noch weiter über eine Magensonde mit Nahrung versorgt werden? Ist ein chirurgischer Eingriff in einer ausweglosen Situation nicht noch eine zusätzliche Quälerei für die Patientin? Auch wenn diese und andere Fragen bzw. Entscheidungen in der Regel nicht von Pflegekräften getroffen werden, so sind sie doch indirekt daran beteiligt. Sie müssen dann auch die Patientinnen und Angehörigen oftmals weiter pflegerisch betreuen und die Entscheidungen mittragen. Dadurch können bei den Pflegekräften immense ethische Konflikte oder anders formuliert: moralische Dilemmata entstehen (vgl. Watzl 2008, S. 32-33).

13.9 Konflikte von Patientinnen

Zielkonflikte

Die meisten Patientinnen möchten so schnell wie möglich wieder gesund werden und ihr altes Leben wieder aufnehmen. Manchen fällt es sehr schwer, grundlegende körperliche Einschränkungen zu akzeptieren. Die Einsicht, dass die Behandlung einer Erkrankung auch besondere Verhaltensmaßnahmen erfordert, ist oftmals ein längerer Entwicklungsprozess. Insbesondere bei Patientinnen mit chronischen Erkrankungen ist daher eine sensible Anleitung und Beratung zur dauerhaften Akzeptanz und zum Umgang mit einer Erkrankung besonders wichtig.

Bewertungskonflikte

Im Umgang und in der Behandlung einer Erkrankung können bei den Patientinnen aber auch bei den Angehörigen immense Bewertungskonflikte entstehen. Einige können die Tragweite einer Erkrankung trotz umfassender ärztlicher Aufklärung und pflegerischer Beratung nicht einschätzen. Einigen ist auch die Notwendigkeit der aktiven Mitarbeit nicht bewusst. Es gibt Patientinnen, die den dauerhaften Einsatz von Medikamenten und anderen Behandlungsmaßnahmen nicht akzeptieren und dann ein Drehtüreffekt ins Krankenhaus entsteht.

Verteilungskonflikte

Bei der Anleitung und Beratung von Patientinnen und Angehörigen ist es ganz wichtig, deren persönliche Lebenssituation und die finanziellen Ressourcen zu berücksichtigen. Manchen Wünschen und Bedürfnissen sind deutliche materielle Grenzen gesetzt. Hier gilt es alle professionellen Kräfte und Ideen zu aktivieren, um die Ziele der Patientinnen und Angehörigen in die Realität umzusetzen.

Persönliche Konflikte

Es gibt Situationen, in denen Patientinnen oder Angehörige wichtige Entscheidungen treffen müssen. Sie sind aufgefordert, die Vor- und Nachteile eines medizinischen Eingriffs oder einer Behandlungsform abzuschätzen und dann eine Entscheidung zu treffen. Hier können Pflegekräfte durch weitergehende Informationen und Begleitungen eine hilfreiche Funktion einnehmen.

Beziehungskonflikte

Beziehungskonflikte können zwischen Patientinnen und allen an der Versorgung Beteiligten entstehen. Wenn zu hohe Erwartungen an bestimmte Personen gestellt werden, Angst vor Ablehnung und Kontaktabbrüchen vorherrscht, können Beziehungskonflikte entstehen. Deshalb ist es in den Anleitungen und Beratungen sinnvoll, Akzeptanz, Wertschätzung aber auch Sicherheit sowie Alternativen zu Versorgungsmöglichkeiten oder Behandlungsformen etc. zu vermitteln.

Rollenkonflikte

Durch eine schwere Erkrankung können oftmals bestehende Rollen nicht mehr in der bisherigen Form übernommen und ausgefüllt werden. Das erfordert nicht nur von den Patientinnen eine hohe Einsicht in die veränderte Situation sondern auch die Bereitschaft des Umfeldes, sich darauf einzustellen. Dadurch kann es bei allen Beteiligten zu immensen Konflikten kommen.

Ethische Konflikte

Patientinnen und Angehörige können im Verlauf einer Erkrankung mit sehr unterschiedlichen ethischen Konflikten oder moralischen Dilemmas konfrontiert sein. Die Zustimmung zu bestimmten Behandlungsformen wie einer Bluttransfusion oder Chemotherapie oder die Entscheidung für eine spezielle Operation kann problematisch sein. Aber auch weitergehende Behandlungen und die Pflege in stationären Einrichtungen wie in Altenpflegeheimen, Palliativstationen oder einem Hospiz können ethische Konflikte bei allen Beteiligten hervorrufen (vgl. Watzl 2008, S. 32-33).

13.10 Konfliktstile

Beschwichtigung	Problemlösung
Nachgeben, auf eigene Ziele verzichten, glätten, harmonisieren	Kreative Zusammenarbeit trotz Widerständen

Kompromiss

Rückzug	Zwang
Flucht, Vermeidung, Konflikte unter den Teppich kehren	Durchsetzen, Erzwingen, Ich oder Du, Macht einsetzen

vgl. Oetting-Roß 2008, S. 5 nach Blake und Mouton 1964 zitiert nach Berkel 1995, S. 49-50 und Jefferys-Duden 2000, S. 46

Konfliktstil	Vorteile	Nachteile
Beschwichtigung	Beziehungen bleiben erhalten	Der eigene Standpunkt wird aufgegeben
Problemlösung Kompromiss	Beide Standpunkte werden berücksichtigt Problem wird gelöst	Viel Zeit und Energie muss investiert werden Von den Standpunkten werden evtl. Abstriche gemacht
Rückzug	Zeit sich zu beruhigen Konflikt kann abklingen	Beziehung wird unterbrochen und ggf. abgebrochen
Zwang	Der eigene Standpunkt wird durchgesetzt	Beziehungen werden gefährdet Konflikt kann eskalieren

vgl. Oetting-Roß, 2008, S. 5 nach Jefferys-Duden 2000, S. 148; Gamber 1995, S. 41-44

13.11 Konflikte lösen

Auf der emotionalen Seite	Auf der sachlichen Seite
• eine konstruktive Gesprächsatmosphäre schaffen • den Konflikt versachlichen • für eine gemeinsame Lösung werben • auf Interessenausgleich achten • Konfliktlösung mit zwei Gewinnern anstreben	• die unterschiedlichen Standpunkte gegenüberstellen • Gemeinsamkeiten herausarbeiten • Entscheidungen vorbereiten • für eine stabile Lösung sorgen • Argumentationsstützen liefern • Vereinbarungen konrollieren

Engelmeyer 2004, S. 35

Phasen der Konfliktlösung	
Problemanalyse	Wo genau liegen die Probleme?
Analyse der Standpunkte	Welche Standpunkte vertreten die Beteiligten?
Analyse der Interessen	Welche Interessen haben die Beteiligten?
Entwicklung von Lösungsmöglichkeiten	Welche unterschiedlichen Lösungen sehen die Beteiligten?
Bewertung der Lösungsmöglichkeiten	Was spricht für die einzelnen Lösungen?
Entscheidung für eine Lösung	Wie sieht die beste Lösung genau aus? Können alle Beteiligten mit der Lösung leben?
Umsetzung der Lösung	Wie wird die Lösung umgesetzt?
Kontrolle der Umsetzung	Wer kontrolliert die Einhaltung der Lösung?

vgl. Engelmeyer 2004, S. 37

13.12 Themenzentrierte Interaktion

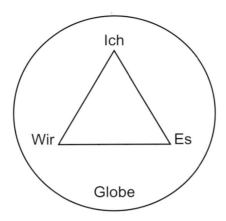

Oetting-Roß 2008, S. 18 nach Langmaack 2001

Ruth C. Cohn (1912–2010) hat auf der Grundlage der Psychoanalyse einen theoretischen Ansatz entwickelt, um das Verhalten von Menschen in Gruppen zu verstehen und zu verbessern. Die Themenzentrierte Interaktion beinhaltet auch einen methodischen Ansatz, um gezielte Interventionen durchzuführen. Cohn unterscheidet in einem Gruppengeschehen zwischen dem Ich (jedes einzelne Gruppenmitglied), dem Wir (die Gruppe insgesamt), dem Es (das Thema der Gruppe) sowie dem Globe (das Umfeld der Gruppe). Das Ziel ist Disharmonien und Arbeitsblockaden zu erkennen und zu beheben, damit eine optimale Entwicklung einzelner Gruppenmitglieder sowie der Gruppe als ganzes entstehen kann. Cohn geht davon aus, dass eine Balance zwischen den einzelnen Bestandteilen eine optimale Situation für alle bewirken kann.

Der Ansatz der Themenzentrierten Interaktion ist eine sehr praxisorientierte Möglichkeit, um Konflikte in der Pflege zu verstehen und zu bearbeiten. Wenn die Balance zwischen einzelnen Teammitgliedern, dem Team als Ganzem, dem Pflegealltag und dem Arbeitsumfeld gestört ist, können Spannungen oder Konflikte entstehen. Ziel der Interventionen sollte die Betrachtung der einzelnen Bestandteile sein. Claudia Oetting-Roß hat zusätzlich zu den einzelnen Aspekten die Systematisierung nach Wünschen, Zielen und Lösungsstrategien vorgenommen, um Konfliktbewältigungen zu strukturieren. Es ist sinnvoll, eine Moderatorin mit der Gestaltung eines moderierten Teamgesprächs zu beauftragen. Diese leitet das Gespräch, erläutert Ziele und Problemstellungen, achtet auf allgemeine Grundregeln der Kommunikation und Gesprächsführung, visualisiert wichtige Gesprächsinhalte, erläutert das Vorgehen, Techniken und Methoden der Konfliktlösung, regt eventuell die Aktivität und Motivation der Gruppe an, stellt ihre eigene Meinung zugunsten der Gruppenmitglieder zurück, versucht alle Mitglieder gleichermaßen einzubeziehen und sie versucht den Überblick über die Problematik zu behalten, damit die Gruppe Lösungsmöglichkeiten erarbeiten kann (vgl. Oetting-Roß, 2008, S. 21).

13.13 Konflikte mit Themen-
zentrierter Interaktion lösen

Fragen zur Lösung von Konflikten in einem Team

Ich	Es
• Wie ist die Konfliktsituation? • Was beeinflusst die Situation? • Welche Gedanken, Gefühle, Wünsche beschäftigen die Person? • Wie wird die Sache und die Gruppe wahrgenommen? • Wie verhält sich die Person?	• Wie wird die Arbeit verstanden? • Welchen Stellenwert hat die Arbeit? • Was beeinflusst die Arbeit? • Was wissen die Kollegen über die Tätigkeit? • Welche Aspekte sind wichtig?
Wir	**Globe**
• Wie ist die Situation im Team? • Was beeinflusst sie? • Wie ist die Kommunikation untereinander? • Wie verhalten sich die einzelnen Teammitglieder? • Gibt es eine gemeinsame Haltung/ gemeinsame Werte?	• Welche Erwartungen werden an das Team gestellt? • Welche Ressurcen stehen dem Team zur Verfügung?

vgl. Oettig-Roß 2008, S. 20

13.14 Feedbackregeln

Im Internet findet sich eine Übersicht von Antons (2000) zu den Feedbackregeln (vgl. www.toleranz-ist-nicht-akzeptanz.de).

Beschreibend

Ein Feedback sollte beschreibend und nicht bewertend oder interpretierend formuliert werden. „Sie haben alle fachlichen Aspekte bei der Durchführung der Pflegehandlung berücksichtigt" ist eine konkrete, beschreibende Rückmeldung. Oder: „Beim nächsten Mal wäre es besser, wenn Sie sich mehr Zeit für die Vorbereitung nehmen würden."

Konkret

Außerdem sollte ein Feedback so konkret wie möglich sein. Verallgemeinerungen sollten dabei vermieden werden. Wichtig ist die „Hier und Jetzt Situation" zu betrachten und dazu eine Rückmeldung zu geben. „Es wäre besser wenn Sie sich das nächste Mal zuerst die Hände waschen würden", „Es wäre toll, wenn Sie beim nächsten Gespräch etwas lauter sprechen würden".

Angemessen

Das bedeutet, die Situationen aller Beteiligten zu berücksichtigen und nicht nur die eigene Sichtweise auszudrücken. „Wie haben Sie die Anleitungs- und Beratungssituation erlebt? Was würden Sie beim nächsten Mal anders machen?"

Brauchbar

Das meint, dass ein Feedback Verhaltensweisen anspricht, die der Empfänger auch verändern kann. Ein Feedback, das sich z.B. auf die Stimme, körperliche Gegebenheiten oder das Alter etc. bezieht, sollte vermieden werden. „Es wäre wünschenswert, wenn Sie das nächste Mal etwas langsamer sprechen würden." Oder „Es wäre für den Gesprächsverlauf sinnvoll, Blickkontakt zu der Patientin zu halten."

Erbeten

Feedback sollte nur dann gegeben werden, wenn der Gesprächspartner darum bittet. Ein aufgezwungenes Feedback sollte vermieden werden, um keine Widerstände hervorzurufen. Optimal wäre eine konkrete Frage nach einer Rückmeldung, auf die der Beobachter dann antworten kann.

Zur rechten Zeit

Einer Person ein Feedback zu geben, sollte zu einem passenden Zeitpunkt erfolgen. Sie muss gefühlsmäßig, kognitiv und körperlich in der Lage sein, eine Rückmeldung zu erhalten. Optimal ist eine zeitnahe Rückmeldung. Grundsätzliche Abrechnungen sollten auf alle Fälle vermieden werden: „Sie sind immer so nervös."

Klar und genau formuliert

Eine Rückmeldung sollte klar und deutlich formuliert werden, um Missverständnisse zu vermeiden. Sie sollte sich auch auf einen abgegrenzten Bereich beziehen. Die Verwendung von „Ich-Botschaften" ist dabei wichtig. „Ich habe den Eindruck, dass Sie in der Durchführung der Pflegetechnik sehr sicher sind."

Korrekt

Ein Feedback sollte korrekt formuliert werden. Dazu sollten beide Gesprächspartner Gelegenheit haben. Bei Anleitungen oder Beratungen in der Pflege ist ein korrektes Feedback für die weitere Behandlung von Patientinnen ganz wichtig, damit keine Fehler oder Komplikationen in der Durchführung von Pflegetechniken entstehen. Beim Ansprechen von Fehlern oder der Korrektur ist ein hohes Maß an Sensibilität und Empathie sinnvoll, um die Motivation der Anleiteperson oder der Patientin zu erhalten und keine Widerstände oder Blockaden hervorzurufen.

13.15 Zehn Regeln für erfolgreiche Konfliktlösungen

1. Erkennen Sie den Konflikt.

Um eine problematische Arbeitssituation zu verbessern, ist es wichtig, eine Konfliktsituation überhaupt erst einmal wahrzunehmen. Manchmal erkennt man einen Konflikt an einer emotionalen Spannung oder anhand von Auseinandersetzungen und stetigen Diskussionen. Aber auch konkrete Blockaden oder Verweigerungshaltungen deuten auf einen Konflikt hin.

2. Rufen Sie sich die Entstehung des Konflikts ins Gedächtnis.

Zur Konfliktbewältigung ist es notwendig, den Entstehungshintergrund eines Konflikts bewusst wahrzunehmen. Gab es einen bestimmten Auslöser für den Konflikt? In welcher Situation ist der Konflikt entstanden?

3. Suchen Sie nach anderen Perspektiven.

Um einen Konflikt zu lösen, ist es bedeutsam, die Perspektive des Gegenübers in den Blick zu nehmen. Sich eine Lösung aus dessen Sichtweise vorzustellen, kann eine Möglichkeit sein, den Konflikt zu entschärften. Allein den anderen für die Konfliktsituation verantwortlich zu machen, stellt eine Blockade für eine gemeinsame Lösung dar. Auch Etikettierungen des anderen sind wenig hilfreich, um ein konstruktives Gespräch zu führen.

4. Nehmen Sie Ihren Konfliktpartner ernst.

Den Konfliktpartner abzuwerten oder auszugrenzen, verhindert eine gemeinsame Lösung. Beide benötigen für eine Konfliktbewältigung das Gefühl, ernst genommen und mit Respekt behandelt zu werden.

5. Bleiben Sie höflich.

Höflichkeit ist ein wichtiger Schlüssel für eine gelungene Kommunikation. Wenn Sie den anderen beleidigen oder anschuldigen, ist eine gemeinsame Konfliktbewältigung nicht mehr möglich. Dadurch werden massive Blockaden und Widerstände ausgelöst.

6. Seien Sie offen.

Die Bewältigung eines Konflikts ist immer nur dann möglich, wenn Sie bereit sind, auf den anderen zuzugehen und gemeinsam nach einer Lösung zu suchen. Wenn Sie sich verschließen oder der Eindruck von Desinteresse gezeigt wird, kann keine Entwicklung entstehen.

7. Bleiben Sie sachlich.

Zur Konfliktbewältigung ist eine Kommunikation auf der Ebene der Sachlichkeit sinnvoll. Der Ausdruck von heftigen Gefühlen, Vorwürfen oder persönlichen Angriffen sollte dabei vermieden werden, damit der Gegenüber nicht in eine Rechtfertigungshaltung gerät oder sich für weitere Gespräche verschließt.

8. Verringern Sie die Streitpunkte.

Es ist sinnvoll, das Konfliktthema einzugrenzen. Eine Generalabrechnung darüber, was man dem anderen schon immer sagen wollte, sollte vermieden werden. Der konkrete Konflikt sollte im Mittelpunkt stehen und nicht ein Sammelsurium von Konfliktpunkten.

9. Suchen Sie Gemeinsamkeiten.

Die Suche nach Gemeinsamkeiten zwischen den Konfliktpartnern ist der erste Schritt zu einer Lösung. Damit kann Vertrauen aufgebaut werden und die Sinnhaftigkeit der Konfliktbewältigung erlebt werden.

10. Nehmen Sie Hilfe an.

Wenn eine Konfliktbewältigung zwischen den Parteien nicht mehr möglich ist, sich die Seiten zu stark verhärten oder andere Schwierigkeiten auftreten, ist es sinnvoll, einen Konfliktmoderator für weitere Gespräche um Unterstützung zu bitten. Das können Supervisorinnen oder andere ausgebildete Moderatoren sein (vgl. http://xn-soft-skills-fr-projektmanager-xbd.de).

13.16 Gruppenarbeit zu Konflikten in der Pflege

Fallbearbeitung in Kleingruppen:
Konflikte von und mit:
- Schülerinnen
- Patientinnen
- Angehörigen
- Anderen Berufsgruppen

Arbeitsauftrag:
1. Bitte bilden Sie Gruppen zu den genannten Personengruppen.
2. Arbeiten Sie typische Konflikte der jeweiligen Personengruppe heraus.
3. Welche Lösungen kennen Sie aus dem Pflegealltag zur Konfliktbewältigung?
4. Werden Hilfestellungen bestimmter professioneller Kräfte einbezogen?
5. Nennen Sie einen optimalen Lösungsweg im Umgang mit den Konflikten.

13.17 Gruppenarbeit zu Konflikten in Beratungsbeziehungen

In einer pflegerischen Beziehung, die Anleitungs- und Beratungsanteile enthält, entstehen Konflikte zwischen einer Pflegekraft und einer Patientin.
1. Überlegen Sie, um welche Themen es sich dabei handeln könnte.
2. Nennen Sie typische Konfliktsituationen Ihres Pflegealltags mit Patientinnen.
3. Diskutieren Sie, welche Konfliktart hier im Vordergrund steht.
- Zielkonflikt
- Bewertungskonflikt
- Verteilungskonflikt
- Persönlicher Konflikt
- Beziehungskonflikt
- Rollenkonflikt
- Ethischer Konflik
4. Wie könnte eine Konfliktlösung mit der Patientin konkret umgesetzt werden?
5. Wie schätzen Sie die Qualität der Beziehungsgestaltung von der Pflegekraft in Bezug auf Empathie, Akzeptanz und Echtheit ein?
6. Wann wäre der Einbezug anderer professioneller Kräfte zur Unterstützung der Pflegekraft sinnvoll?

14 Beratung von pflegenden Angehörigen

14.1 Dimensionen von Pflegebedürftigkeit

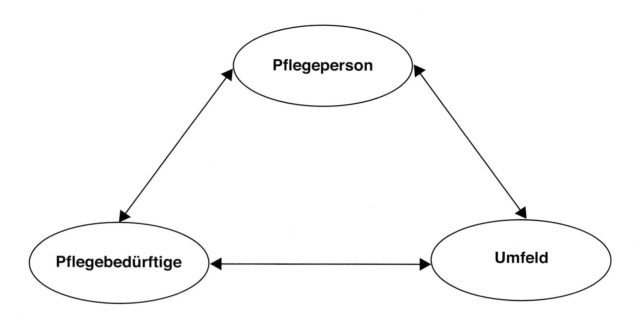

In der Beratung von pflegenden Angehörigen sollte der Blick sowohl auf die Situation der Pflegeperson, den Pflegebedürftigen und das Umfeld des Pflegealltags gerichtet werden. Problemstellungen ergeben sich meistens in der Kommunikation zwischen diesen Personen. Auf einer eher gesellschaftlichen Ebene ist zu berücksichtigen, dass die Beratung von pflegenden Angehörigen zuerst eine Leistung des Pflegeversicherungsgesetzes ist. Sie soll private Pflegepersonen unterstützen, damit eine fachgerechte häusliche Versorgung von Pflegebedürftigen gewährleistet ist. Aber auch in der stationären Pflege ist die Beratung von Angehörigen wichtig. Auch dort können Spannungen und Konflikte zwischen Angehörigen und Pflegebedürftigen oder Profis entstehen.

Die Daten zur Pflegebedürftigkeit verdeutlichen die gesellschaftliche Dimension des Themas. Die Pressemitteilung Nr. 429 vom 22.11.2010 des Statistischen Bundesamtes zeigt, dass „die Zahl der Pflegebedürftigen von 2,2 Millionen im Jahr 2007 auf 2,9 Millionen im Jahr 2020 und etwa 3,4 Millionen im Jahr 2030 ansteigen" wird. Die Zunahme bis 2020 beträgt 29 % und bis 2030 voraussichtlich 50 %. „In einer langfristigen Betrachtung bis zum Jahr 2050 ergibt sich eine Verdopplung der Zahl der Pflegebedürftigen auf dann 4,5 Millionen. Ursache für diese Zunahme ist die steigende Zahl älterer Menschen. Nach den Ergebnissen der aktuellen Bevölkerungsvorausberechnung wird die Zahl der 80-Jährigen und Älteren bis 2030 von 4,1 Millionen (2009) auf voraussichtlich 6,4 Millionen ansteigen. 2050 könnte diese Altersgruppe 10,2 Millionen Personen umfassen. Die Zahl der Pflegebedürftigen in diesem Alter würde dabei von 1,2 Millionen auf rund 2,2 Millionen im Jahr 2030 zunehmen (2050: 3,5 Millionen)" (http://www.paritaet-lsa.de/cms/63-0-Statistisches-Bundesamt-Demografischer-Wandel-fuehrt-zu-50-mehr-Pflegebedürftigen-im Jahr-2030.html.

Eine Pflegesituation sollte immer auch – im Sinne eines systemischen Ansatzes – den Blick auf das private Umfeld der pflegenden Angehörigen und der Pflegebedürftigen richten. Nicht nur die Motivation, die Pflege eines nahen Pflegebedürftigen zu übernehmen, sondern auch die Gestaltung und Bewältigung der Situation steht in einem unmittelbaren Zusammenhang zum privaten Umfeld.

Dabei können ganz unterschiedliche Situationen, Beziehungen, Konstellationen und Bewältigungsformen entstehen. Die Motivation, Pflegetätigkeiten zu übernehmen, wird in der Fachliteratur sehr umfassend und differenziert beschrieben. Nicht nur traditionelle Rollen-, Frauen- und Familienbilder, sondern auch moralische Verpflichtungen gegenüber einem Elternteil können bedeutsam sein. Auch finanzielle Aspekte oder die Verpflichtung durch einen Übergabevertrag in Bauersfamilien kann ein Grund zur Übernahme von häuslicher Pflege sein. Es gibt auch Familiensituationen, in denen eine problematische Beziehung zur Pflege führt, um all die Fürsorge und Zuwendung, die in der Vergangenheit nicht möglich war, nachzuholen.

Ein ganz zentrales Problem, das zur Überforderung in Pflegesituationen führt, ist die ungleiche Verteilung von Pflegeverantwortung und Pflegearbeit in Familien. Es gibt Familienstrukturen, in denen eine Hauptpflegeperson die meiste Verantwortung und Arbeit leistet und andere vor al-

lem hohe Erwartungen an die Hauptpflegeperson stellen, anstatt mit konkreter Arbeitsleistung eine Unterstützung zu gewähren. Durch diese hohen Erwartungen, ständige Kritik und permanente Abwesenheit entsteht dann bei den pflegenden Angehörigen nicht nur eine Überforderung sondern auch eine immense Frustration. Sie fühlen sich nicht nur alleine gelassen, ständig kritisiert sondern auch ungerecht behandelt. Aus Erfahrung gibt es nur wenige Pflegesituationen, in denen eine gerechte Verteilung von Verantwortung und Arbeit zwischen Familienangehörigen realisiert wird. Hier liegt für Beraterinnen ein ganz wichtiger Ansatzpunkt zur Organisation einer Pflegesituation. Es gibt auch Pflegesituationen, in denen die Personen des privaten Umfeldes eine völlig unterschiedliche Wahrnehmung im Ausmaß der Pflegebedürftigkeit und im Einbezug von professionellen Kräften zeigen. Aufgrund von Schuldgefühlen gegenüber den pflegenden Angehörigen fällt es manchen Personen des privaten Umfeldes auch schwer, ein angemessenes Maß an Anerkennung und Wertschätzung für die geleistete Arbeit mitzuteilen (vgl. Becker 2008).

14.2 Das öffentliche Umfeld von pflegenden Angehörigen

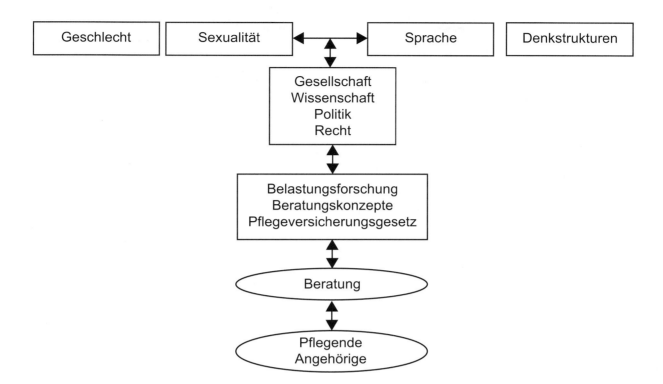

Die Beratung von pflegenden Angehörigen übernehmen unterschiedlich ausgebildete professionelle Kräfte: Pflegekräfte, Ärztinnen, Sozialarbeiterinnen, Pädagoginnen, verschiedene Therapeutinnen, Psychologinnen, Psychiaterinnen etc. Die Beratung findet entweder im Kontext und Rahmen des Pflegeversicherungsgesetzes oder in einem anderen sozialen, finanziellen und administrativen Zusammenhang statt. Diese Profis sind in einem sehr unterschiedlichen Maß zur Theorie und Praxis der Beratung von pflegenden Angehörigen ausgebildet. Darüber hinaus werden in der Fachliteratur sehr verschiedene theoretische Ansätze zur Beratung von pflegenden Angehörigen diskutiert und gelehrt. Je nach Einbezug der Ergebnisse und Interpretationsweisen der Belastungsforschung werden verschiedene Beratungskonzepte zur Entlastung, Begleitung und Beratung von privaten Pflegepersonen entwickelt. Innerhalb dieser Beratungskonzepte zeigen sich dann divergierende Vorstellungen zur gesellschaftlichen Verantwortung, zur Aufgabe der Wissenschaft, den Aktivitäten der Politik und den Ausführungen im Recht in Bezug auf private Pflegesituationen. Im Blick auf die Forschungsergebnisse der Belastungsforschung, der Beratungskonzepte und des Pflegeversicherungsgesetzes und dem Einbezug der gesellschaftlichen, wissenschaftlichen, politischen und rechtlichen Situation in Deutschland ist es möglich, den Pflegediskurs unter folgenden Analyseebenen zu strukturieren: Aussagen zu den Kategorien Geschlecht, Sexualität sowie Sprache und Denkstrukturen. Mit der Betrachtung dieser Kategorien und deren Ausformungen ist es möglich zu verstehen, warum vorwiegend Frauen häusliche Pflege von Angehörigen leisten. Es wird auch deutlich, welche Verantwortung und Veränderung auf einer gesellschaftlichen, wissenschaftlichen, politischen und rechtlichen Ebene angestrebt werden sollte, um die überaus prekäre gesundheitliche Situation – insbesondere von Frauen – zu verbessern. Für eine optimale Gestaltung häuslicher Pflege reicht es nicht aus, Beratungen anzubieten oder teilkasko Leistungen des Pflegeversicherungsgesetzes anzuführen, sondern es gilt, grundsätzliche Diskussionen anhand der Kategorien zu führen, um dann konkrete Verbesserungen in allen genannten Bereichen umzusetzen (vgl. Becker 2008).

14.3 Anforderungen an häusliche Pflege durch Angehörige

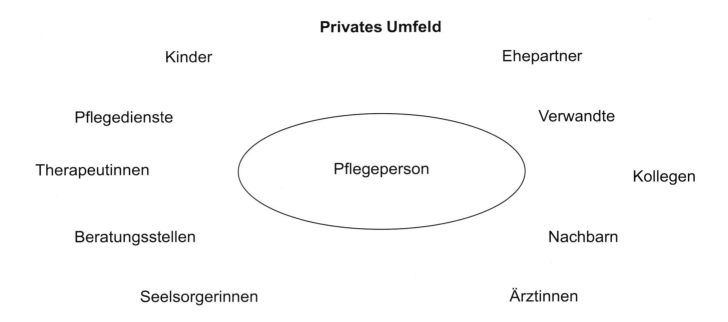

Die häusliche Pflege von Angehörigen wird von verschiedenen Anforderungsprofilen und Erwartungshaltungen gestaltet. Neben einer subjektiven, eher alltagstheoretischen Perspektive der Beteiligten ist spätestens durch die Etablierung des Pflegeversicherungsgesetzes nun eine professionelle und pflegefachliche Perspektive in die häusliche Pflege aufgenommen worden. Von den privaten Pflegepersonen werden nun professionelle Kommunikationsstandards erwartet. Sie sollen einfühlsam und verständnisvoll mit dem Pflegebedürftigen umgehen. In Bezug auf die Erkrankung und damit verbundenen Pflegemaßnahmen sollen sie informiert und kompetent sein. Sie sollen auf die Situation des Pflegebedürftigen und mögliche Probleme flexibel reagieren können. Grundsätzlich sollten sie vorausschauendes und beschützendes Verhalten zeigen. Um diese ganzen Anforderungen bewältigen zu können, müssen pflegende Angehörige extrem belastbar sein.

Im Blick auf die Ergebnisse empirischer Untersuchungen fällt auf, dass dieses Anforderungsprofil zu deutlichen Überforderungen oder Krankheiten bei den Pflegepersonen führen kann. Eine große Gruppe pflegender Angehöriger hat vor Beginn der Pflegesituation selbst erhebliche gesundheitliche Einschränkungen. Es zeigt sich auch die Tendenz, dass immer öfter Pflege von sehr alten Menschen übernommen wird. Die Pflege zwischen einer Generation steigt zugunsten der Pflege zwischen verschiedenen Generationen. Professionelle Kräfte sollten sich dieser Entwicklungen bewusst sein und ihre eigenen Erwartungen an Pflegepersonen immer kritisch reflektieren. Für viele Angehörige ist die Versorgung eines pflegebedürftigen Familienangehörigen eine wichtige Tätigkeit. Sie gibt ihnen Sinn im Leben und sie können in der Pflegesituation die Sorge und Fürsorge zurückgeben, die sie erlebt haben. Standardisierte und überhöhte Erwartungshaltungen des Umfeldes können auch zur Frustration und Ausbildung von Erkrankungen bei den Pflegepersonen führen. Die gesundheitlichen Einschränkungen der pflegenden Angehörigen sind nicht nur eine individuelle Belastung, sondern wirken sich auch direkt auf die Pflegesituation aus. Langfristig kann damit nicht nur die Qualität der Pflege sondern die grundsätzliche Versorgung im häuslichen Bereich gefährdet sein.

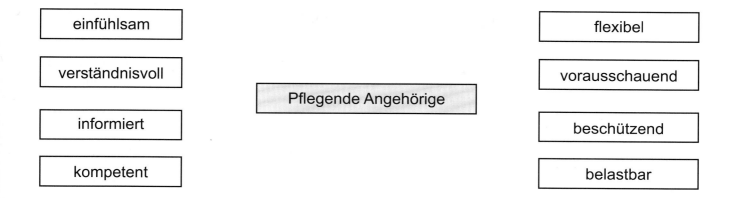

14.4 Reaktionen von Angehörigen auf häusliche Pflege

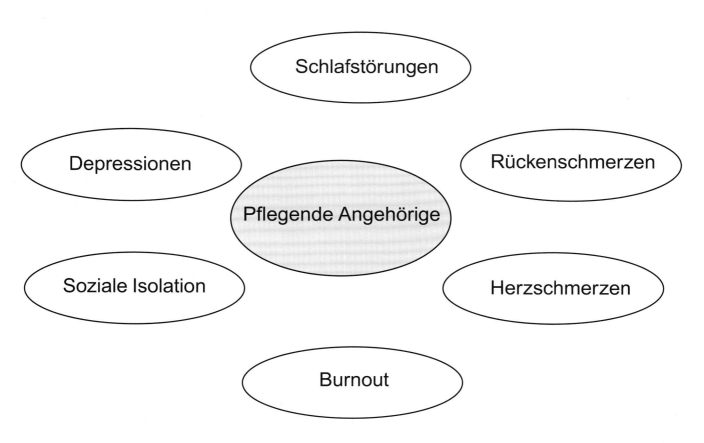

Durch die Pflegearbeit und das Zusammenleben mit Pflegebedürftigen können unterschiedliche gesundheitliche Beeinträchtigungen bei den Pflegepersonen entstehen. Insbesondere durch die Betreuung von nachtaktiven Demenzkranken können Schlafstörungen ausgelöst werden. Aufgrund mangelnder Regenerationsmöglichkeiten, der Auseinandersetzung mit schwierigem Verhalten aber auch aufgrund körperlich anstrengender Pflegetätigkeiten kann sich bei den pflegenden Angehörigen eine problematische gesundheitliche Situation zeigen. Rückenschmerzen, Herzschmerzen, Burnout, Depressionen und Tendenzen zur sozialen Isolation deuten auf eine immense Stresssituation mit einer chronischen Überforderung hin. Es gibt Pflegekonstellationen, in denen der Focus so stark auf den Pflegebedürftigen gerichtet ist, dass die gesundheitliche Situation der pflegenden Angehörigen völlig aus dem Blick gerät. Hier sind alle professionellen Kräfte aufgefordert, mit einem sensiblen Blick und speziellen Interventionen auf die Überforderung hinzuweisen und alternative Betreuungsformen anzubieten. Manche Angehörige sind so massiv von Verantwortungs- und Schuldgefühlen getrieben, dass eine Alternative zur häuslichen Pflege nicht in den Blick genommen werden kann. Erst wenn diese Angehörigen physisch und psychisch vollständig zusammenbrechen, wird es möglich, über alternative Betreuungsformen nachzudenken und diese in der häuslichen Pflege zu implementieren. Aspekte zur Verbesserung der Situation sind der Einbezug von entlastenden Diensten oder Institutionen, mehr freie Zeit für die Pflegeperson, um eigenen Interessen nachzugehen, und psychosoziale Beratungsangebote, um sich emotional zu entlasten.

Ein weit verbreitetes Problem von pflegenden Angehörigen ist eine problematische Balance zwischen den Wünschen und Bedürfnissen der Pflegebedürftigen und der eigenen Person herzustellen und langfristig aufrecht zu erhalten. Nur wenn diese Balance im Pflegealltag immer wieder aufgebaut wird, können schwerwiegende gesundheitliche Probleme vermieden werden.

14.5 Pflegende Frauen

Häusliche Pflege von Angehörigen ist in der Mehrzahl eine Arbeit, die von Frauen geleistet wird. Insgesamt ist zu erkennen, dass die Anzahl der pflegenden Männer in den letzten Jahren gestiegen ist. Töchter, Schwiegertöchter und Ehefrauen übernehmen oftmals die Versorgung von pflegebedürftigen Familienmitgliedern bis an die Grenzen ihrer psychischen und physischen Leistungsgrenze.

Dabei schlittern die Frauen in die Pflegesituationen langsam hinein, ohne eine wirklich bewusste Entscheidung für oder gegen die Übernahme der Pflegeleistungen zu treffen. Erwartungen der Pflegebedürftigen, anderer Familienmitglieder, der Nachbarschaft, der Verwandtschaft, des Freundeskreises aber auch eigene Ansprüche führen zu Situationen, in denen massive gesundheitliche Probleme aufgrund einer kontinuierlichen Überforderung entstehen können.

Pflegende Töchter haben je nach Alter das Problem, dass sie nicht nur die eigene Familie mit Kindern und Ehemann versorgen müssen, sondern dann neben der Erwerbstätigkeit auch noch Pflegeleistungen für die eigenen Eltern oder Schwiegereltern erbringen. Insbesondere für jüngere Frauen erfordert das einen Spagat, in dem die eigenen Wünsche und Bedürfnisse zugunsten von anderen untergehen. Für ältere Töchter besteht das Problem, dass sie nach der Familienphase, in der sie sich um die Kinder gekümmert haben, nun etwas für sich selbst machen möchten, um eigene Lebenswünsche zu erfüllen. Die Anforderungen einer Pflegebedürftigkeit von Eltern stehen dann wieder der Verwirklichung von eigenen Wünschen und Bedürfnissen entgegen.

Pflegende Schwiegertöchter sind oftmals mit hohen Erwartungen des Ehemannes und der Schwiegereltern zur Übernahme von Pflegeleistungen konfrontiert. Sie sollen Menschen pflegen, zu denen oft eine distanziertere Beziehung besteht als zu den eigenen Eltern. Insbesondere die Versorgung von einem Schwiegervater ist bei vielen Schwiegertöchtern mit einem hohen Maß an Schamgefühlen verbunden. Während die Pflege durch eine Schwiegertochter in manchen Familien selbstverständlich ist, ist die Versorgung von Pflegebedürftigen durch einen Schwiegersohn eher unüblich. Das zeigt, dass die Erwartungshaltungen an Schwiegertöchter ganz anders ausgeprägt sind als an Schwiegersöhne.

Bei pflegenden Ehefrauen liegen teilweise aufgrund des höheren Alters eigene gesundheitliche Probleme vor. Trotz eigener Erkrankungen übernehmen sie Pflegeleistungen für ihren Ehemann. Sie sind mit anderen Themen belastet als die Töchter. Bei den Ehefrauen besteht ein Problem darin, dass sie die Rollenverteilung in der Ehe verändern und an die neue Situation anpassen müssen. Sie sind gezwungen, die Beziehung zu ihrem Ehemann umzudefinieren, sich mit dem Ende der Ehe aber auch mit dem eigenen Tod zu beschäftigen.

Die Fachliteratur beschreibt, dass pflegende Frauen andere Schwierigkeiten in der häuslichen Pflege erleben als pflegende Männer. Frauen haben eher das Problem, dass sie eigene Grenzen nicht wahrnehmen und durchsetzen. Sie stellen sich bedarfsorientiert auf die Pflegesituation ein, anstatt sich budgetorientiert über eigene Grenzen bewusst zu werden. In vielen Fällen organisieren sie erst professionelle Unterstützung, wenn sie psychisch und physisch total erschöpft sind. Frauen pflegen tendenziell auch in jüngeren Lebensjahren als Männer. Bei den pflegenden Männern fällt auf, dass vorwiegend Ehemänner ihre pflegebedürftige Ehefrau versorgen. Die Anzahl von pflegenden Söhnen ist bislang noch kaum empirisch messbar (vgl. Becker 2008).

Ein zentraler Problembereich bei den Männern ist die Verrichtung von körperlich nahen Pflegeleistungen. Für diese Tätigkeiten werden oft professionelle Pflegekräfte eingesetzt. Eine Tendenz besteht darin, dass Männer früher und öfters instrumentelle Hilfe in Anspruch nehmen als Frauen. Sie setzen wesentlich früher Grenzen und haben bei dem Einbezug professioneller Hilfen weniger Schuldgefühle als Frauen (vgl. Becker 2008).

14.6 Entlastungsbereiche für pflegende Angehörige

- Flexible Betreuungsangebote
- Entlastung von der Pflege
- Beratungsangebote
- Ausweitung der sozialen Sicherung
- Anerkennung geleisteter Arbeit
- Soziale Unterstützung

Pflegende Angehörige sind oftmals in einer massiven Überforderungssituation. Um sie zu entlasten, sind flexible Betreuungsangebote für Pflegebedürftige sehr wichtig. Das kann eine Tagespflegeeinrichtung, Kurzzeitpflege, stundenweise Betreuung in einer Institution, Nachtpflege oder eine stationäre Altenpflegeeinrichtung sein. In manchen Städten gibt es spezielle Angebote zur Betreuung von demenzkranken Menschen. Kirchen und andere Institutionen bieten auch stundenweise Begleitung zu Hause oder in einer Institution an. Es gibt auch sehr flexible Angebote von Palliativstationen oder Hospizdiensten für die Versorgung von Pflegebedürftigen. In den letzten Jahren hat sich eine sehr vielfältige Betreuungslandschaft entwickelt. Ein Problem dabei ist, dass die Kosten nicht in allen Fällen komplett von den Pflegekassen oder Krankenkassen übernommen werden. Ein anderes Problem besteht in der Übersicht der Angebote und der Vermittlung der Dienste. Im Rahmen der Weiterentwicklung des Pflegeversicherungsgesetzes sollen im gesamten Bundesgebiet Pflegestützpunkte aufgebaut werden, die zur Organisation und Koordination einer Pflegesituation angefragt werden können. Ob die Mitarbeiterinnen die Komplexität einer Pflegesituation wirklich abschätzen können und dann passende Entlastungsangebote vermitteln können, bleibt abzuwarten.

Eine Entlastung für pflegende Angehörige können aber nicht nur stationäre Angebote sein, sondern auch die ganze Vielfalt ambulanter Dienste. In manchen Pflegesituationen ist allein eine Unterstützung bei der Hausarbeit oder der Versorgung mit Essen durch professionelle Dienste eine wichtige Entlastung. Auch die Frage, ob andere Familienangehörige, Verwandte, Nachbarn oder Freunde zur Bewältigung einer Pflegesituation eingebunden werden können, ist ein Ansatzpunkt zur Entlastung von pflegenden Angehörigen.

Durch den Aufbau der Pflegestützpunkte sollte die Beratungsvielfalt in Deutschland transparenter werden. Insbesondere in größeren Städten gibt es zusätzlich noch eine kaum überschaubare Palette von Beratungsangeboten, an die sich pflegende Angehörige wenden können z.B. Deutsche Alzheimer Gesellschaft, Rheumaliga, Deutsche Schlaganfallhilfe etc.

Wenn eine Eingruppierung der Pflegeversicherung erfolgt ist, haben Pflegepersonen ein Recht auf Leistungen zur sozialen Sicherung. Sie können Beiträge zur Rentenversicherung geltend machen. Hier wäre noch ein erheblicher Verbesserungsbedarf seitens des Gesetzgebers notwendig. Nicht nur die Beiträge zur Rentenversicherung sondern auch Beiträge für weitere soziale Sicherungen sind sehr gering und können bei einer langen Pflegezeit keine wirkliche Alternative zu einer Berufstätigkeit sein.

Die Belastung in häuslichen Pflegesituationen ist in den letzten Jahrzehnten zunehmend als gesellschaftliche Frage diskutiert worden. Das Pflegeversicherungsgesetz ist auch entstanden, um die Situation von pflegenden Angehörigen zu verbessern. Die Anerkennung geleisteter Pflegearbeit wird allerdings noch viel zu gering bewertet. Nicht nur in den Beträgen des Pflegegeldes, der sozialen Sicherung sondern auch in der gesellschaftlichen Anerkennung. Hier gilt es, alle verschiedenen Ebenen der sozialen Unterstützung für pflegende Angehörige auszuweiten. Die Angebote müssen insbesondere auch für sehr alte Menschen durchschaubar und transparent sein. Sie müssen aber auch finanzierbar und passgenau für die jeweiligen Angehörigen und Pflegebedürftigen sein.

14.7 Beratung von pflegenden Angehörigen

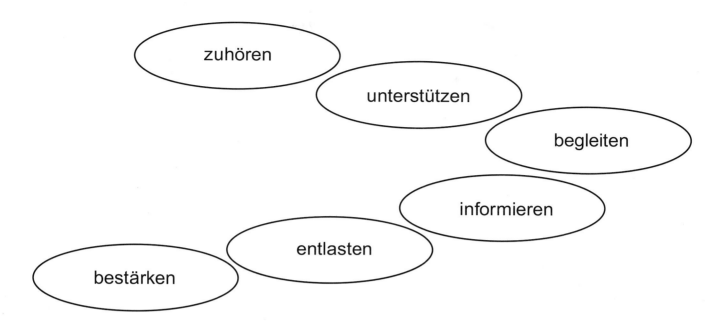

Empirische Untersuchungen zur Situation von pflegenden Angehörigen zeigen, dass deren Belastungsqualität auch nach Einführung des Pflegeversicherungsgesetzes nicht signifikant gesunken ist. Die Beratung von pflegenden Angehörigen ist eine sehr anspruchsvolle Aufgabe. Um die Pflegesituationen in ihrer ganzen Tragweite und Problematik zu verstehen, müssen Beraterinnen vielfältige Kenntnisse haben. Es gilt nicht nur häusliche Pflegesituationen mit einem hohen Maß an pflegerischer Fachkompetenz einzuschätzen, sondern auch Hilfestellungen in zwischenmenschlichen Konfliktsituationen, in rechtlichen Bestimmungen und Antragsverfahren aber auch in der Vermittlung von weiteren professionellen Angeboten anzubieten.

Oftmals suchen pflegende Angehörige erst dann eine Beratung auf, wenn Schwierigkeiten in der Pflegesituation entstanden sind. Eine Überforderung in der häuslichen Pflege, zunehmende gesundheitliche Probleme der Pflegeperson, eine gravierende Verschlechterung der Situation des Pflegebedürftigen, finanzielle Schwierigkeiten oder Konflikte mit anderen Familienmitgliedern, eventuell auch professionellen Kräften sind Gründe, die zu einer Beratung führen. In der Beratungssituation ist es zuerst ganz wichtig, die Angehö-

rigen ausführlich ausreden zu lassen. Sie sollten die Möglichkeit haben, sich aussprechen zu können. Nicht nur um dadurch einen Blick für die Problemsituation zu erhalten, sondern auch damit sich die pflegenden Angehörigen entlasten können. Sie sind oft sozial sehr isoliert und haben wenige Möglichkeiten, ausführlich über die Pflegesituation zu sprechen. Hilfreich ist deshalb, genügend Zeit und einen Raum bereitzustellen, dass sie all ihre Sorgen, Nöte und Schwierigkeiten in einem vertraulichen Gespräch mitteilen können. Die Einhaltung der Schweigepflicht gegenüber der Pflegekasse sollte dabei unbedingt gewahrt werden.

Die Beratung sollte sowohl psychoemotionale Aspekte berücksichtigen als auch Lösungsmöglichkeiten für die Bewältigung der Problemstellung ansprechen. Die Interventionen sollten punktuell und passgenau auf die jeweilige Situation ausgerichtet sein. Manche Angehörige sind emotional so überfordert, dass sie für eine konkrete Lösung nicht offen sind und viel Zeit brauchen, um über die Belastungen zu sprechen. Manche Angehörigen haben auch massive Schuldgefühle, wenn sie alternative Betreuungsangebote in den Blick nehmen.

Ein ganz zentrales Thema in der Beratung von pflegenden Angehörigen sollte die Wahrnehmung der Leistungspotenziale und der Leistungsgrenzen sein. Dabei sollten die Beraterinnen die Wahlfreiheit für oder gegen häusliche Pflege bzw. deren Zwischenlösungen verdeutlichen. Auch der gesundheitliche Abbauprozess der Pflegebedürftigen ist oftmals eine Schwierigkeit. Hier gilt es, mit Einbezug von medizinischem Fachwissen Zusammenhänge zu verdeutlichen. Beraterinnen sollten auf die gesamte Situation sensibel reagieren, geleistete Betreuungsarbeit anerkennen und die Angehörigen bestärken, eigene Wünsche, Bedürfnisse und Interessen wieder aufzunehmen, um sich gesundheitlich zu stabilisieren, aber auch um Perspektiven für die Zeit nach der Pflege zu entwickeln.

15 Pflegefachkräfte als Beraterinnen

Durch die Neugestaltung des Krankenpflegegesetzes (2004) aber auch durch die Etablierung des Pflegeversicherungsgesetzes (1995) ist Beratung als Aufgabe von Pflegekräften definiert worden. Sicher wurden auch vorher Pflegebedürftige und Angehörige von Pflegekräften beraten, aber nun hat diese Aufgabe einen gesetzlichen Rahmen. Im Krankenpflegegesetz wird Beratung in den Zusammenhang mit „Anleiten" und „Unterstützen" von Pflegebedürftigen und Angehörigen gebracht. Darüber hinaus findet sich im Pflegeversicherungsgesetz auch der Aufgabenbereich zur „Begutachtung" von häuslichen Pflegesituationen.

Der Beratungskontext ist insgesamt sehr verschieden. Beratungen finden oftmals integriert in den Pflegeprozess statt. Innerhalb einer stationären Versorgung werden Beratungen mit Pflegebedürftigen und Angehörigen durchgeführt. Diese Beratungen werden von Pflegekräften geleistet, die auch für die restliche pflegerische Versorgung zuständig sind. Zunehmend gibt es allerdings auch Pflegekräfte, die für spezielle Problemstellungen ausgebildet sind und dann nur für Beratungen zu einer bestimmten Fragestellung Kontakt zu Patientinnen und Angehörigen aufnehmen. Dazu gehören Pflegekräfte, die eine Expertenausbildung zum Thema Kontinenz, Wundversorgung oder zu demenziellen Erkrankungen absolviert haben. Es gibt auch Pflegekräfte, die z.B. nur Beratungen mit Frauen nach Brustoperationen durchführen.

In Fortbildungen mit Pflegekräften wird ein wesentlicher Unterschied zwischen der Beratungstätigkeit in der stationären Akutversorgung und der ambulanten Pflege deutlich. In den stationären Einrichtungen der Akutversorgung ist die Liegezeit der Patientinnen sehr kurz und es bleibt aufgrund der Arbeitsdichte nur ganz wenig Zeit, um ausführliche Beratungsgespräche zu führen. In der ambulanten Versorgung hat Beratung demgegenüber eine wesentlich höhere alltagsrelevante Bedeutung.

Um kompetente Beratungen durchzuführen, ist es für Pflegekräfte wichtig, ihre eigene Rolle und das Aufgabengebiet genau zu benennen, aber auch abzugrenzen. Grundsätzlich wäre es wünschenswert, wenn eine Pflegekraft die gesamten Problemstellungen von Pflegebedürftigen und deren Angehörigen erkennen kann. Wenn sie im Stande ist, die gesamte Situation im Überblick wahrzunehmen, dann gilt es, die Möglichkeiten und Zuständigkeiten der Pflegekräfte festzulegen und den weiteren Einbezug von anderen professionellen Kräften zu organisieren und zu koordinieren.

Die klare Definition der Rolle von Pflegekräften und die Abgrenzung von Zuständigkeitsbereichen sind ganz entscheidend dafür, Überforderungen, Frustrationen und Burnout zu vermeiden. Pflegekräfte können zu den pflegerelevanten Themen ihrer Ausbildung Anleitungen und Fachberatungen durchführen. Sie können teilweise auch bei Konflikten oder psychoemotionalen Schwierigkeiten Pflegebedürftige und Angehörige bestärken und unterstützen. Pflegekräfte können aber nicht die Arbeit von Sozialarbeiterinnen, Psychologinnen oder Seelsorgerinnen ersetzen oder abfangen. Dazu sind sie nicht ausgebildet und können demzufolge nur auf die Kooperation mit diesen Berufsgruppen verweisen.

Beratung in der Pflege ist eine begrenzte, kurzzeitige und kurzweilige Interventionsform. Sie bezieht sich auf einen relativ klar definierten Themenbereich. Sie beschäftigt sich vor allem mit der Anleitung und Vermittlung von relevanten pflegerischen Techniken und Fachwissen. Beratung in der Pflege ist auf eine enge Kooperation mit anderen an der Versorgung von Patientinnen beteiligten Fachkräften angewiesen und sollte die Zusammenarbeit organisieren und koordinieren.

Eine umfassende und fachspezifische Betreuung von Patientinnen mit schweren psychischen Erkrankungen erfordert spezielle Zusatzqualifikationen. Auch die Betreuung von Patientinnen auf Palliativstationen und in Hospizen ist eine Tätigkeit, die weiterer Ausbildung bedarf.

15.1 Die Wahrnehmung von eigenen Grenzen in der Beratung

Grundhaltungen zur Kommunikation, Anleitung und Beratung beschreiben die drei wesentlichen Merkmale nach Carl R. Rogers: Empathie (Einfühlungsvermögen), Akzeptanz (Wertschätzung) und Kongruenz (Echtheit). Diese Verhaltensweisen sollten die Kommunikation und Gesprächsführung mit Pflegebedürftigen und Angehörigen kennzeichnen. Nun gibt es aber auch Situationen im Pflegealltag, in denen es nicht mehr möglich ist, ein empathisches und wertschätzendes Verhalten zu zeigen. Totaler Stress, eine Notfallsituation nach der anderen, Kritik von Kolleginnen, Personalabbau oder ein hoher Krankenstatus, um nur einige Hürden und Belastungen des Pflegealltags zu nennen. In solchen Situationen ist es ganz bedeutsam, die eigenen Gefühle der Überforderung, Frustration und Abwehr wahrzunehmen. Pflegekräfte können in solchen Situationen nicht den ganzen Tag empathisch und wertschätzend auf Patientinnen, Angehörige, Kolleginnen und andere professionelle Kräfte eingehen. Das ist eine völlig überhöhte und unrealistische Erwartungshaltung, die letztlich nur Frustration erzeugt. Es gibt auch Personen, die von Pflegekräften als unsympathisch, frech und nörgelnd erlebt werden. Zu diesen Personen eine empathische von Wertschätzung getragene Haltung aufzubauen, ist manchmal sehr schwierig.

Die Wahrnehmung der eigenen Gefühle ist ein erster Schritt einer Überforderung zu begegnen. Dann ist es bedeutsam, zu klären, ob eine Beratung wirklich noch am selben Tag stattfinden muss oder ob ein anderer Zeitpunkt nicht sinnvoller wäre. Bei problematischen Personenkonstellationen stellt sich auch die Frage, ob es nicht besser wäre, wenn eine Kollegin die Beratung durchführt.

Bei sehr schwierigen Patientinnen und Angehörigen ist es auch wichtig, sich vor emotionalen Belastungen und negativen Gefühlen zu schützen. Eine Möglichkeit besteht darin, klare Gesprächszeiten und eine kurze Gesprächsdauer zu vereinbaren. Teilweise ist es auch hilfreich, das Gespräch klar zu strukturieren, um nicht zu jedem Termin ein hohes Maß an Aggression aushalten zu müssen.

Es gibt Beraterinnen, die bewusst durch einen Tisch eine Barriere zu den Patientinnen aufbauen. Insgesamt gibt es sehr kreative Möglichkeiten, Grenzen in Beratungen zu setzen. Manche Beraterinnen ziehen sich grundsätzlich Jacken an, um sich vor den Gefühlen von Patientinnen zu schützen. Andere waschen sich nach einem Gespräch die Hände oder öffnen das Fenster von einem Beratungsraum. Es besteht auch teilweise die Möglichkeit, nach einer schwierigen Beratung eine Tasse Tee zu trinken, etwas Leckeres zu essen oder kurz die Umgebung zu wechseln. Optimal wäre ein kurzer Aufenthalt in einem anderen Raum, einem Balkon oder einem Außenbereich.

Aus der gestalttherapeutischen Arbeit gibt es darüber hinaus sehr kreative Wege zur Wahrnehmung und Stabilisierung von eigenen Grenzen. In Supervisionszusammenhängen ist es möglich, den eigenen persönlichen Raum mit Tüchern in Form von einem Kreis auf den Boden zu legen. Oder aber mit Gymnastikreifen oder Seilen den eigenen Raum und die eigenen Grenzen darzustellen. Eine andere Möglichkeit besteht darin, mit Fellen, Decken oder Tüchern in der Reflexion von Beratung einen Schutz um den eigenen Körper wahrzunehmen und aufzubauen. Mit diesen Übungen wird das Thema „Nähe und Distanz" aber auch die Frage nach dem Schutz vor negativen Gefühlen angesprochen und bearbeitet. Pflegetätigkeiten und insbesondere Beratungen in der Pflege können sehr anstrengend, belastend und kraftzehrend sein. Deshalb ist die Gestaltung von einer passenden Nähe und Distanz aber auch der Schutz vor Belastungen ganz besonders wichtig.

15.2 Kooperation mit anderen beratenden Profis

Die erste Aufklärung eines Patienten über eine Erkrankung, die Diagnostik dazu und Behandlung obliegt der zuständigen Ärztin. Die Aufgabe von Pflegekräften besteht darin, die ärztliche Aufklärung zu unterstützen oder zu ergänzen. Manche Patientinnen sind von einem ärztlichen Gespräch so überfordert, dass danach ganz viele Fragen für sie entstehen. Pflegekräfte sollten dann auf diese Fragen eingehen und pflegerelevante Zusammenhänge erklären können. Die Zusammenarbeit und Kooperation zwischen Pflegekräften und den zuständigen Ärztinnen ist für die Versorgung von Patientinnen und Angehörigen sehr bedeutsam. Auch die Abstimmung über Beratungsthemen und Beratungsschwerpunkte sollte für die jeweilige Berufsgruppe transparent sein.

Darüber hinaus ist die Kooperation mit Krankengymnasten, Ergotherapeuten und anderen Therapeuten für die Gestaltung von Beratungen durch Pflegekräfte bedeutsam. Es sollte nicht nur deutlich werden, wer wann was macht, sondern auch eine einheitliche Behandlungsform und Beratungsstruktur abgestimmt werden.

Bei der Versorgung von chronisch erkrankten Patientinnen für die eine umfassendere Versorgung im häuslichen Bereich oder sogar ein stationärer Aufenthalt in einer Altenpflegeeinrichtung organisiert werden muss, ist der Einbezug und die Zusammenarbeit mit einem sozialen Dienst oft notwendig. Dieser organisiert nicht nur pflegerische Dienste sondern auch Hilfsmittel für eine häusliche Pflege. Er regelt zusätzlich die administrative sowie finanzielle Seite einer Pflegebedürftigkeit in Absprache mit den Patientinnen und Angehörigen.

Je nach Situation sind Beratungsinterventionen auch mit gesetzlichen Betreuerinnen zu koordinieren. Sie regeln gesundheitliche Fragen und/oder finanzielle Aspekte für Pflegebedürftige. In vielen Fällen übernehmen Familienangehörige diese Form der gesetzlich bestimmten Sorge.

Der Einbezug von Seelsorgerinnen ist für manche Patientinnen oder Angehörige hilfreich. Je nach Angebot der Kliniken oder Gemeinden können sie – in Abhängigkeit zur Religionszugehörigkeit – einen wichtigen Teil in der Begleitung von Patientinnen und Angehörigen übernehmen. Die geistige und spirituelle Unterstützung insbesondere von schwerkranken Patientinnen eröffnet eine ganz andere Perspektive auf eine Erkrankung und wird oftmals als sehr bereichernd erlebt.

Es gibt auch Patientinnen oder Angehörige, die sich für eine psychologische Begleitung oder Behandlung im Zusammenhang mit einem Krankheitsgeschehen entscheiden. Insbesondere bei psychischen oder psychosomatischen Erkrankungen ist eine psychotherapeutische Behandlung sinnvoll. Hier werden je nach Ausrichtung der Therapie Gründe zur Entstehung einer Erkrankung besprochen, Verhaltensweisen reflektiert und Lösungsmöglichkeiten für Problemstellungen erarbeitet. In großen Kliniken gibt es speziell für krebskranke Patientinnen einen psychoonkologischen Dienst.

In den letzten Jahren wurden die Versorgungsmöglichkeiten für schwerkranke und sterbende Patientinnen ausgebaut. Der Einbezug von Palliativstationen oder die Betreuung in Hospizen bzw. mit Hospizdiensten kann für manche Patientinnen oder Angehörigen eine große Entlastung darstellen.

Auch wenn die ambulante gerontopsychiatrische Versorgung in Deutschland große Lücken aufweist, so besteht in einzelnen Regionen auch die Möglichkeit, diese Dienste in die Versorgung von psychisch kranken Menschen einzubeziehen.

Die Zusammenarbeit mit Fußpflegerinnen und Friseurinnen erscheint in dieser Auflistung vielleicht unpassend. Aber auch diese professionellen Kräfte stehen Pflegebedürftigen beratend zur Seite und können für Angehörige und Pflegekräfte nicht nur Entlastung sondern auch Unterstützung bieten.

Auch die Kooperation mit Reinigungsdiensten, Haushaltskräften und anderen Servicemitarbeiterinnen kann für die Versorgung von Patientinnen und Angehörigen bedeutsam sein.

In manchen Krankenhäusern und Altenpflegeeinrichtungen wird ein Teil der Begleitung auch von ehrenamtlichen Mitarbeiterinnen wie z.B. den „Grünen Damen" übernommen. Der Austausch über Schwierigkeiten, Problemstellungen und Ansatzpunkte in der Betreuung von Patientinnen und Angehörigen kann für die weitere Versorgung und Intervention für Pflegekräfte hilfreich sein.

15.3 Selbstsorge von Pflegekräften

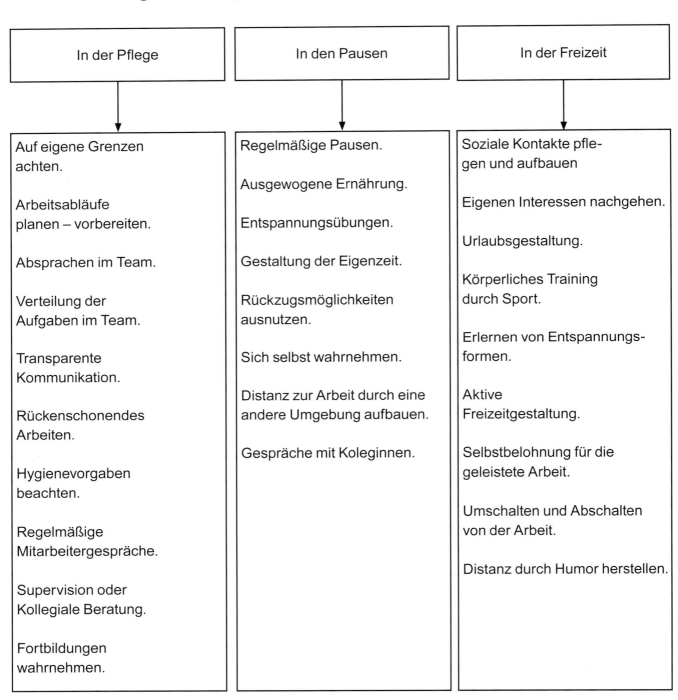

In der Pflege	In den Pausen	In der Freizeit
Auf eigene Grenzen achten.	Regelmäßige Pausen.	Soziale Kontakte pflegen und aufbauen
Arbeitsabläufe planen – vorbereiten.	Ausgewogene Ernährung.	Eigenen Interessen nachgehen.
Absprachen im Team.	Entspannungsübungen.	Urlaubsgestaltung.
Verteilung der Aufgaben im Team.	Gestaltung der Eigenzeit.	Körperliches Training durch Sport.
Transparente Kommunikation.	Rückzugsmöglichkeiten ausnutzen.	Erlernen von Entspannungsformen.
Rückenschonendes Arbeiten.	Sich selbst wahrnehmen.	Aktive Freizeitgestaltung.
Hygienevorgaben beachten.	Distanz zur Arbeit durch eine andere Umgebung aufbauen.	Selbstbelohnung für die geleistete Arbeit.
Regelmäßige Mitarbeitergespräche.	Gespräche mit Koleginnen.	Umschalten und Abschalten von der Arbeit.
Supervision oder Kollegiale Beratung.		Distanz durch Humor herstellen.
Fortbildungen wahrnehmen.		

15.4 Gestaltung von Eigenzeiten

Erich Schützendorf (2007) hat für die stationäre Altenpflege ein Konzept ausgearbeitet, damit Pflegekräfte Eigenzeiten bewusst gestalten und wahrnehmen können. Er geht davon aus, dass es ihnen schwer fällt, sich auf sich selbst zu konzentrieren. Der Blick auf die eigene Gefühlssituation ist in der Pflege oft mit Schuld- und Schamgefühlen verbunden. Um eine langfristige Arbeitsfähigkeit und relative Zufriedenheit in der stationären Altenpflege zu gewährleisten, kann die bewusste Gestaltung von Eigenzeiten ein wichtiger Ansatz sein. Im Folgenden werden einige kreative Beispiele aufgeführt (vgl. Schützendorf 2007, S. 53):

Belobigungsecken
Sie sollen Pflegekräfte und ihre Kolleginnen verwöhnen. Es ist eine Ecke, die zum Verweilen und Entspannen einladen soll. Ein Massagegerät, um den Rücken zu massieren, ein Massageball, um die Füße zu entspannen, oder ein Spiegel mit einem Kussmund können Bestandteile einer Belobigungsecke sein.

Entschleunigungsparcours
Pflegekräfte können Stress in der Altenpflege durch Bewegung abbauen. Die langen Flure in den Pflegeeinrichtungen sind bestens dafür geeignet, Spannungen durch Laufen abzubauen. Schützendorf spricht von den langen Fluren als „Lauftreffs".

Entspannungsnischen
Manche Pflegekräfte brauchen zum Abbau von Stress und schwierigen Situationen eher Ruhe. Sie können mit ruhigen Entspannungsmöglichkeiten eine Distanz zur Arbeit herstellen, um wieder in ein emotionales Gleichgewicht zu kommen. Eine Entspannungsnische kann ein Sonnenstuhl mit einem Bild vom Meer sein, ein Sofa, das zum Ausruhen einlädt oder eine Ecke mit vielen Blumen.

Atmungsstation
Die vielen Belastungen in der stationären Altenpflege erfordern Möglichkeiten aufzuatmen, durchzuatmen und mit frischer Luft wieder an die Arbeit zu gehen. Atmungsstationen können mit Duftlampen an einem ruhigen Ort gestaltet werden. Es ist auch möglich, an einem bestimmten Ort an Atemübungen erinnert zu werden.

Meditation
Dafür sind alle Gestaltungskomponenten geeignet, die Pflegekräfte entspannen und wieder ein Gefühl für sich selbst vermitteln. Schützendorf nennt dafür eine Kiste mit Sand. Aber auch ruhige Musik oder bestimmte Bilder können zur Meditation auffordern.

Urlaubsstimmung
Sich an eine Urlaubsstimmung zu erinnern und sie zu aktivieren, hilft in schwierigen Situationen, ruhig und gelassen mit Heimbewohnerinnen und Angehörigen umzugehen. Eine Sandkiste, ein Bild, ein Liegestuhl, ein Strandkorb oder Musik eines Urlaubslandes können an vergangene und künftige Urlaubstage erinnern.

Besänftigung
Gerade bei problematischen Heimbewohnern ist es wichtig, die eigene Gefühlssituation zu regulieren. Ein Windspiel vor einem Zimmer kann für Pflegekräfte besänftigend wirken. Man kann auch frustrierte Gefühle an dem Windspiel abschlagen, um sich zu besänftigen.

Gleichgewichtsübungen
Um eine innere und äußere Balance im Berufsalltag wieder herzustellen und aufrechtzuerhalten, können Teller mit halbrunden Bällen eingesetzt werden. Aber auch Sitzbälle vermitteln eine innere sowie äußere Balance und stärken den Rücken.

Lachstationen
Der Alltag in der Altenpflege ist von vielen Belastungen gekennzeichnet, die Pflegekräfte nicht reduzieren können. Konflikte oder Einschränkungen von Heimbewohnerinnen sind kaum zu verändern oder zu lösen. Schützendorf weist darauf hin, trotzdem eine Stimmung des Frohsinns auszubil-

den. Lachen hilft nicht nur den Pflegekräften sondern auch den Heimbewohnerinnen, in Frieden zu leben. Um zwischen der Pflegearbeit zu entspannen und eine frohe Stimmung zu entwickeln, können Postkarten mit Karikaturen von Pflegenden eingesetzt werden. Aber auch Seifenblasen oder Hohlspiegel können eine gute Stimmung auslösen. Der Plastikfisch, der „Don`t worry, be happy" singt, ist eine zusätzliche Methode, um ein Lachen zu erzeugen (vgl. Schützendorf 2007, S. 53).

15.5 Das Konzept der Salutogenese

Das Konzept der Salutogenese ist ein theoretisches Modell der Gesundheitsförderung. Dieses kann nicht nur für das Verständnis und die Unterstützung von Patientinnen eingesetzt werden, sondern auch die Gesunderhaltung von Pflegekräften strukturieren. Das Modell wurde von Aaron Antonovsky (1923-1994) einem amerikanisch-israelitischen Medizinsoziologen entwickelt. Im Mittelpunkt steht die Frage, was den Mensch gesund erhält. Dabei geht es um die Bedingungen von Gesundheit sowie die Faktoren, die Gesundheit erhalten und schützen. Es ist eine entgegengesetzte Sichtweise zum Modell der Pathogenese und löst diese ab. Während im Blick der Pathogenese Erkrankungen, deren Entstehung und Behandlung den professionellen Blick strukturierten, stehen nun mit der Salutogenese der Begriff der Gesundheit und die Förderung von Ressourcen im professionellen Interesse. „Antonovskys Modell integriert drei Konzepte: das so genannte Kohärenzgefühl (Sence of Coherence), Stressoren und Spannungszustand und generalisierte Widerstandsressourcen" (Bohrer/Oetting-Roß/Rüller 2007, S. 26).

Das Kohärenzgefühl ist das Gefühl zu sich selbst, anderen, der Umwelt und den Anforderungen des Lebens. Dieses besteht aus der Verstehbarkeit, der Handhabbarkeit und Sinnhaftigkeit des eigenen Lebens und der Lebensanforderungen. Die Verstehbarkeit beschreibt die kognitive Ebene, die Handhabbarkeit die Handlungsebene und

die Sinnhaftigkeit eine emotionale Ebene. „Das Kohärenzgefühl eines Menschen hängt von sozialen und gesellschaftlichen Begebenheiten, also von den Erfahrungen und Ressourcen ab, die insbesondere in der Kindheit und Jugend zur Verfügung stehen. Denn in dieser Zeit, so nimmt Antonovsky an, wird der Kohärenzsinn primär geprägt (vgl. Brieskorn-Zinke 2004, S. 83). Der Kohärenzsinn hat große Ähnlichkeit mit dem Selbstwertgefühl. Dies wird beschrieben als ein Gefühl des Angenommenwerdens, des Erlebens von Kompetenz und Anerkennung. Selbstwertgefühl ist erfahrungsabhängig und seine Entwicklung ein lebenslanger Prozess aktiver Auseinandersetzung mit der Umwelt und mit sich selbst, der schon im Vorschulalter beginnt (vgl. Krause, Wiesmann & Hannich, 2004, S. 49-59)" (Bohrer/Oetting-Roß/ Rüller 2007, S. 26).

Die Stressoren und Spannungszustände stehen in einem direkten Zusammenhang. Stressoren können zuerst körperliche Spannungszustände auslösen. Es sind Reize oder Stimuli, die als innere oder äußere Anforderung auf einen Organismus einwirken. Um einen Zustand des Gleichgewichts und der Balance herzustellen, muss auf diese Anforderungen eine Handlung erfolgen. Die Bewältigung des Spannungszustandes kann entweder erfolgreich sein und damit eine gesund erhaltende Wirkung zeigen oder aber misslungen sein und dann zum Stress führen (vgl. ebd., S. 27).

Generalisierte Widerstandsressourcen sind bei der erfolgreichen Bewältigung von Spannungszuständen wichtig. Dazu werden insgesamt fünf Bereiche unterschieden:

- Körperliche Ressourcen (Kondition, stabiles Immunsystem)
- Materielle Ressourcen (Verfügbarkeit über Geld, Dienstleistungen)
- Psychische und personale Ressourcen (Wissen, emotionale Stabilität, Selbstwertgefühl)
- Interpersonale Ressourcen (soziale Bindungen, Bezugspersonen)
- Soziokulturelle Ressourcen (Eingebundenheit in stabile Kulturen, Glaube) (vgl. ebd., S. 27).

Der Ansatz und das Ziel der Salutogense werden mit der Metapher einer Schwimmerin umschrieben. Das Leben ist wie ein Strom, in dem Menschen Herausforderungen bewältigen müssen. Es gibt Strömungen, Stromschnellen und Strudel, die auf die Schwimmerin einwirken und in denen sie sich bewegen muss. Dabei ist die Frage grundlegend, wie sie lernen kann, gut zu schwimmen, um den Anforderungen erfolgreich und gesund zu begegnen (vgl. ebd., S. 26).

15.6 Salutogenese in Pflegeeinrichtungen

Die gesundheitliche Situation von Pflegekräften und anderen professionellen Kräften in Organisationen der Pflege gewinnt zunehmend an Bedeutung. Nicht nur die Zufriedenheit der Mitarbeiterinnen, deren Motivation und Engagement sind Gründe, um gesundheitsfördernde Maßnahmen zu entwickeln und umzusetzen. Auch die Arbeitsqualität sowie die Zufriedenheit der Patientinnen und Angehörigen rücken innerhalb der Konkurrenz von Angebotsstrukturen in den Blick. Gesunde und zufriedene Mitarbeiterinnen sind aber auch hinsichtlich der Folgekosten von Arbeitsausfällen, Erwerbsminderung und Erwerbsunfähigkeit nicht nur mit hohen Kosten für eine Organisation sondern auch der Gesellschaft als ganzes verbunden. Ein zusätzliches Argument für die Ausweitung gesundheitsfördernder Maßnahmen in der Pflege ist auch die hohe Fluktuation von Pflegekräften sowie

der weiter steigende Fachkräftemangel insgesamt. Um qualifizierte Mitarbeiterinnen an eine Institution zu binden und ein hohes Maß an Arbeitsleistungen mit gesunden Arbeitsbedingungen zu ermöglichen, sind Führungskräfte in der Pflege aufgefordert den Ansatz der Salutogenese in Organisationen einzubringen und Arbeitssituationen damit zu strukturieren. Einer Unterscheidung zwischen „gesunden" und „ungesunden" Organisationen nennt folgende Aspekte (vgl. www.aeksh.de):

Gesunde Organisationen
- Partizipativer Führungsstil
- Flache Hierarchien
- Vertrauenskultur
- Transparenz von Entscheidungen
- Prozessorientierte Arbeitsorganisation
- Teamarbeit
- Weiterbildungsmöglichkeiten
- Institutionalisierte Gesundheitsförderung

Ungesunde Organisationen
- Autoritärer Führungsstil
- Steile Hierarchien
- Misstrauenskultur
- Intransparenz von Entscheidungen
- Geringe Handlungs- und Mitwirkungsspielräume
- Hohe Arbeitsteilung, Spezialisierung
- Hochfragmentierte Arbeitsabläufe
- Keine oder unzureichende Weiterbildungsmöglichkeiten

15.7 Netzwerke in der Pflege

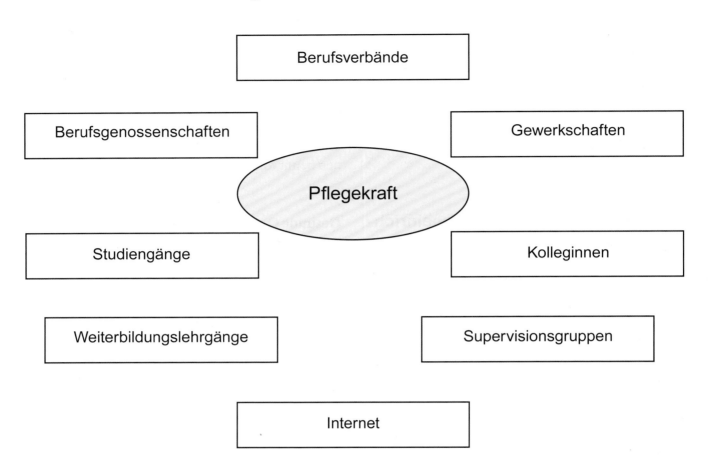

16 Beratung von professionellen Helferinnen

Pflegekräfte und andere professionelle Helferinnen, die mit der Betreuung, Begleitung, Pflege sowie der Anleitung und Beratung von Patientinnen und Angehörigen beschäftigt sind, können sich durch unterschiedliche Beratungsformen selbst unterstützen lassen. Nicht nur in der Kommunikation zwischen diesen Personenkreisen können Missverständnisse und sogar Konflikte auftreten, sondern auch mit allen anderen Mitarbeiterinnen sowie Vorgesetzen. Um den Berufsalltag und die Arbeitssituation insgesamt zu verbessern, werden verschiedene Beratungsleistungen für professionelle Helferinnen angeboten. Ein wichtiges Ziel besteht nicht nur in der Verbesserung der Arbeitssituation, sondern darauf aufbauend auch in der Stabilisierung der gesundheitlichen Situation der Pflegekräfte sowie deren Gesundheitsförderung allgemein. Pflegekräfte, die gesund, zufrieden und leistungsfähig sind, können ihre Tätigkeit nicht nur über viele Jahre ausüben, sie sind auch in Bezug auf die Zufriedenheit der Patientinnen und Angehörigen ein immenser Gewinn für eine Institution oder Organisation.

Im Berufsalltag entstehen teilweise sehr schwierige Situationen mit Patientinnen und Angehörigen. Massive Widerstände bei der Versorgung, Diskriminierungen gegenüber Pflegekräften aufgrund ihrer Herkunft bis zu (sexuellen) Übergriffen sind nur einige Herausforderungen, die zu bewältigen sind. Manche Pflegeteams bearbeiten solche Schwierigkeiten durch regelmäßige Team- oder Fallbesprechungen. Andere sprechen in den Übergaben die Problemstellungen zwar an, jedoch verbleibt letztlich die Bewältigung bei jedem Einzelnen. Es gibt auch Pflegeteams, in denen die Kommunikation über schwerwiegende Störungen mit Patientinnen und Angehörigen schweigend hingenommen wird. Um solche Situationen zu bearbeiten und Lösungsmöglichkeiten dafür zu entwickeln, kann eine Beratung für professionelle Helferinnen sehr hilfreich sein und Problemstellungen nachhaltig verbessern.

Im Kontext zur Anleitung und Beratung als pflegerischer Aufgabe wurde deutlich, dass Beratungskompetenz sowohl eine hohe Fachkompetenz, soziale Kompetenz, Personalkompetenz sowie Methodenkompetenz beinhaltet. Um alle diese Aspekte zu entwickeln und stetig zu verbessern, ist eine regelmäßige Reflexion der Tätigkeit unbedingt erforderlich. Ein erster Schritt, Beratungskompetenz aufzubauen, besteht in der Vermittlung von theoretischem Wissen. Im zweiten Schritt ist die Anwendung und Umsetzung in die Pflegepraxis bedeutsam. Um die vier verschiedenen Kompetenzbereiche aufzubauen, sie zu schulen und patientenorientiert einzusetzen, ist eine professionelle Begleitung von Pflegekräften sinnvoll.

Die Beratung von professionellen Helferinnen versucht mit einem Blick von außen Pflegesituationen, Anleitungen und Beratungen zu betrachten. Aus einer Perspektive mit Distanz zum Berufsalltag können Situationen eingeschätzt, evaluiert und reflektiert werden. Dabei werden die Leistungen, Ressourcen aber auch Schwierigkeiten für die Pflegekräfte deutlich. Die Unterstützung für die Pflegekräfte sollte zuerst deren Wahrnehmung über die Situationen, ihre Verbesserungsvorschläge und Lösungsideen aufgreifen. Erst danach sollten die Beraterinnen den Profis weitere Interpretationsformen und Lösungsmöglichkeiten anbieten.

16.1 Supervision

Supervision ist eine Beratungsmethode, die zur Verbesserung des beruflichen Alltags in der Pflege eingesetzt werden kann. Sie kann in Form von Einzel-, Gruppen-, Team- oder Organisationssupervision genutzt werden. Dazu wird eine interne oder externe Supervisorin mit den Beratungen beauftragt. Zuerst müssen die Rahmenbedingungen wie Kostenübernahme, Intervalle, Gruppengröße, Räumlichkeiten etc. geklärt werden. Dann entscheiden die Teilnehmerinnen, ob sie mit der jeweiligen Supervisorin arbeiten können oder ob noch eine andere Person angesprochen wird. Die Akzeptanz der Supervisorin von den Teilnehmerinnen ist eine wesentliche Voraussetzung für ein konstruktives Arbeitsbündnis. Wenn alle Rahmenbedingungen geklärt sind, kann die inhaltliche Arbeit beginnen.

In der Supervision kann eine Reflexion vom Pflegealltag mit allen Schwierigkeiten, Problemen, Konflikten und Fragen stattfinden. Bevor konkrete Lösungen ausgearbeitet werden, ist es hilfreich, die Situation zu verstehen und vielleicht auch zu erklären. Ein Ziel besteht in der Entwicklung eines Problemlösekonzepts, der Verbesserung der Kommunikationsfähigkeit im Team sowie der Begleitung von organisatorischen Strukturveränderungen. Durch die Begleitung einer Supervisorin können sich einzelne Mitarbeiterinnen emotional entlasten, Probleme ansprechen, Fragen klären und Konflikte mit Arbeitskolleginnen bearbeiten. Insgesamt kann damit die Arbeitszufriedenheit in einem Team erheblich verbessert werden. Supervision kann als Methode der Personal- und Organisationsentwicklung eingesetzt werden.

Supervision ist allerdings von einer Fortbildung zu unterscheiden. Es ist keine Schulung, sondern in Beratungsgesprächen wird ein Verständnis für eine problematische Situation und deren Lösung gemeinsam ausgearbeitet. Eine Supervisorin gibt dabei Impulse und zeigt alternative Wege auf. Es ist eine Form der interaktiven Suchbewegung zur Lösung einer Problemsituation. Wichtige Themenbereiche sind die Teamarbeit, Krisenbewältigung und Konfliktregulierung. Aber auch Fragen der Mitarbeiterführung und Organisationsentwicklung können besprochen werden.

Vier Perspektiven werden in der Supervision miteinander verbunden: die einzelne Person, die berufliche Rolle der Person(en), die Organisation und die Kunden. Das Selbstverständnis der Einzelnen, die Erwartungshaltungen von außen und das Interaktions- bzw. Kommunikationsverhalten untereinander stehen dabei im Mittelpunkt der Reflexion.

Supervision ist von einer Psychotherapie, Fortbildung oder Organisationsberatung zu unterscheiden. In einer Psychotherapie werden Personen mit psychischen Krisen oder Krankheiten behandelt. Supervision ist demgegenüber eine Beratungsmethode, die sich vorwiegend mit beruflichen Fragen beschäftigt. Sicher werden auch persönliche Konflikte und Schwierigkeiten angesprochen, aber nicht im Ausmaß und dem Kontext einer Psychotherapie. Supervision ist auch von einer Fortbildung zu unterscheiden. Eine Fortbildung versucht Wissen zu einem bestimmten Thema zu vermitteln. Supervision bezieht sich demgegenüber auf die konkrete Situation der Personen. Sie hat kein festgelegtes Spektrum an Themen- oder Wissensbereichen. Sie greift die aktuelle Situation auf und versucht dafür Verständnis und Lösungen zu erarbeiten. Sie ist auch von einer Organisationsberatung abzugrenzen. Supervision kann aber auf Fragen der Organisation eingehen sowie Probleme bezogen auf die Kommunikation oder Führungstransparenz deutlich machen. Aber sie kann keine geplante, strukturierte Veränderung einer ganzen Organisation übernehmen (vgl. www.dgsv.de/supervision_verstaendnis.php, 2009).

16.1.1 Geschichtliche Hintergründe

Die geschichtliche Entwicklung der Supervision ist unmittelbar mit der Geschichte der Sozialarbeit verbunden. „Zu Beginn des 20. Jahrhunderts bilden sich in Nordamerika gemeinnützige Wohlfahrtsorganisationen, die zur Anleitung, Führung und Beratung ihrer ehrenamtlichen Helfer spezielle Mitarbeiter einsetzen. Der Grundstein für die Supervision ist gelegt. 1911 findet in den USA eine erste Qualifizierung in Supervision statt. In den 30er Jahren stellen emigrierte europäische Sozialwissenschaftler ihr Know-how der Aus- und Weiterbildung von Sozialarbeitern zur Verfügung. Supervision ist bald Bestandteil praktischer Sozialarbeit. 1954 erscheint in Deutschland ein erster Aufsatz zum Thema Supervision. In den 50er und 60er Jahren findet Supervision Einzug in Ausbildung und Praxis der Sozialarbeit an Fachhochschulen. Seit 1964 werden spezifische Zusatzausbildungen angeboten und weiterentwickelt. Im Jahre 1989 gründet sich die Deutsche Gesellschaft für Supervision e.V. als Berufs- und Fachverband einer inzwischen eigenständigen Profession" (Fellermann 1999, S. 2).

Supervision versteht sich als Profession, die bestimmte Werte vertritt. Im Mittelpunkt stehen die Aufklärung von Kooperationsstrukturen und die Emanzipation von Arbeitsbeziehungen. Mitarbeiterinnen sollen die Möglichkeit erhalten, ihre Arbeitsbeziehungen selbst mitzugestalten. In Betrieben und Organisationen soll eine partnerschaftliche Verständigung über die Ziele der Arbeit aber auch die Art und Weise der geleisteten Arbeit möglich sein. Für Supervisorinnen ist ein sensibler und sorgsamer Umgang mit Macht- und Hierarchiestrukturen wichtig. Sie versuchen mit einem nicht-parteilichen Blick und einer offenen Haltung Lösungen für Krisen- und Konfliktsituationen zusammen mit den Betroffenen zu erarbeiten. „Supervision kann nicht funktionalisiert werden, um problematische Eigeninteressen in einem Betrieb – etwa die versteckte Durchsetzung von Entlassungen oder die Demontage einer Führungskraft – gegen andere Parteien in einer Organisation zu unterstützen. Gleichwohl ist ein/e Supervisor/in zur kritischen Loyalität ihrem/seinem Auftraggeber gegenüber verpflichtet" (ebd., S. 6).

Es gibt sehr verschiedene theoretische und methodische Zugänge zur Supervision. In einer Übersicht hat die DGSv neun Fachbeiträge ihrer Verbandszeitschrift 2008 in einem Sammelband zusammengestellt. Darin werden neun unterschiedliche Konzepte für Supervision näher beschrieben. Das systemische Denken, ein psy-

choanalytischer Blick, die Gruppenanalyse, die Gruppendynamik der Deieckskontrakt als organisationelle Triangulierung, der integrative Supervisionsansatz, eine Personzentrierte Perspektive, die Themenzentrierte Interaktion sowie das Soziodrama, Soziometrie und Psychodrama als handlungsleitendes Supervisionskonzept (vgl. DGSv 2008, S. 9-44).

„Supervisor/innen in der Deutschen Gesellschaft für Supvervision e.V. (DGSv) sind nicht festgelegt auf einen methodischen Ansatz, sondern integrieren auf der Basis ihrer Ausbildung, ihrer beruflichen Erfahrungen und ihrer Fortbildungen unterschiedliche Theorien und Methoden. Die Zugänge zur Supervisionstätigkeit sind unterschiedlich: Aus pädagogischen Feldern, aus betrieblichen Bildungsbereichen, aus der Personalentwicklung, aus der Unternehmens- oder Organisationsberatung, aus psychotherapeutischer Praxis und aus vielen anderen Bereichen entwickeln Professionelle Supervision als ihr Beratungsangebot" (Lemaire 2008, S. 7).

16.1.2 Nutzen von Supervision

Insgesamt ist ein steigendes Interesse am Angebot von Supervision zu erkennen. Auch außerhalb des Pflegebereiches wird der Nutzen dieser Beratungsintervention für Arbeitsprozesse und betriebliche Weiterentwicklungen zunehmend genutzt. Die Einsatzgebiete und -möglichkeiten sind dabei sehr vielfältig.

Mithilfe von Supervision können sich neue Arbeitsteams unterstützen lassen, um ihre Rollen im jeweiligen Team zu klären und aufeinander abzustimmen.

Es ist auch möglich, Führungskräfte auf die Übernahme einer neuen Funktion in einer Organisation vorzubereiten, zu unterstützen und zu begleiten.

Mit Supervision können sich Führungskräfte und andere Mitarbeiterinnen unterstützen lassen, um produktiver und gelassener zu arbeiten oder zu leiten.

Grundsätzlich kann Supervision immer dann hilfreich sein, wenn eine Mitarbeiterin in ein neues Arbeitsfeld wechselt. Sie hilft nicht nur beim

Einstieg sondern auch ganz allgemein bei der Karriereplanung.

Wenn es in einem Arbeitsteam Konflikte gibt, die einen hohen Krankenstatus, ein schlechtes Arbeitsklima oder vielleicht sogar Mobbingansätze zeigen, kann Supervision helfen, die Kommunikationsfähigkeit und die Arbeitssituation zu verbessern.

Supervision ist auch dann sinnvoll, wenn Mitarbeiterinnen mit vielen sozialen Konflikten beschäftigt sind und sich nur noch schwer auf ihre Arbeit konzentrieren können.

Auch wenn Mitarbeiterinnen mit ihrer Arbeit nicht zufrieden sind, kann Supervision helfen, die Arbeitsqualität zu steigern oder weitere Perspektiven zu entwickeln.

Wenn es in einem Unternehmen Schwierigkeiten mit Kunden gibt oder das Angebot nicht mehr den Anforderungen des Marktes entspricht, kann Supervision zukunftweisende und nachhaltige Impulse vermitteln.

Wenn grundlegende Veränderungen der Rahmenbedingungen oder Organisationsstrukturen stattfinden, kann die Unterstützung einer Supervision die notwendige Stabilität für problematische Kommunikations- und Umstrukturierungsprozesse leisten (vgl. www.dgsv.de/supervision_nutzen.php, 2009).

16.1.3 Phasen der Supervision

Erstkontakt
Beim Erstkontakt können sich die Beteiligten kurz kennen lernen und alle organisatorischen Fragen klären. Dazu gehören die Themen der Supervision, die Klärung der Kosten, die Dauer der jeweiligen Supervision, die Intervalle, der Zeitraum und der Ort. Die Supervisorin verdeutlicht dabei ihre Arbeitsweise. Wenn die beteiligten Personen bereit sind miteinander zu arbeiten und eine konstruktive Zusammenarbeit möglich erscheint, werden weitere Termine miteinander abgesprochen.

Deskriptive Phase
In dieser Phase bekommt die Supervisandin die Möglichkeit, ausführlich alle Gedanken, Gefüh-

le, Erfahrungen, Erlebnisse, Wünsche, Sorgen, Befürchtungen und Fragen, die mit ihrem Anliegen zusammenhängen, auszudrücken. Dadurch kann sie sich entlasten und die Supervisorin bekommt einen ersten Eindruck von der Komplexität der Problemsituation.

Diagnostisch-analytische Phase
Dabei werden die zentralen Schwerpunkte und Themenbereiche aus der Problemschilderung herausgearbeitet. Die Supervisorin entscheidet dann mit der Supervisandin zusammen, welches Thema im Mittelpunkt der gemeinsamen Arbeit stehen sollte.

Informationsphase
Die berufliche Praxis mit den konkreten Abläufen und Situationen wird fokussiert. Konkrete Informationen zu den Handlungen und Verhaltensweisen der Supervisandin bilden die Basis für spätere Lösungsansätze.

Problembearbeitungsphase
Das vereinbarte Thema wird in dieser Phase mit speziellen Methoden fokussiert, um grundlegende Problembereiche der Supervisandin zu erkennen und gemeinsam Lösungsmöglichkeiten dafür zu entwickeln.

Lösungsexplorationsphase
Die erkennbaren Lösungen werden aufgegriffen und zusammen mit der Supervisandin weiter differenziert. Die Lösungsansätze werden genau formuliert. Dabei sollten sowohl positive und negative Auswirkungen im Bezug auf eine konkrete Umsetzung deutlich werden.

Realisationsphase
Die ausgearbeiteten Lösungen werden in dieser Phase von der Supervisandin konkret umgesetzt. Dabei kann es hilfreich sein, dass die Supervisandin ihre Gefühle, Widerstände und Erfahrungen bei der Umsetzung der Lösung in Form von Tagebuchaufzeichnungen dokumentiert.

Realisationsaufarbeitungsphase

In dieser Phase reflektieren die Beteiligten die positiven und negativen Effekte, die bei der Umsetzung der Lösung aufgetreten sind. Ob es möglich war die Lösung umsetzen oder ob es Schwierigkeiten dabei gab. Wenn sich die Ausgangssituation verbessert hat, werden die einzelnen Schritte festgehalten. Bei Schwierigkeiten wird eine detaillierte Analyse vorgenommen, um Alternativen zu entwickeln (vgl. Pallasch/Kölln/Reimers/Rottmann 2001, S. 59-61).

16.1.4 Methoden der Supervision

Grundhaltung

Die Grundhaltung in einer Supervision sollte von den Merkmalen der Kongruenz (Echtheit), Akzeptanz (Wertschätzung) und Empathie (Einfühlungsvermögen) gekennzeichnet sein.

Nichteingreifende Interventionen

Dazu gehört es konzentriert zuzuhören, Gesprächspausen und Nachdenkphasen zu ertragen sowie Gesprächsstörer zu vermeiden und eine Distanz zum Inhalt herzustellen.

Stützende und Empathische Interventionen

Mit dem Spiegeln des Inhalts und der Gefühle, einer empathischen Wahrnehmung von nonverbalen Signalen, einer hohen Aufmerksamkeit für die Supervisandin sowie ein partielles Hineinversetzen und Nachvollziehen in die Situation kann die Supervisanden in ihrer Problemsituation unterstützt werden. Direktive Fragen sollten dabei vermieden werden.

Konfrontierende Interventionen

Dabei werden problematische Aspekte aus dem, was die Supervisandin sagt, wahrgenommen, nonverbale Signale genau beobachtet, auf die Körpersprache und die verbalen Äußerungen eingegangen und Angebote formuliert. Bei diesen Interventionen werden Widersprüche angesprochen sowie auf inter- und intrapersonale Barrieren hingewiesen.

Informierende Interventionen

Beinhalten die Weitergabe von pädagogisch-psychologischen Informationen. Wie z.B. Kommunikationsverhalten und -regeln oder Informationen zu psychologischen Zusammenhängen. Damit kann auch eine kognitive Umstrukturierung zum Verständnis von einem Problembereich verbunden sein. Diese Interventionsform bietet auch Lösungen und Vorschläge zur Problembewältigung an.

Anleitende Interventionen

Dazu können Entspannungsübungen oder psychodramatische Darstellungen zur Konfliktsituation gehören. Es besteht auch die Möglichkeit, mit freien Assoziationen, inneren Bildern oder einem Lösungsbrainstorming zu arbeiten. Mit Hausaufgaben können Supervisandinnen die professionelle Arbeit vertiefen und erweitern.

Strukturierende Interventionen

Wenn die Problemsituation unklar ist oder sich sehr komplex gestaltet, können strukturierende Interventionen sehr hilfreich sein. Zentrale Aspekte herauszuhören und einen Inhalts- oder Gefühlsstrang zu verfolgen, ist dann sinnvoll. Dazu können Zusammenhänge kognitiv aufgearbeitet und Zusammenhänge visualisiert werden. Angebote und konkrete Lösungen sowie die Übertragung von Lösungen auf verschiedene Problemsituationen sind Bestandteile dieser Interventionsform.

Explorierende Interventionen

Dazu wird der Gesprächsinhalt der Supervisandin neutral wiedergegeben. Mit der Methode des Spiegelns werden zentrale Aspekte zusammengefasst und verdeutlicht. Die Supervisorin versucht, wesentliche Aspekte herauszuhören. Es besteht die Möglichkeit, dass Erlebnisse der Supervisandin ausführlich und konkret beschrieben werden können. Gemeinsam versuchen beide Lösungen für die Situation zu formulieren (vgl. Pallasch/Kölln/Reimers/Rottmann 2001, S. 93-94).

	Administrative Supervision	Ausbildungs-Supervision	Supervision in OE-Prozessen	Berufsbegleitende Supervision		
				Klientenbezogen	Kooperationsbezogen	Rollenbezogen
Ziele	Kontrolle der Arbeit Fachliche Begleitung Personalführung Personalentwicklung	Erlernen einer bestimmten Methode oder Profession	Begleitung von strukturellen Veränderungsprozessen	Fachkompetenz erhöhen, Professionelle Identität entwickeln, Kontrolle der Arbeit	Effektivierung der Kooperation, Arbeitszufriedenheit schaffen, Aufgaben- und klientenbezogenheit stärken	Aufgaben klären, Rollengestaltung, Rolle, Person, Organisation in Einklang bringen, Karriereplanung
Settings	Teil der Personalführung	Teil eines übergreifenden Ausbildungssystems	In OE-Prozess eingegliederte Form von berufsbegleitender Supervision	Gruppen-Supervision, Balintgruppe, Einzelsupervision	Teamsupervision, Projektsupervision	Einzelsupervision, Leitungsberatung
Qualifikation	Fachlicher Vorgesetzter (der Chef als Coach) mit Qualifikation im Mitarbeitergespräch und beruflicher Beratung	Meisterin oder Meister der Methode oder Profession	Supervisorin oder Supervisor mit Kenntnis von OE-Methoden	Erfahrene Angehörige einer Profession, die Supervision oder Balintgruppenarbeit gelernt haben	In Institutionsanalyse ausgebildete Supervisorinnen und Supervisoren	In Institutions- und Rollenanalyse ausgebildete Supervisorinnen oder Supervisoren

vgl. Rappe-Giesecke 2009, S. 4 nach Rappe-Gisecke 2002

16.2 Kollegiale Beratung

Die Kollegiale Beratung findet in einer Gruppe von Menschen mit ähnlichen Arbeitsfeldern statt. Diese reflektieren und beraten sich gegenseitig bei Problemen des Berufsalltags. Tietze (2008) hat dazu eine einfache und strukturierte Übersicht für den Ablauf und die Methoden entwickelt. „Eingeladen zur Kollegialen Beratung sind Mitarbeiter in allen Arbeitsbereichen, in denen die Kompetenzen zu konstruktiver Zusammenarbeit und zwischenmenschlicher Verständigung mit Kollegen, Mitarbeitern, Kunden oder Klienten eine wichtige Rolle spielen. Im beruflichen Kontakt mit anderen Menschen ergeben sich oft verwirrende Situationen, unerwartete Schwierigkeiten und spannungsreiche Verwicklungen, für die sich Lösungen leichter im strukturierten Austausch finden lassen, den die Kollegiale Beratung anbietet. Damit spricht die Kollegiale Beratung als praxisbegleitendes Problemlösungs- und Qualifizierungsinstrument eine große Bandbreite unterschiedlicher Berufsgruppen an" (Tietze 2008, S. 8).

Die Bezeichnung „kollegial" deutet nicht darauf hin, dass sich reale Kollegen gegenseitig beraten, sondern auf die Form des gegenseitigen Umgangs miteinander. Die Gruppe sollte sich aus Personen zusammensetzen, die sich als Kollegen anerkennen und wertschätzen. Es sollte eine Grundhaltung der wechselseitigen Hilfsbereitschaft vorhanden sein. Grundsätzlich ist auch die Bereitschaft zum Rollenwechsel eine Voraussetzung für die Kollegiale Beratung. Jede sollte sowohl die Rolle der Beraterin und auch die der Fallerzählerin übernehmen können. Die Gleichberechtigung zwischen den Gruppenmitgliedern ist dabei wichtig. Kein Mitglied sollte aufgrund seiner beruflichen Position oder Qualifikation eine dominante Position innehaben. Die Gleichwertigkeit der Beziehungen innerhalb der Gruppe ist eine Grundvoraussetzung für diesen Beratungsansatz (vgl. ebd. S. 14-16).

Merkmale der Kollegialen Beratung sind:
- Kollegiale Beratung findet in Gruppen statt.
- Ein professioneller Berater ist nicht anwesend.
- Die Beratung folgt einem festen Ablauf.
- Der Ablauf und die Methoden sind allen Teilnehmern bekannt.
- Die Beratungsrollen und die Aufgaben werden verteilt.
- Alle Teilnehmer sind aktiv an der Beratung beteiligt.
- Lösungen für berufliche Praxisprobleme werden entwickelt (Tietze 2008, S. 12-14).

Kollegiale Beratung ist nicht dafür geeignet, Konflikte zwischen einzelnen Gruppenmitgliedern zu bearbeiten oder zu lösen. Für solche Schwierigkeiten sollte eine externe Beraterin (Supervisorin oder Coach) herangezogen werden. Grundsätzlich ist dieser Ansatz zum Austausch und der Reflexion von schwierigen Praxissituationen entwickelt worden. Die Bereitschaft zum gegenseitigen Austausch von Erfahrungen und Ideen soll dabei helfen, Probleme aus dem Berufsalltag zu bewältigen.

Die Verbesserung der beruflichen Situation der Teilnehmerinnen ist ein zentrales Ziel der Kollegialen Beratung. Die Kommunikation und Interaktion zwischen allen Personen, zu denen Spannungen und Konflikte entstehen können, sollen dabei verbessert werden. Es ist eine sehr praxisnahe und praxisorientierte Beratungsform, die konkrete Lösungen entwickeln und umzusetzen möchte. Die Reflexion der beruflichen Arbeit und der Rolle in Arbeitsbeziehungen ist dabei wichtig. Mit dieser Form der Beratung erfolgt auch eine Qualifizierung der Teilnehmerinnen. Die Qualität der Beratungskompetenz kann durch die Kollegiale Beratung gestärkt und weiterentwickelt werden (vgl. ebd., 19).

16.2.1 Voraussetzungen und Nutzen für Kollegiale Beratung

Voraussetzungen für Kollegiale Beratung:

1. Vertrauen

Teilnehmerinnen können nur dann offen über ihre Probleme sprechen, wenn auch ein hohes Maß an Vertraulichkeit in der Gruppe vorliegt.

2. Vertraulichkeit

Die Verschwiegenheit über den Inhalt und den Ablauf der Beratung ist die Basis für eine konstruktive Zusammenarbeit zwischen den Teilnehmerinnen.

3. Unterstützung

Eine Grundhaltung, die eigenen Erfahrungen und Sichtweisen mit den anderen Teilnehmerinnen auszutauschen und sie bei Schwierigkeiten hilfreich zu unterstützen, ist für die Entwicklung der Gruppe und die Ausarbeitung von Lösungen wichtig.

4. Wertschätzung

Eine gegenseitige Wertschätzung auch für problematisches Verhalten fördert nicht nur die Offenheit der Einzelnen sondern auch den gesamten Beratungsprozess (vgl. www.kollegiale-beratung.de/Ebene2/voraus.html).

Nutzen der Kollegialen Beratung:

- Rückhalt durch die Gruppe.
- Entlastung durch Mitstreiter.
- Fachlicher Austausch.
- Gemeinsame (Führungs-)Kultur.
- Qualifizierte Mitarbeiter.
- Vernetzung.
- Steigerung der Qualität der Arbeit und bessere Arbeitsleistungen.
- Ausbau einer Unterstützungskultur.
- Kostengünstige Personalentwicklung (Tietze 2008, S. 24-26).

Themen für Kollegiale Beratung:

- Umgang mit veränderten Verhaltensweisen.
- Bewältigung neuer Aufgaben.
- Integration neuer Mitarbeiter.
- Die eigene Arbeitsweise.
- Probleme mit Mitarbeitern.
- Probleme zwischen Mitarbeitern.
- Schwierigkeiten mit Kunden.
- Gestörte Arbeitsabläufe.
- Probleme in der Projektarbeit.
- Bewältigung von Veränderungen (Tietze 2008, S. 31-33).

16.2.2 Ablaufübersicht zur Kollegialen Beratung

Phase	Was passiert?	Was ist das Ergebnis?	Wer trägt was dazu bei?
Casting	Die Rollen werden besetzt: Moderator, Fallerzähler, Berater.	Fallerzähler, Moderator und Berater nehmen ihre Rollen ein.	Teilnehmer benennen ihre Anliegen, Moderator und Fallerzähler werden ausgewählt
Spontanerzählung	Der Fallerzähler schildert die Situation, die ihn beschäftigt.	Alle Teilnehmer haben den Fall weitgehend verstanden.	Der Fallerzähler berichtet und wird dabei vom Moderator begleitet
Schlüsselfrage	Der Fallerzähler benennt seine Schlüsselfrage.	Alle Teilnehmer haben die Schlüsselfrage des Fallerzählers verstanden.	Der Fallerzähler formuliert eine Schlüsselfrage und wird dabei vom Moderator unterstützt.
Methodenwahl	Eine Methode aus dem Methodenpool wird gewählt.	Die Methode zur Bearbeitung der Schlüsselfrage steht fest.	Der Moderator leitet die Auswahl an, Fallerzähler und Berater machen Vorschläge.
Beratung	Die Methode findet ihre Anwendung, die Berater äußern ihre Ideen.	Der Fallerzähler hat Ideen und Anregungen gemäß der Methode erhalten.	Die Berater beraten im Stil der gewählten Methode, ein Sekretär schreibt mit.
Abschluss	Der Fallerzähler resümiert das Gehörte und nimmt abschließend Stellung.	Die Kollegiale Beratung ist abgeschlossen.	Der Fallerzähler zieht Bilanz und bedankt sich.

vgl. Tietze 2008, S. 114

16.2.3 Methoden, Ziele und Leitfragen der Kollegialen Beratung

Methode	Ziel	Leitfrage
Brainstorming	Lösungsideen für den Fallerzähler sammeln	Was könnte man in einer solchen Situation alles tun?
Kopfstand-Brainstorming	Ideen in die Gegenrichtung der Schlüsselfrage produzieren	Wie könnte der Fallerzähler die Situation verschlimmern?
Ein erster kleiner Schritt	Den Anfang für einen Lösungsweg finden	Was könnte der nächste kleine Schritt für den Fallerzähler sein?
Gute Ratschläge	Empfehlungen für den weiteren Lösungsweg zusammentragen	Welche Ratschläge habe ich für den Fallerzähler?
Resonanzrunde	Feedback in Bezug auf die Spontanerzählung	Was löst die Fallerzählung bei mir an inneren Reaktionen aus?
Sharing	Bezug zu eigenen ähnlichen Erlebnissen herstellen	An welche eigene Erfahrung erinnert mich die Falldarstellung?
Schlüsselfrage (er)finden	Schlüsselfrage für den Fallerzähler finden	Was könnte die Schlüsselfrage des Fallerzählers (noch) sein?
Zwei wichtige Informationen	Die Informationen der Fallschilderung neu gewichten	Was sind für mich die beiden wichtigen Informationen?
Kurze Kommentare	Stellungnahmen zum Geschehen abgeben	Was ist mir an dem Inhalt oder der Art der Fallerzählung aufgefallen?
Erfolgsmeldungen	Faktoren beschreiben, die zum Erfolg geführt haben	Wie hat der Fallerzähler seinen Erfolg wohl erreicht?

vgl. Tietze 2008, S. 117

16.2.4 Gruppenarbeit zur Kollegialen Beratung

Fallbeispiel

Sie arbeiten in einem Pflegeteam in einer stationären Altenpflegeeinrichtung. Frau Schwarz eine 80-jährige alte Dame wird von Ihnen betreut. Sie ist stark sehbeeinträchtigt und durch eine fortgeschrittene rheumatoide Arthritis auch körperlich in ihren Bewegungen stark eingeschränkt. Sie kann sich nur noch mithilfe eines Rollstuhls bewegen. Frau Schwarz klingelt ständig und sagt, sie müsse zur Toilette. Kurz nachdem sie auf der Toilette war, klingelt sie schon wieder. Bei den Pflegekräften löst dieses Verhalten einen zunehmenden Ärger aus.

Arbeitsauftrag

- Bitte bilden Sie Gruppen mit mindestens drei Personen.
- Lesen Sie das Fallbeispiel durch.

Übung Kollegiale Beratung

- Überlegen Sie noch weitere Fallbeispiele für eine Kollegiale Beratung.
- Entscheiden Sie sich in der Gruppe für die Bearbeitung eines Fallbeispiels.
- Verteilen Sie in der Gruppe die Rollen für eine Kollegiale Beratung.
- Führen Sie in der Gruppe eine Kollegiale Beratung durch.

Reflexion

- Reflektieren Sie die Gruppenarbeit.
- Was lief in der Beratung gut, was war nicht so gut?
- Auf was sollte in der Kollegialen Beratung besonders geachtet werden?
- Was würden Sie das nächste Mal besser machen?

Präsentation

- Bereiten Sie eine kurze Vorstellung und Reflexion für die gesamte Gruppe vor.
- Sie haben für die Bearbeitung 40 Minuten Zeit.

16.3 Mitarbeitergespräche

Um die steigenden Anforderungen in der Pflege auf Dauer zu gewährleisten, die Versorgung von Patientinnen auf einem hohen Niveau und mit dem dafür bereit gestellten Budget durchzuführen sowie die Motivation und Arbeitszufriedenheit der Pflegekräfte zu verbessern, ist es sinnvoll, regelmäßige Mitarbeitergespräche zwischen Vorgesetzten und Mitarbeiterinnen anzubieten. Eine angemessene Form der Leistungs- und Kundenorientierung kann nur dann im Arbeitsalltag realisiert werden, wenn die Mitarbeiterinnen motiviert und engagiert sind. Dies wiederum ist vom Verhalten und der Motivationsfähigkeit der Vorgesetzten abhängig. Dazu müssen sie im Gespräch mit den Mitarbeiterinnen bleiben und die Kommunikation mit ihnen suchen. In einem Mitarbeitergespräch sind die Schwierigkeiten des Arbeitsalltags zu analysieren, Möglichkeiten zur Verbesserung gemeinsam zu besprechen, die Förderung der Mitarbeiterinnen zu betrachten sowie die Zusammenarbeit zwischen Vorgesetzten und Mitarbeiterinnen zu organisieren und zu koordinieren.

Mitarbeitergespräche sollten mindestens einmal im Jahr mit jeder Mitarbeiterin durchgeführt werden. Sie laufen nach einer bestimmten Struktur ab und unterscheiden sich deshalb von anderen dienstlichen Gesprächen. Inhaltlich werden Ziele, Arbeitsanforderungen, Leistungen, Zusammenarbeit sowie Entwicklungsmöglichkeiten angesprochen. Sie haben das Ziel, die Zusammenarbeit aber auch die Arbeitsqualität zu verbessern sowie die Kommunikation, Kooperation und Mitwirkung von Mitarbeitern zu fördern.

Diese Gespräche haben für Mitarbeiterinnen und Vorgesetzte verschiedene Vorteile. Mitarbeiterinnen können ihre Schwierigkeiten, Ziele, Wünsche und Vorstellungen mitteilen. Sie können Probleme im Pflegealltag benennen und ihre Ideen zur Verbesserung der Situation einbringen. Für die Vorgesetzten ergibt sich die Möglichkeit, die Arbeitssituationen aus der Perspektive der Mitarbeiterinnen wahrzunehmen, Schwierigkeiten und Probleme zu erkennen, den Stand der Motivation einzuschätzen und auch eine Rückmeldung über die Arbeit als Vorgesetzter zu erhalten.

Professionell geführte Mitarbeitergespräche tragen auch dazu bei, dass sich die Mitarbeiterinnen als Person wahrgenommen, geschätzt und einbezogen fühlen. Das ist sowohl für das Arbeitsklima als auch für die Gesundheit der Beschäftigten ein Gewinn. Die Gespräche können auch gezielt genutzt werden, um die Gesundheit und das Wohlbefinden am Arbeitsplatz oder aber berufliche Belastungen aufzugreifen. Mitarbeitergespräche, Mitarbeiterzufriedenheit und Mitarbeitergesundheit stehen in einem engen Verhältnis zueinander und bedingen sich gegenseitig (vgl. Engelmeyer 2008, S. 4).

Wenn bereits ein Mitarbeitergespräch stattgefunden hat, sollten die vereinbarten Ziele und deren Umsetzung aus der Vergangenheit besprochen werden. Dabei ist es sinnvoll, folgende Aspekte genauer zu betrachten:

- „Arbeitsleistungen der Mitarbeiterin
- Ausmaß der Aufgabenerfüllung
- Individuelle Stärken und Schwächen
- Probleme bei der Zielerreichung
- Besondere Umstände, förderliche und hinderliche
- Stand der Zielerreichung" (ebd., S. 11)

16.3.1 Inhalte und Prinzipien eines Mitarbeitergesprächs

Nach Engelmeyer (2008, S. 11) werden folgende Inhalte eines Mitarbeitergesprächs von einander unterschieden:

Aufgabenerledigung
- Aufgaben der Mitarbeiterin
- Arbeitsfelder
- Kommende Aufgaben und
- Veränderungen bei den Aufgaben

Würdigung der erbrachten Leistungen
- Leistungsstärken und
- besonders gute Ergebnisse

Ermittlung von Leistungsdefiziten und deren Ursachen

- Leistungsschwächen und deren Ursachen
- Probleme in der Organisation (z.B. Informationsfluss, Sachmittel, Vollmachten)
- Gemeinsame Suche nach Problemlösungen

Verbesserung der Zusammenarbeit

- Würdigung der Zusammenarbeit
- Probleme mit Mitarbeiterinnen, Zusammenarbeit, Unterstützung
- Verbesserung der Zusammenarbeit

Mitarbeiterförderung

- Wünsche und Vorstellungen
- Ziele der Mitarbeiterförderung
- Möglichkeiten der Mitarbeiterförderung

Zielvereinbarungen

- Neue Zielvereinbarungen
- Abstimmungen von Maßnahmen und Rahmenbedingungen
- Festlegung von Zwischen- und Endkontrollen

Planung von Unterstützungsmaßnahmen

- Erforderliche Bildungsmaßnahmen
- Wünschenswerte Fördermaßnahmen (vgl. ebd.)

Prinzipien eines Mitarbeitergesprächs

Vertraulichkeit

Die Gewährung der Vertraulichkeit ist für ein Mitarbeitergespräch bedeutsam. Informationen dürfen nur nach Absprache und dem Einverständnis von Mitarbeiterin und Vorgesetztem an Dritte weitergegeben werden.

Regelmäßigkeit

Grundsätzlich sollte ein Mitarbeitergespräch einmal im Jahr stattfinden. Es kann aber auch in kürzeren Intervallen durchgeführt werden. Wenn Zielvereinbarungen getroffen werden und diese überprüft werden sollen oder wenn ein neuer Mitarbeiter eine neu geschaffene Aufgabe übernimmt.

Einheitlichkeit

Um den Qualitätsstandard und die Gleichbehandlung der Mitarbeiterinnen zu gewährleisten, sollten alle Mitarbeitergespräche nach einer ähnlichen Struktur durchgeführt werden.

Schriftlichkeit

Alle Inhalte des Gesprächs, die Absprachen, Ziele, Fortbildungswünsche usw. sollten dokumentiert werden, um in einem Folgegespräch die Entwicklung festzustellen und darauf aufzubauen (vgl. Engelmeyer 2008, S. 18).

16.3.2 Bestandteile eines Mitarbeitergesprächs

Feedback geben

- Seien Sie konkret.
- Geben Sie Feedback zeitnah.
- Geben Sie Feedback nur direkt, nicht über Dritte.
- Machen Sie die Subjektivität Ihrer Eindrücke deutlich.
- Geben Sie Feedback immer in Ich-Form.
- Zeigen Sie Vorteile auf.
- Hüten Sie sich vor Ironie und Sarkasmus.
- Loben Sie mehr, kritisieren Sie weniger (vgl. Engelmeyer 2008, S. 20-21).

Loben

- Loben Sie gute Leistungen Ihrer Mitarbeiter.
- Achten Sie auf das Anspruchsniveau.
- Loben Sie zeitnah.
- Entwerten Sie durch Lob nicht die Arbeit anderer.
- Loben Sie die Richtigen.
- Stellen Sie die gemeinsame Leistung heraus.
- Schaffen Sie Publizität.
- Lassen Sie Taten folgen (ebd., S. 28).

Kritik äußern

- Kritik muss immer konkret sein.
- Kritik muss zeitbezogen sein.
- Kritik muss konstruktiv sein.
- Kritisieren Sie immer selbst.

- Kritik immer im geeigneten Rahmen geben.
- Keine Kritik ohne Begründung.
- Machen Sie einen Verbesserungsvorschlag.
- Stellen Sie Leistungsgesichtspunkte in den Mittelpunkt der Kritik.
- Denken Sie an die psychische Situation des Kritisierten.
- Lassen Sie sich nicht zu stark von Ihren Emotionen leiten.
- Warten Sie nicht zu lange mit Ihrer Kritik.
- Gehen Sie mit eigenem Bespiel voran (vgl. ebd., S. 31-33).

Feedback empfangen

- Hören Sie gut zu, lassen Sie das Gesagte auf sich wirken.
- Fragen Sie bei Unklarheiten nach.
- Vermeiden Sie Diskussionen.
- Verfallen Sie nicht in eine Verteidigungshaltung.
- Bedanken Sie sich für die Rückmeldung (vgl. ebd., S. 22-23).

16.3.3 Grundstruktur eines Mitarbeitergesprächs

Organisisatorische Vorbereitung	Vorgesetzter und Mitarbeiterin stimmen sich über den Termin und den Rahmen des Gespräches ab.
Inhaltliche Vorbereitung	Beide bereiten sich mit Hilfe von Leitfragen auf das Gespräch vor.
Durchführung des Mitarbeitergesprächs	Das Gespräch wird von beiden durchgeführt. Die Leitfragen dienen als Orientierungshilfe.
Nachbereitung des Mitarbeitergesprächs	Das Gespräch wird von beiden mit Hilfe von Kontrollfragen nachbereitet.
Zielkontrolle	Die Zielerreichung wird spätestens bei dem nächsten Gespräch gemeinsam überprüft.

vgl. Engelmeyer 2008, S. 71

Gesprächsförderer einsetzen und Gesprächsstörer vermeiden.

Gesprächsförderer
- Betrachten Sie Ihr Gegenüber als gleichwertigen Partner.
- Schaffen Sie eine Vertrauensbasis.
- Nutzen Sie die Gelegenheit zu einem wirklichen Gespräch.
- Reden Sie Klartext.
- Gehen Sie auf Ihren Gesprächspartner ein.
- Setzen Sie Prioritäten.
- Stellen Sie sich selbst als Mensch dar.
- Erkennen Sie Leistungen an.
- Mängel müssen benannt werden (vgl. Engelmeyer 2008, S. 58-59).

Gesprächsstörer
- Zu viel von sich selbst reden.
- Pauschales Interpretieren.
- Herunterspielen und Verharmlosen.
- Ratschläge erteilen.
- Ausfragen und Dirigieren.
- Vorwürfe machen, Moralisieren, Verurteilen.
- Befehlen und Drohen (vgl. ebd. S. 59-60).

16.3.4 Gruppenarbeit zu Mitarbeitergesprächen

Arbeitsauftrag

- Bilden Sie bitte kleine Arbeitsgruppen.
- Lesen Sie das Fallbeispiel durch.
- Bearbeiten Sie das Fallbeispiel anhand der unten aufgeführten Fragen.
- Bereiten Sie eine kritische Diskussion zum Thema Mitarbeitergespräche vor.
- Sie haben für die Gruppenarbeit 30 Minuten Zeit.

Fallbeispiel

Birgit Sommer ist Altenpflegerin und arbeitet seit vier Jahren in der stationären Altenpflege. Sie ist sehr engagiert und hat sich immer für die Wünsche und Bedürfnisse der Heimbewohnerinnen eingesetzt. Im Team gab es immer mehr Schwierigkeiten und Konflikte. Es gab unterschiedliche Auffassungen darüber, wie die Übergaben durchzuführen sind. Aber auch Auseinandersetzungen zur Dienstplangestaltung führten dazu, dass sie immer weniger Lust hatte, zur Arbeit zu gehen.

Sie bekam dann häufiger Kopfschmerzen und Verspannungen. Sie fühlte sich zunehmend erschöpft und ausgebrannt. Dann wurden von der Pflegeheimleitung regelmäßige Mitarbeitergespräche eingeführt. Birgit hatte dann die Möglichkeit, über die Schwierigkeiten mit ihrer Vorgesetzen zu sprechen. Es fiel ihr anfangs schwer, der Chefin offen zu sagen, womit sie Probleme hat und was sie sich wünscht. Ihre Vorschläge zur Verbesserung der Situation auf der Station wurden aufgenommen. Es gab dann auch mehrere Besprechungen im Team. Die Situation hat sich für alle Mitarbeiterinnen auf der Station deutlich verändert und verbessert. Heute möchte Birgit die Mitarbeitergespräche nicht mehr missen. Sie helfen ihr sehr, all das mitzuteilen, was im Arbeitsalltag ansonsten untergeht und aus Zeitmangel nicht besprochen werden kann. Sie kann in dem Gespräch auch all ihre Wünsche nach Fort- und Weiterbildung ansprechen und hat jetzt das Gefühl, sich beruflich weiterentwickeln zu können (vgl. www.bgw-online.de).

Bearbeitung des Fallbeispiels

Die Arbeitssituation

1. Welche Schwierigkeiten hat die Mitarbeiterin? Worüber ärgert sie sich?
2. Welche konkreten Vorschläge könnte die Mitarbeiterin machen?
3. Wie würden Sie verfahren, wenn Sie in der Rolle der Mitarbeiterin wären und noch keine Mitarbeitergespräche geführt wurden?

Die Beziehung zu Vorgesetzen

1. Beschreibt das Fallbeispiel typische Beziehungen zu Vorgesetzten?
2. Welche Schwierigkeiten können in Gesprächen mit Vorgesetzten auftreten?
3. Wie können Mitarbeiterinnen ein Gespräch mit Vorgesetzten vorbereiten?
4. Worauf sollten Mitarbeiterinnen in einem Gespräch mit Vorgesetzten achten?
5. Was können sich Mitarbeiterinnen von Vorgesetzten wünschen?

16.4 Coaching in der Pflege

Begriffsbestimmung

„Der Begriff ‚Coaching‘ leitet sich von ‚Coach‘ bzw. ‚Kutscher‘ her und umschreibt die Person mit der Aufgabe, die Pferde sicher und schnell ans Ziel lenken. Von dieser Bedeutung, jemanden sicher und schnell ans Ziel begleiten, ist bis heute etwas im Verständnis von Coaching erhalten geblieben. Mitte des 19. Jahrhunderts wurden an Universitäten im angloamerikanischen Raum Personen umgangssprachlich als ‚Coach‘ bezeichnet, die andere auf Prüfungen und sportliche Wettbewerbe vorbereiten. Im sportlichen Bereich wird seit Ende des 19. Jahrhunderts in England und den USA von ‚Coaching‘ gesprochen. Diese Bedeutung wurde durch den Spitzensport auch im deutschen Sprachraum einer breiteren Öffentlichkeit bekannt. Unter Coaching wird eine meist umfassende Betreuung von Personen im Hochleistungssport verstanden, die weit über ein reines Training hinausgeht und die Beratung, Betreuung und Motivierung besonders während des Wettkampfs beinhaltet" (Lippmann 2006, S. 12).

Lippmann beschreibt sechs Phasen bei der Entwicklung und Ausbreitung des heutigen Verständnisses von Coaching. In den 1970er Jahren wurde mit Coaching ein Führungsstil beschrieben, der Mitte der 1980er Jahre im deutschen Sprachraum mit dem Begriff „Führungskraft als Coach" bezeichnet wurde. Danach wurde der Begriff auf die karrierebezogene Betreuung von Führungskräfte-Nachwuchs erweitert. Anschließend konzentrierte sich der Coaching Gedanke im deutschen Raum Mitte der 1980er Jahre auf das Topmanagement. Im Anschluss wurde dem Coaching eine hohe Aufmerksamkeit geschenkt und wurde populär. Seit Ende der 1980er Jahre ist das Coaching ein wichtiges Element in der Personal- und Führungskräfteentwicklung. Viele Fachleute begannen die Ideen des Coachings in unterschiedlicher Gestalt in Betrieben und Organisationen einzusetzen (vgl. Lippmann 2006, S. 12-13).

Themen zum Coaching bei dem Wunsch nach Leistungsverbesserung

- „Führungskompetenz erweitern
- Selbstsicherheit gewinnen und stärken
- aus eigenen Fehlern lernen
- Mitarbeiter motivieren können
- mit Feedback umgehen lernen
- Durchsetzungsfähigkeit erlernen
- aufmerksam werden
- Gespräche kompetent führen
- Standortbestimmung und Weiterentwicklung
- Visionen entwickeln
- vorhandene Potenziale stärken
- erfolgreicher werden
- Konfliktfähigkeit verbessern
- berufliche Ziele erreichen
- private Ziele erreichen
- mehr Zeit für sich selbst gewinnen u.v.m." (Loffing 2003, S. 27)

Themen zum Coaching bei Problemen und Krisen

- „Stress jeglicher Art (bis hin zum Burnout-Syndrom)
- Streit und Konflikte (bis hin zum Mobbing)
- Führungsschwierigkeiten jeglicher Art
- Sinnkrisen und weitere Krisen
- Ängste jeglicher Art
- Kündigung
- private Probleme
- Veränderungswiderstände u.v.m." (ebd.)

16.4.1 Unterschiede und Gemeinsamkeiten von Coaching und Supervision

Coaching

- Findet im Einzelsetting statt.
- Ist zielorientiert und auf berufliche Rollen ausgerichtet.
- Es wird zur persönlichen Leistungsverbesserung angewendet.
- Coaching wurde im Profit-Bereich entwickelt.
- Es kann auch innerhalb eines Arbeitsfeldes durch interne Coachs stattfinden.
- Die Kosten sind bei externen Coachs relativ hoch.
- Coaching kann auch Aspekte von Training enthalten.
- Fachkompetenzen von (betriebs-)wirtschaftlichen und organisationspsychologischen Zusammenhängen sind von Vorteil (vgl. Lippmann 2006, S. 32).

Supervision

- Findet sowohl im Einzel- oder Gruppensetting statt.
- Sie wird zur Qualitätssicherung eingesetzt.
- Supervision wird oft bei hohen Belastungen genutzt.
- Sie hat eine psychohygienische und gesundheitsfördernde Funktion.
- Sie wurde im Non-Profit-Bereich entwickelt.
- Eine Supervisorin hat oftmals einen Abstand zum Arbeitsfeld der Supervisanden.
- Teilweise ist sie kostengünstiger, da auch Gruppensettings möglich sind.
- Sie enthält keine Trainingsanteile.
- In Fallsupervisionen können fachliche Aspekte einfließen.
- Bei der Thematisierung von beruflichen Rollen und Fallsupervisionen sollte die Supervisorin über fachliches Wissen verfügen (vgl. ebd).

Gemeinsamkeiten von Coaching und Supervision

- Bei beiden Beratungsformen steht die berufliche Rolle oder die Professionalisierung einer bestimmten Person oder Gruppe im Mittelpunkt.
- Im Zentrum steht das Arbeits- und Praxisfeld von Klientinnen.
- Oftmals ist die Bewältigung von Belastungen, Krisen und Problemen ein Schwerpunkt der Beratung.
- Die Verantwortung für den Beratungsprozess verbleibt bei den Klientinnen.
- Die Beraterin stellt prozessorientierte Fragen, hört zu und führt das Gespräch.
- Bei beiden Beratungsformen werden reflektierende Methoden eingesetzt.
- Eine Voraussetzung dafür sind Selbstmanagementfähigkeiten der Klientinnen.
- Die Abgrenzung zur Psychotherapie ist beiden Formen gleich.
- Für Klienten mit psychischen Krankheiten und Symptomen sind beide Formen ungeeignet bzw. kontraindiziert.
- Es sollte eine vertrauenswürdige und offene Beziehung entstehen können.
- Beide Formen werden vorwiegend durch externe Beraterinnen ausgeübt (vgl. Lippmann 2006, S. 32).

16.4.2 Phasen eines Coachings

> 1. Einstiegs- und Kontaktphase mit Kontextklärung

> 2. Vereinbarungs- und Kontaktphase, Aufbau einer Arbeitsbeziehung

> 3. Ziele (Soll) und Situation (Ist) herausarbeiten

> 4. Lösungen entwickeln

> 5. Transfer sichern: Entwickeln klar überprüfbarer nächster Schritte

> 6. Auswertung und Abschluss

vgl. Lippmann 2006, S. 35-44

Ein Coaching beginnt mit einer Einstiegs- und Kontaktphase, in der die Rahmenbedingungen und der Kontext geklärt werden. Die Themenstellung, der Raum, der Ort, die Beratungsintervalle, die Kosten und das Verständnis von dem Angebot werden geklärt. Dabei wird auch besprochen, ob ein Coaching im Einzelfall sinnvoll ist oder andere Beratungsangebote eher förderlich sind. Danach schließt sich die Vereinbarungs- und Kontraktphase an. Oftmals wird auch ein Vertrag zum Coaching aufgenommen. Der Aufbau einer Arbeitsbeziehung mit der Klärung der jeweiligen Rollen und Anforderungen beginnt. Dazu gehört auch, die Abklärung und Realisierbarkeit der Wünsche und Erwartungen der Klientinnen vorzunehmen. Im Anschluss werden die Ziele (Soll-Zustand) und die Situation (Ist-Zustand) ausgearbeitet. Es folgt eine Phase, in der mögliche Lösungen entwickelt werden, um vom Ist-Zustand zum Soll-Zustand zu gelangen. Dann wird der Transfer in die Praxis gesichert. Klar überprüfbare Schritte werden entwickelt. Zum Abschluss erfolgt eine Auswertung des Beratungsprozesses und der Beratungsergebnisse (vgl. Lippmann 2006, S. 35-44).

16.4.3 Gruppenarbeit zum Coaching

Arbeitsauftrag
- Bitte bilden Sie kleine Arbeitsgruppen.
- Lesen Sie das Fallbeispiel durch.
- Bearbeiten Sie die unten aufgeführten Fragen.
- Bereiten Sie eine Diskussion zu den unterschiedlichen Beratungsformen vor.

Fallbeispiel

Heike Jung arbeitet seit mehreren Jahren als Altenpflegerin in einem Altenwohn- und Pflegeheim. In letzter Zeit gibt es zunehmende Spannungen mit den Angehörigen von einigen Bewohnerinnen, die sich auch auf die Stimmung im Team auswirken. Frau Müller, eine 80-jährige Heimbewohnerin hat einen Diabetes mellitus und hält sich einfach nicht an die Diätvorgaben. Die Angehörigen bringen ständig Süßigkeiten mit, die Frau Müller gerne isst. Im Team wird mit dieser Situation sehr unterschiedlich umgegangen. Einigen ist diese Situation egal, andere regen sich immer wieder darüber auf. Heike möchte den Konflikt gerne lösen, weiß aber nicht, was sie tun kann. Sie fühlt sich zunehmend unwohl. Sie meidet die Angehörigen von Frau Müller, sie geht ihnen aus dem Weg.

In den Übergaben fühlt sich Heike nicht verstanden und meidet eine direkte Aussprache. Es geht sogar soweit, dass sie auch in den Pausen den Kontakt zu einigen Arbeitskolleginnen meidet.

Fragen zur Gruppenarbeit
Konflikte mit Angehörigen
- Wie kann Heike den Konflikt mit den Angehörigen lösen?
- Wer könnte sie bei der Lösung des Konflikts unterstützen?
- Wie lösen Sie im Berufsalltag Konflikte mit Angehörigen?

Konflikte im Team
- Wie könnte Heike den Konflikt im Team lösen?
- Wäre es sinnvoll, Hilfe von außen einzubeziehen oder kann das Team den Konflikt selbst lösen?
- Welche bisher im Unterricht angesprochenen Beratungsformen würden Sie vorschlagen? Begründen Sie Ihre Auswahl.

Persönliche Konflikte
- Was kann Heike an ihrem Verhalten ändern, um die Konflikte zu lösen?

16.5 Balint-Gruppen

Geschichtliche Hintergründe

Die Entwicklung und Praxis der Balint-Gruppenarbeit ist über ein halbes Jahrhundert alt. Michael Balint hat 1954 erstmals im British Medical Journal diese Methode zur ärztlichen Weiterbildung vorgestellt. 1957 veröffentlichte Balint seinen Klassiker „The doctor, his patient and the illness". Er arbeitete nach dem zweiten Weltkrieg zusammen mit seiner Frau Enid diese Weiterbildungsmethode an der Londoner Tavistock Clinic aus. Das Ziel bestand darin, Hausärzte in ihrer täglichen Praxis zu unterstützen, besonders schwierige Patientinnen besser zu verstehen und zu behandeln. Damit haben Balint und seine Frau einen Ansatz entwickelt, der ein internationales Element in der Aus- und Weiterbildung von Ärzten und Psychotherapeuten wurde. Die Batlint-Gruppenarbeit wurde später auch eine Supervisionsmethode, die in Bereichen des Gesundheits- und Sozialwesens eingesetzt wird. Interessant ist, dass die ersten Gruppenteilnehmerinnen Sozialarbeiterinnen waren, die Ehepaare beraten haben. Balint hatte eine breite praktische Erfahrung in Gruppensupervisionen. Darauf aufbauend führte er ab 1950 mit niedergelassenen Hausärzten Fallkonferenzen durch. Da diese einen erheblichen Forschungscharakter hatten nannte er sie „Diskussionsseminare über psychische Probleme in der ärztlichen Praxis" (vgl. Elzer 2009, S. 1).

Theoretische Aspekte

Der Ansatz der Balint-Gruppenarbeit arbeitet mit dem psychodynamischen Krankheitsverständnis der Psychoanalyse. Demnach können durch ungelöste Konflikte oder Traumatisierungen aus der Kindheit oder Jugend im Erwachsenenalter ähnliche Konflikte reaktiviert werden. Symptombildungen bis zu Erkrankungen können als Ausdruck dieser ungelösten Konflikte oder Traumatisierungen der Kindheit und Jugend verstanden werden.

In der Balint-Gruppenarbeit haben die Phänomene der Übertragung, Gegenübertragung und der Regression eine wichtige Bedeutung. Es sind Phänomene, die grundsätzlich immer im Alltag auftreten können. Wenn keine früheren oder aktuellen Konflikte oder Traumatisierungen vorliegen, ist das Verhalten meist situationsangemessen. Wenn allerdings Schwierigkeiten in der Kommunikation oder dem Verhalten vorliegen, kann das ein Hinweis auf einen psychischen Konflikt oder eine Traumatisierung sein. Balint fragt nach der Übertragung zwischen einer Ärztin und einer Patientin: „Wie geht der Patient mit mir um?" Zusätzlich kann neben der Übertragung auch das Phänomen der Regression in einer Ärztin-Patientinnen-Beziehung bedeutsam werden. Patientinnen können in einer Untersuchungssituation frühere Erfahrungen an die Person der Ärztin übertragen und damit die Beziehung in einer speziellen Art gestalten.

Neben diesen Aspekten ist in der Balint-Gruppenarbeit auch die Frage nach der Gegenübertragung der Ärztin zur Patientin wichtig. Die Gegenübertragung ist die bewusste oder unbewusste Reaktion der Ärztin auf die Übertragung der Patientin. Im Mittelpunkt der Gegenübertragung steht die Frage: „Was macht die Patientin mit mir, welche Gefühle und Reaktionen löst sie in mir aus?" In der Balint-Gruppenarbeit werden diese Phänomene genauer reflektiert und analysiert. Ein Ziel besteht in einem differenzierten Verständnis des Verhaltens und der Kommunikation mit besonders schwierigen Patientinnen (vgl. ebd., S. 2).

Diese Form der Reflexion und des Fallverstehens gewinnt für den Bereich der Pflege zunehmend an Bedeutung. Es hilft den professionellen Helferinnen, eigene Verhaltensweisen und Gefühlsmuster gegenüber Patientinnen und Angehörigen zu verstehen und zu verbessern. Die Leitung einer Balint-Gruppe erfordert eine spezielle Ausbildung als Balint-Gruppenleiterin.

16.5.1 Ziele der Balint-Gruppen

Ziele im Blick auf die Patientensituation

- ein besserer Zugang zu Patientinnen
- ein tiefgreifendes Verständnis für die Probleme von Patientinnen
- eine Verringerung des Medikamentenverbrauchs
- weniger Anrufe außerhalb der eigentlichen Behandlung
- weniger Notfallhausbesuche
- ein größerer Erfolg bei der Behandlung
- eine Verbesserung der Compliance der Patientinnen
- ein Überblick über Hilfsmöglichkeiten durch andere Kolleginnen (vgl. www.balintgruppe.de)

Ziele im Blick auf die professionellen Helferinnen

- weniger emotionale Belastung bei der Betreuung von Patientinnen
- mehr Freude bei der Arbeit
- eine Verbesserung der Kommunikation zwischen Patientinnen und Profis
- Schwierigkeiten und Probleme besser zu diagnostizieren und zu lösen
- emotionale Beeinträchtigungen und Phänomene besser zu verstehen
- Störungen in der Kommunikation zu durchschauen
- Unabhängigkeit von schwierigen Übertragungen und Gegenübertragungen
- die eigene Wirkung als professionelle Helferin zu erkennen und einzusetzen
- ein erweiterter Blick auf die Patientensituation
- Reduzierung und Abbau von Vorurteilen und Werturteilen über Patientinnen
- unangenehme Patientinnen anzuerkennen und wertzuschätzen
- Interesse auch für schwierige Patienten aufzubauen
- Entlastung durch die Kommunikation mit Kolleginnen
- Reduzierung von Leistungsdruck
- Förderung von Kollegialität (vgl. www.balintgruppe.de)

16.5.2 Voraussetzungen und Regeln der Balint-Gruppen

In einer Balint-Gruppe werden Problemsituationen mit Patientinnen vorgestellt und bearbeitet. Patientengruppen können folgende sein:

- Patientinnen mit emotionalen Schwierigkeiten
- Patientinnen, mit denen Kommunikationsstörungen auftreten
- Patientinnen, mit denen sich die professionelle Helferin unwohl fühlt
- Patientinnen mit psychosomatischen Erkrankungen
- Chronisch Kranke Patientinnen (vgl. www.balintgruppe.de)

Voraussetzungen zur Balint-Gruppenarbeit

- Um Beziehungen zu Patientinnen zu reflektieren und zu bearbeiten, sollte eine Offenheit in Bezug auf die eigenen Gefühle bestehen. Erst dadurch wird es möglich, Übertragungs- und Gegenübertragungsphänomene zu analysieren und zu lösen.
- Bedeutsam sind eine hohe Bereitschaft und ein fachkundiges Verständnis für psychosomatische Krankheitszusammenhänge.
- Außerdem sollte eine hohe Sensibilität für Kommunikationsstörungen vorliegen, um diese patienten- und zielorientiert zu verbessern.
- Vorschnelle Bewertungen zu Patientinnen sollten vermieden werden. Eine ganzheitliche und differenzierte Betrachtungsweise der Patientinnensituation sollte Standard sein (vgl. ebd.).

Regeln der Balint-Gruppenarbeit

Eine Balint-Gruppe ist keine Selbsthilfegruppe. Sie wird von einer professionellen Balint-Gruppenleiterin geleitet. Für die Gruppenarbeit werden verschiedene Regeln beschrieben:

- Die Teilnehmerinnen sollten sich nicht zum Gegenstand der Gruppenarbeit machen.
- Die Reflexion von Patientensituationen steht im Mittelpunkt.
- Die Beiträge sollten in Ich-Form ausgesprochen werden.
- Eine Verwendung von Verallgemeinerungen wie „man" sollte vermieden werden.
- Jede Teilnehmerin sollte zu jedem Treffen ein Fallbeispiel mitbringen.
- Es wird für die Gruppenarbeit ein Fall ausgewählt.
- Nach der Vorstellung eines Falls sollten keine Fragen mehr dazu gestellt werden.
- Diejenige, die einen Fall vorstellt, hört sich vorwiegend die Beiträge der anderen an.
- Durch die Reflexion in der Gruppe können neue Sichtweisen deutlich werden.
- Es sollten nur Patientinnensituationen vorgestellt werden, bei denen eine medizinische Diagnostik und entsprechende Behandlung vorgenommen wurde.
- Es sollten auch nur solche Fallsituationen vorgestellt werden, bei denen eine weitere Behandlung oder Versorgung absehbar ist (vgl. ebd.)

16.5.3 Gruppenarbeit zu Balint-Gruppen

- Bitte bilden Sie kleine Gruppen.
- Lesen Sie das Fallbeispiel durch.
- Ergänzen Sie das Fallbeispiel durch eigene schwierige Patientinnensituationen.
- Wie werden schwierige Situationen mit Patientinnen in der Praxis bewertet?
- Gibt es verschiedene Interpretationsformen für schwierige Patientensituationen zwischen den Kolleginnen?
- Welche theoretischen Modelle könnten zur Erklärung von schwierigem Verhalten herangezogen werden? (Salutogenese; Biografiearbeit; themenzentrierte Interaktion; Psychoanalyse etc.)
- Mit welchen Schwierigkeiten sind Sie im Berufsalltag immer wieder konfrontiert?
- Welche Lösungen werden in der Praxis dafür angewendet?
- Welche Rahmenbedingungen müssten für konkrete Lösungen verbessert werden?

Fallbeispiel

Beate Kraft ist eine Altenpflegerin, die seit zwei Jahren in der stationären Altenpflege arbeitet. Sie betreut regelmäßig Frau Traum, eine 75-jährige Heimbewohnerin, die unter einem Morbus Parkinson leidet. Sie hat aufgrund ihrer Erkrankung starke Bewegungseinschränkungen und kann nicht mehr ohne Hilfe laufen. Frau Traum lässt sich auch ungern waschen oder duschen. Manchmal riecht sie stark nach Schweiß oder Urin. Beate und ihre Kolleginnen meiden den Kontakt immer stärker. Frau Traum ist sehr fordernd, klagt den ganzen Tag und ist nicht in die Gemeinschaft im Heimbereich zu integrieren. Die Angehörigen von Frau Traum zeigen ein ähnliches Verhalten. Sie kritisieren das Verhalten des Pflegepersonals ständig, meckern permanent am Essen oder anderen Dingen herum. Alle Bemühungen von Beate und ihren Kolleginnen, sich auf die Wünsche und Bedürfnisse der Heimbewohnerin und ihrer Angehörigen einzustellen, sind gescheitert.

16.6 Mediation

„Mediation ist ein außergerichtliches Verfahren der Streitbeilegung mit einer langen Tradition, das neuerdings immer größere Aufmerksamkeit findet. Es wurde in Amerika bereits vor etwa drei Jahrzehnten und in Deutschland mit einiger Zeitverzögerung als Konfliktlöseverfahren wiederentdeckt" (Montada/Kals 2001, S. 1). Dieses Verfahren wird in sehr unterschiedlichen Bereichen eingesetzt: in der Politik, in der Wirtschaft, in der Rechtspflege, in Scheidungssituationen, bei Ehe- und Familienkonflikten, bei Konflikten zwischen Schülerinnen oder möglicherweise auch im Berufsalltag der Pflege. Insbesondere bei Konflikten mit Patientinnen, Heimbewohnerinnen, Angehörigen, Schülerinnen, Kolleginnen oder anderen professionellen Kräften könnte diese Methode auch im Pflegealltag zur Konfliktregulierung eingesetzt werden.

Montada und Kals (2001) haben eine Form der psychologisch-basierten Mediation entwickelt. Konflikte und Konfliktlösungen werden dabei unter einer differenzierten psychologischen Perspektive verstanden und bewertet. Sie integrieren in ihrem Ansatz Aspekte der Motivationspsychologie, der Psychologie von Selbstkonzepten, der Psychologie zu sozialen Stereotypisierungen, Aspekte der Kommunikationspsychologie, der Psychologie der Überredung, der sozialen Beeinflussung, Ansätze der Gerechtigkeitspsychologie, Konzepte des Problemlösens, der Kreativität sowie Ergebnisse der Emotions- und Entwicklungspsychologie (vgl. ebd. S. 33-34).

Sicher ist die nachhaltige Beilegung einer Konfliktsituation ein wichtiges Ziel dieses Ansatzes, aber dieses Verständnis von Mediation geht weit über eine ausschließliche Beilegung einer Konfliktsituation hinaus. Ein zentrales Anliegen ist die Ausarbeitung einer Gewinner-Gewinner-Lösung für die beteiligten Konfliktpartnerinnen. Dabei sollte der Weg dahin für alle transparent werden. In diesem Zusammenhang vermittelt und begleitet die Mediation eine Kompetenzerweiterung für die Bearbeitung von Konflikten, für die Analyse von Problemen und deren Lösung sowie eine Verbesserung der Kommunikation und Gefühlsregulierung. Die jeweiligen Lebensziele und Wertvorstellungen der Beteiligten werden angesprochen und in ihrer Bedeutung für die Situation transparent vielleicht auch relativiert. Dieser Mediationsansatz versucht grundsätzlich, das Verständnis der Konfliktpartnerinnen füreinander zu verbessern, Wissen über die Konfliktpartei zu vermitteln und die Beziehung zwischen den Beteiligten neu zu gestalten. Demnach ist nicht nur die Lösung des aktuellen Konflikts wichtig, sondern auch die persönlichen Entwicklung hin zu einer konstruktiven Streitkultur (vgl. ebd. S. 34).

Es gibt bestimmte Basisprinzipien für ein Mediationsverfahren, ohne die eine konstruktive Zusammenarbeit nicht möglich ist und die die Grundvoraussetzungen für die Konfliktregelung bilden. Dazu gehört, dass die Parteien freiwillig an einer Mediation teilnehmen und für ihre Entscheidungen selbst verantwortlich sind. Die beteiligten Konfliktpartnerinnen verpflichten sich, einander zuzuhören, sich zu verstehen, eine faire und für alle gerechte Lösung auszuarbeiten sowie formale Absprachen einzuhalten. Die Mediation wird von einer speziell ausgebildeten Mediatorin geleitet. Diese ist zur Allparteilichkeit verpflichtet. Dabei ist die Vertraulichkeit des Austauschs zu gewährleisten. Es können auch Verträge ausgearbeitet werden, die dann in einer gerichtlichen Situation (z.B. Scheidung) einem Gericht vorgelegt werden.

16.6.1 Vorteile der Mediation

Selbstbestimmung und Planungssicherheit: keine Entscheidung durch Dritte, die Parteien bestimmen die Mediatoren, Anfang und Ende, Inhalt und Ergebnis des Mediationsverfahrens, unbürokratisches flexibles Verfahren.

Zeitersparnis gegenüber einem Gerichtsverfahren, insbesondere bei mehreren Instanzen.

Angemessene Berücksichtigung der Standpunkte, Interessen und Ziele der Parteien.

Reduzierung der (Rechtsverfolgungs-) Kosten, Schonung personeller und betrieblicher Ressourcen, Vermeidung von Reibungsverlusten (z. B. Abstellung von Mitarbeitern, interne und externe Besprechungen zur Vorbereitung von Gerichtsverfahren).

Zukunftsorientierte Lösung bei der alle Seiten gewinnen können, Erzielung wirtschaftlich sinnvoller und nachhaltiger Ergebnisse.

Vertraulichkeit, Bewahrung von Geschäftsgeheimnissen, keine Gefahr der Rufschädigung und Imageverlusten, keine Presse.

Hohe Erfolgschancen. Bei Durchführung eines fachgerechten Mediationsverfahrens liegt die Einigungsquote i. d. R. bei 80–90 %.

Nachhaltige Steigerung der persönlichen und betrieblichen Produktivität durch die Erfahrung eines konstruktiven Konfliktlösungsverfahrens.

Erhaltung, Wiederherstellung oder Neugestaltung und Verbesserung der geschäftlichen bzw. persönlichen Beziehungen.

Verringerung emotionaler Kosten in Streitverfahren, nachhaltige Zufriedenheit mit Verlauf und Ergebnis des Mediationsverfahrens.

vgl. jurawiki.de 2009, S.3

16.6.2 Regeln zur Mediation

Respekt und Toleranz

Eine Mediation kann nur im gegenseitigen Respekt und der Toleranz füreinander durchgeführt werden. Die Bereitschaft, sich gegenseitig ausreden zu lassen, sich zuzuhören und die anderen nicht zu verletzten, zu beschimpfen oder andere Verhaltensweisen zu zeigen, die die Würde des anderen verletzt, ist eine Grundregel.

Freiwilligkeit

Die Zusammenarbeit mit einer Mediatorin und der Konfliktpartei sollte immer auf der Basis von Freiwilligkeit stattfinden. Die Bereitschaft der Parteien, miteinander an einer Lösung zu arbeiten, ist für den gesamten Mediationsprozess eine wichtige Arbeitsgrundlage.

Kooperationsbereitschaft und Eigenverantwortlichkeit

Die Beteiligten sollten sich verpflichten, aktiv an dem Mediationsprozess mitzuarbeiten und aktiv ihre Verantwortung für eine Bearbeitung zu übernehmen. Die Einhaltung der Grundregeln ist dafür eine verbindliche Voraussetzung.

Vertraulichkeit (Vertrauensschutz) und Verschwiegenheit

Alle Beteiligten sind darüber informiert, dass die Gesprächsinhalte der Vertraulichkeit und der Verschwiegenheit unterliegen. Inhalte dürfen nur mit dem Einverständnis der Konfliktparteien an Dritte weitergegeben werden.

Offenheit und Ehrlichkeit

Eine Mediation kann nur dann für alle Konfliktparteien eine einvernehmliche Lösung ausarbeiten, wenn die Beteiligten bereit sind, offen und ehrlich über ihre Konflikte, Gefühle und Einstellungen zu sprechen.

Zuhören

Die Beteiligten erklären sich dazu bereit, den anderen zuzuhören. Die Gesprächssequenzen der anderen sollten nicht unterbrochen werden.

Fairness, keine Beleidigungen oder Handgreiflichkeiten

In der Mediation werden die Probleme und Konflikte benannt und besprochen. Die Verbalisierung und Lösung des Konflikts steht im Mittelpunkt. Beschimpfungen, Beleidigungen oder andere Formen der verbalen oder körperlichen Gewalt sind untersagt.

Zeitmanagement

Alle Beteiligten sind bereit über eine gewisse Zeitspanne miteinander zu arbeiten. Es gibt klare, transparente Zeitabsprachen, die jeder einplanen muss. Die Einhaltung dieser Absprachen ist für alle verbindlich (vgl. Dulabaum 2009, S. 63).

16.6.3 Phasen der Mediation

I.	Die Vorbereitung
1.	Informationen über das Konfliktfeld sichten
2.	Parteien zusammenstellen
3.	Ziele klären
4.	Rechtsbelehrung veranlassen (bei justiziablen Konflikten)
5.	Über Mediationsregeln informieren
6.	Absprachen über formale Rahmenbedingungen treffen
7.	Mediationsvertrag abschließen
II.	**Konfliktanalyse**
8.	Konfliktgegenstände erfassen und strukturieren
9.	Tiefenstruktur des Konflikts aufdecken
10.	Verantwortlichkeitszuschreibungen klären
11.	Bedingungen ermitteln
12.	Zur Konfliktbeteiligung motivieren
III.	**Produktive Beteiligung der Konflikte**
13.	Über unproduktive Annahmen und Urteilsschemata aufklären
14.	Annäherungen konfligierender Überzeugungen versuchen
15.	Gewinner-Gewinner-Ausgänge generieren
16.	Eine Lösung auswählen
IV.	**Die Mediationsvereinbarung**
17.	Ethische Prinzipien für die Beilegung von Konflikten durch Vereinbarungen erläutern
18.	Begleitung und Überprüfung der Lösungsumsetzung vereinbaren
19.	Die Einigung vertraglich festlegen
V.	**Evaluation**
20.	Lösungsumsetzung begleiten und kontrollieren
21.	Das gesamte Mediationsverfahren evaluieren

vgl. Montada/Kals, 2007, s. Einband

16.6.4 Gruppenarbeit zur Mediation

- Bitte bilden Sie kleine Gruppen.
- Lesen Sie das Fallbeispiel durch.
- Haben Sie schon einmal einen Konflikt in der Pflege erlebt, der zu einem juristischen Verfahren geführt hat?
- Nennen Sie Konfliktsituationen aus dem Pflegealltag, die zu einem juristischen Verfahren führen könnten.
- In welchen Fällen wäre dann eine Mediation möglich?
- Bei welchen Konflikten ist eine Mediation nicht mehr möglich?

Fallbeispiel

Susanne Werner ist 35 Jahre alt. Sie arbeitet seit vier Jahren als Altenpflegerin in der stationären Altenpflege. Sie hat zwei Kinder im Alter von 7 und 10 Jahren. Ihr Mann hat seit einigen Monaten eine neue Freundin und die Absicht, sich von ihr scheiden zu lassen. Susanne ist verzweifelt, frustriert, müde und erschöpft. Auf der Station wird die Arbeitsdichte immer größer. Einige Kolleginnen sind immer wieder krank und es gibt viele Beschwerden von den Heimbewohnerinnen und Angehörigen. Die Stimmung im Team ist sehr gespannt und alle warten nur noch darauf, dass irgendjemand einen Fehler macht. In dieser Situation passiert Susanne ein grober Fehler: Sie hat die Medikamente von zwei Heimbewohnerinnen verwechselt. Eine Angehörige entdeckt den Fehler und meldet das nicht nur Susanne sondern auch der Pflegedienstleitung. Susanne erhält daraufhin eine Abmahnung von ihrer Vorgesetzten. Sie wendet sich an eine Rechtsanwältin, um sich über ihre juristischen Möglichkeiten zu informieren. Sus-

anne hat ein großes Interesse, weiterhin ihre Stelle zu behalten und sie möchte alles unternehmen, um auch die Situation auf der Station zu verbessern. Die Rechtsanwältin ist eine ausgebildete Mediatorin, die die Komplexität dieser Konfliktsituation erkennt. Sie bietet Susanne die Möglichkeit an, eine Mediation mit ihr und ihrem Arbeitgeber durchzuführen.

16.7 Überblick zu den Konzepten

	Supervision	Kollegiale Beratung	Mitarbeiter-gespräche	Coaching	Balint-Gruppen	Mediation
Definition						
Ziel						
Inhalt						
Methode						
Ausrich-tung						
Setting						
Beraterin						

vgl. Abt-Zegelin/Schieron 2012, S. 24

17 Arbeitsaufträge, Klausurfragen, Referatsthemen

Praxisaufgabe

1.1 Für das Beratungsgespräch suchen Sie sich einen Patienten mit Beratungsbedarf aus.

Bereiten Sie ein Beratungsgespräch nach den besprochenen Aspekten vor. Führen Sie die Beratung mit dem Patienten durch.

Dokumentieren Sie die Vorbereitung und die Durchführung des Beratungsgesprächs.

Reflektieren Sie das Gespräch anhand des Beobachtungsbogens.

Überlegen Sie, was im Gespräch gut gelaufen ist und was nicht so gut war. Was würden Sie beim nächsten Gespräch anders machen?

Gab es bestimmte Schwierigkeiten mit denen Sie nicht gerechnet hatten?

1.2 Die schriftliche Ausarbeitung

- Fertigen Sie vom Beratungsgespräch eine schriftliche Zusammenfassung an. Gehen Sie dabei auf die oben angeführten Aspekte genauer ein.
- Reflektieren Sie zusätzlich die besprochenen Beratungsmodelle.
- Welches Beratungskonzept haben Sie angewendet?
- Begründen Sie die Auswahl des Beratungsansatzes.

1.3 Die Präsentation

- Bereiten Sie eine kurze Präsentation Ihres Beratungsgesprächs vor.
- Stellen Sie den Fall und Ihre Interventionen kurz vor.
- Verdeutlichen Sie die angewendeten Methoden.
- Verdeutlichen Sie auch die Schwierigkeiten, die im Gespräch entstanden sind.
- Die Präsentation sollte maximal 15 Minuten dauern.

Gruppenarbeit:

Bilden Sie kleine Gruppen. Stellen Sie in der Gruppe Falldarstellungen aus Ihrer Praxis vor. Entscheiden Sie sich dann für einen der Fälle. Bearbeiten Sie anschließend den ausgesuchten Fall anhand folgender Fragen:

1. Woran erkennen Sie den Beratungsbedarf bei dem Klienten?
2. Erkennen Sie, ob er sich belastet oder verunsichert fühlt? Wodurch?
3. Worin sehen Sie den Anleitungs- und Beratungsbedarf?
4. Können Sie sein Verhalten oder Handeln gedanklich und gefühlsmäßig nachvollziehen, d. h. verstehen?
5. Welche Vermutungen stellen Sie über die weitere Entwicklung ohne Interventionen an? Was wird passieren, wenn Sie intervenieren?
6. Begründen Sie die Auswahl des Beratungskonzeptes.
7. Wenn Sie gehandelt haben, können Sie Ihren professionellen Unterstützungsprozess reflektieren, z. B. was ist das Ergebnis Ihres professionellen Handelns? Welche Ziele hatte der Klient – welche hatten Sie? Wurden die Ziele erreicht? Welche? Wodurch wurden die Ziele erreicht oder nicht erreicht? Wie beurteilen Sie den Prozess und das Ergebnis?

Klausur zum Thema Kommunikation und Beratung

Folgende Fragen könnten in einer Klausur gestellt werden.

1. Welche Arten der Kommunikation werden voneinander unterschieden?
2. Welche Faktoren beeinflussen allgemein die Kommunikation?
3. Das Kommunikationsmodell von Friedemann Schulz von Thun unterscheidet vier Seiten einer Nachricht. Nennen Sie diese vier Seiten.
4. Nennen Sie die fünf Axiome von Paul Watzlawick.
5. Welche Aspekte kennzeichnen eine professionelle Kommunikation? Nennen Sie fünf Merkmale.
6. Welche Phasen werden bei einem Gespräch voneinander unterschieden? Beschreiben Sie die unterschiedlichen Phasen kurz.
7. Welche Phasen werden in einem Beratungsprozess voneinander unterschieden?
8. Nennen Sie die drei Interventionsformen der Beratung in der Pflege und erklären Sie diese kurz.
9. Nennen Sie die vier unterschiedlichen Bedarfsschwerpunkte der Beratung in der Pflege.
10. Nennen Sie die drei Grundhaltungen der Klientenzentrierten Beratung nach Carl R. Rogers und erklären Sie diese kurz.
11. Beschreiben Sie kurz den Ansatz der Themenzentrierten Interaktion. Sie können dies auch anhand einer Grafik verdeutlichen.

Fallbeispiel 1

Frau Müller ist eine 75 Jahre alte Frau, die in den nächsten Tagen entlassen werden soll. Sie leidet unter einem Diabetes mellitus Typ 2. In der Klinik wurde die Behandlung mit Insulininjektionen begonnen, die sie zuhause selbst durchführen soll. Frau Müller lebt bei ihrer Tochter im Haus. Die Tochter wird sich um die sonst noch aktive Mutter kümmern. Sie würde auch gerne Lernen, wie man eine Insulininjektion durchführt.

Fragen:
1. Wie würden Sie die Anleitung von Frau Müller und ihrer Tochter planen?
2. Was müssen Sie bei der Anleitung berücksichtigen?
3. Worauf sollten Sie bei der Anleitung achten?
4. Wie führen Sie die Anleitung durch?
5. Wie beenden Sie die Anleitung?

Fallbeispiel 2

Frau Schmidt ist eine 55-jährige Patientin auf der internistischen Station. Sie klagte schon mehrfach über sehr trockene Haut. Stellen Sie sich eine Fachberatung von Frau Schmidt zum Thema „trockene Haut" vor.

Fragen:
1. Wie würden Sie die Fachberatung von Frau Schmidt planen?
2. Was müssen Sie bei der Fachberatung berücksichtigen?
3. Worauf sollten Sie bei der Fachberatung achten?
4. Wie führen Sie die Fachberatung durch?
5. Wie beenden Sie die Fachberatung?

Lösungsschlüssel zur Klausur

1. Welche Arten der Kommunikation werden voneinander unterschieden?
- Verbal
- Nonverbal
- Präverbal
- Ritualisierte Gesten
- Spielen; Bilder malen; Schreiben

(5 Punkte)

2. Welche Faktoren beeinflussen allgemein die Kommunikation?
- Psychologische Faktoren
- Umgebung
- Alter/Entwicklung
- Soziokulturelle Faktoren
- Körperliche Faktoren

(5 Punkte)

3. Das Kommunikationsmodell von Friedemann Schulz von Thun unterscheidet vier Seiten einer Nachricht. Nennen Sie diese vier Seiten.
- Inhaltsaspekt
- Beziehungsaspekt
- Selbstoffenbarung
- Appell

(4 Punkte)

4. Nennen Sie die fünf Axiome von Paul Watzlawick.
- Man kann nicht nicht kommunizieren.
- Jede Kommunikation hat einen Inhalts- und einen Beziehungsaspekt.
- Jede Kommunikation enthält eine Verlaufsstruktur.
- Menschen können auf digitale und analoge Art kommunizieren.
- Interaktionen können symmetrisch oder komplementär sein.

(5 Punkte)

5. Welche Aspekte kennzeichnen eine professionelle Kommunikation? Nennen Sie fünf Merkmale.
- Offenheit, Respekt, Diskretion, Fachlichkeit, Toleranz, Einfühlungsvermögen etc.

(5 Punkte)

6. Welche Phasen werden bei einem Gespräch voneinander unterschieden. Beschreiben Sie die unterschiedlichen Phasen kurz.
- Vorbereitung, Einleitung, Hauptteil, Abschluss

(4 Punkte)

7. Welche Phasen werden in einem Beratungsprozess voneinander unterschieden?
- Kontaktaufnahme
- Bedarfsermittlung
- Planung der Intervention
- Durchführung der Intervention
- Evaluation
- Abschluss

(6 Punkte)

8. Nennen Sie die drei Interventionsformen der Beratung in der Pflege und erklären Sie diese kurz.
- Fachberatung, Anleitung, Psychoemotionale Begleitung

(6 Punkte)

9. Nennen Sie die vier unterschiedlichen Bedarfsschwerpunkte der Beratung in der Pflege.
- Kognitiv, Psychomotorisch, Emotional, Psychosozial

(4 Punkte)

10. Nennen Sie die drei Grundhaltungen der Klientenzentrierten Beratung nach Carl R. Rogers und erklären Sie diese kurz.
- Empathie (Einfühlungsvermögen)
- Akzeptanz (Wertschätzung)
- Kongruenz (Echtheit)

(6 Punkte)

11. Beschreiben Sie kurz den Ansatz der Themenzentrierten Interaktion. Sie können dies auch anhand einer Grafik verdeutlichen.
- Ich, Es, Wir, Globe

Ansatz zur Kommunikation und Beratung in Gruppen

Fallbeispiel 1

Frau Müller ist eine 75 Jahre alte Frau, die in den nächsten Tagen entlassen werden soll. Sie leidet unter einem Diabetes mellitus. In der Klinik wurde die Behandlung mit Insulininjektionen begonnen, die Sie zuhause selbst durchführen soll. Frau Müller lebt bei ihrer Tochter im Haus. Die Tochter wird sich um die sonst noch aktive Mutter kümmern. Sie würde auch gerne Lernen, wie man eine Insulininjektion durchführt.

Fragen:

1. Wie würden Sie die Anleitung von Frau Müller und ihrer Tochter planen?
- inhaltliche Vorbereitung (aktuelles Fachwissen)
- Materialien vorbereiten
- Infobroschüre
- Termin vereinbaren

2. Was müssen Sie bei der Anleitung berücksichtigen?
- Alter der Patientin
- Vorwissen
- Bildungsstand
- Emotionale Situation (evt. Ängste)

3. Worauf sollten Sie bei der Anleitung achten?
- Einfache Sprache, keine Fremdwörter
- Verständlichkeit
- Langsam erklären
- Anschaulichkeit

4. Wie führen Sie die Anleitung durch?
- Demonstrationstechniken einsetzen
- Vormachen der Injektion
- Gemeinsam üben

5. Wie beenden Sie die Anleitung?
- Nach offenen Fragen erkundigen
- Feedback, Kontrolltermin, Dokumentation

Fallbeispiel 2

Frau Schmidt ist eine 55-jährige Patientin auf der internistischen Station. Sie klagte schon mehrfach über sehr trockene Haut. Stellen Sie sich eine Fachberatung von Frau Schmidt zum Thema „trockene Haut" vor.

Fragen:

1. Wie würden Sie die Fachberatung von Frau Schmidt planen?
- Informationen einholen über Krankengeschichte, Allergien und Medikamente
- Informationsmaterial besorgen
- Cremes aussuchen
- Terminvereinbarung

2. Was müssen Sie bei der Fachberatung berücksichtigen?
- Alter
- Bildungsstand
- Sprachniveau
- Aktuelle Erkrankungen
- Ernährungsgewohnheiten
- Flüssigkeitsbilanz

3. Worauf sollten Sie bei der Fachberatung achten?
- Genaue Anamnese
- Deutliche, verständliche Sprache
- Keine Überforderungen

4. Wie führen Sie die Fachberatung durch?
- Hautpflege erklären
- Produkte anbieten
- Ernährung und Flüssigkeitsbedarf verdeutlichen

5. Wie beenden Sie die Fachberatung?
- Offene Fragen?
- Feedback
- Kontrolltermin, Dokumentation

17.1 Beratung in der Pflege: Themen für Referate

Thema	Vorname, Nachname
Klientenzentrierte Beratung	
Lösungsorientierte Beratung	
Fallbesprechung: „Asthma Bronchiale"	
Fallbesprechung: „Herzinfarkt"	
Fallbesprechung: „Morbus Crohn"	
Fallbesprechung: „Diabetes mellitus Typ 2"	
Fallbesprechung: „Sturzprophylaxe"	
Fallbesprechung: „Pflegende Angehörige"	
Fallbesprechung: „Kontinenzförderung"	
Grundlagen der Gesprächsführung	

17.2 Bewertungsbogen zum Referat

Name	
Arbeitsgruppe:	
Thema:	
Präsentation:	
Verbesserungsvorschlag:	
Note:	
Schriftliche Ausarbeitung:	
Verbesserungsvorschlag:	
Note:	
Gesamtbewertung:	

18 Begutachtungsbogen zur Beratung

Begutachtungsbogen zur Beratung in der Pflege

Beurteilungs-merkmal	Anforderung	Bewertung	Ankreuzen	Patienteninformation
Äußeres Erscheinungsbild	Gepflegtes Auftreten	sehr gut gut befriedigend ausreichend mangelhaft	☐ ☐ ☐ ☐ ☐	
Ausdrucks-fähigkeit	Darstellung der Patientensituation	sehr gut gut befriedigend ausreichend mangelhaft	☐ ☐ ☐ ☐ ☐	
Einschätzung der Patien-tensituation	Erkennen von Einschränkungen und Ressourcen	sehr gut gut befriedigend ausreichend mangelhaft	☐ ☐ ☐ ☐ ☐	
	Erkennen des aktuellen Eigenbedarfs	sehr gut gut befriedigend ausreichend mangelhaft	☐ ☐ ☐ ☐ ☐	
	Berücksichtigung der sozialen Situation des Patienten	sehr gut gut befriedigend ausreichend mangelhaft	☐ ☐ ☐ ☐ ☐	

vgl. Mamerow 2010, S. 190

Beurteilungs-merkmal	Anforderung	Bewertung	Ankreuzen	Patienteninformation
Planung der Interventionen	Informationen zum Patienten Information durch andere Be-rufsgruppen	sehr gut gut befriedigend ausreichend mangelhaft	☐ ☐ ☐ ☐ ☐	
	Vorgespräch, Zeitpunkt, Dauer, Raum, Anwesen-de, Thema, Ziele, Methoden	sehr gut gut befriedigend ausreichend mangelhaft	☐ ☐ ☐ ☐ ☐	
Vorbereitung des Beratungs-gespräch	Patientenorien-tierter Einsatz von einem Be-ratungskonzept und Methoden	sehr gut gut befriedigend ausreichend mangelhaft	☐ ☐ ☐ ☐ ☐	
	Sich selbst vor-bereiten, Infor-mationen zum Beratungsthe-ma, Raum gestal-ten, Atmosphä-re, Materialien	sehr gut gut befriedigend ausreichend mangelhaft	☐ ☐ ☐ ☐ ☐	
	Vorbereitung des Patienten, Frei-willigkeit, In-formations-grad, Lagerung	sehr gut gut befriedigend ausreichend mangelhaft	☐ ☐ ☐ ☐ ☐	

vgl. Mamerow 2010, S. 190

Beurteilungs-merkmal	Anforderung	Bewertung	Ankreuzen	Patienteninformation
Durchführung eines Beratungsgespräch	Einfühlsamer Einstieg in das Gespräch	sehr gut gut befriedigend ausreichend mangelhaft	☐ ☐ ☐ ☐ ☐	
	Einbezug des Patienten, Blickkontakt, Offene Fragen, aktuelle Situation	sehr gut gut befriedigend ausreichend mangelhaft	☐ ☐ ☐ ☐ ☐	
	Beziehungsgestaltung zum Patienten, zuhören, ausreden lassen, Fragen zulassen, seine Themen und Sprache berücksichtigen	sehr gut gut befriedigend ausreichend mangelhaft	☐ ☐ ☐ ☐ ☐	
Empathie	Einfühlungsvermögen mit der Fähigkeit und Bereitschaft sich in die Situation hineinzuversetzen	sehr gut gut befriedigend ausreichend mangelhaft	☐ ☐ ☐ ☐ ☐	
Wertschätzung	Respektvoller Umgang mit den Patienten, seinen Ängsten, Themen, Wünschen und Bedürfnissen	sehr gut gut befriedigend ausreichend mangelhaft	☐ ☐ ☐ ☐ ☐	

vgl. Mamerow 2010, S. 191

Beurteilungs-merkmal	Anforderung	Bewertung	Ankreuzen	Patienteninformation
Echtheit	Die Empathie und Wertschätzung ist echt und nicht gespielt	sehr gut gut befriedigend ausreichend mangelhaft	☐ ☐ ☐ ☐ ☐	
Nähe und Distanzverhalten	Die Nähe und Distanz zum Patienten ist angemessen, Distanzzonen werden respektiert	sehr gut gut befriedigend ausreichend mangelhaft	☐ ☐ ☐ ☐ ☐	
Flexibilität	Es besteht die Fähigkeit und Bereitschaft sich auf aktuelle Anforderungen einzustellen, z. B. ein aktuelles Thema oder Gefühle die entstehen	sehr gut gut befriedigend ausreichend mangelhaft	☐ ☐ ☐ ☐ ☐	
Fähigkeit in Gesprächs-führung	Die Phasen der Gesprächsführung werden berücksichtigt: Einstieg, Hauptteil, Abschluss	sehr gut gut befriedigend ausreichend mangelhaft	☐ ☐ ☐ ☐ ☐	
Einsatz und Methoden der Gesprächs-führung und Beratung	Methoden wie z. B. das aktive Zuhören werden angewendet	sehr gut gut befriedigend ausreichend mangelhaft	☐ ☐ ☐ ☐ ☐	

vgl. Mamerow 2010, S. 191

Beurteilungs-merkmal	Anforderung	Bewertung	Ankreuzen	Patienteninformation
Fachlichkeit	Im Gespräch wird aktuelles fachliches Wissen patientenorientiert vermittelt	sehr gut gut befriedigend ausreichend mangelhaft	☐ ☐ ☐ ☐ ☐	
Teamfähigkeit	Andere professionelle Helferinnen werden in den Beratungsprozess einbezogen	sehr gut gut befriedigend ausreichend mangelhaft	☐ ☐ ☐ ☐ ☐	
Interkulturelle Interreligiöse etc. Fähigkeiten	Fähigkeiten im Umgang mit sozialen Schichten, Generationen, Kulturen, Religionen, Geschlechtern und sexuellen Orientierungen	sehr gut gut befriedigend ausreichend mangelhaft	☐ ☐ ☐ ☐ ☐	
Motivation und Einstellung zur Gesprächs-führung	Gesprächsführung und Beratung werden als wichtiges pflegerisches Arbeitsfeld bewertet	sehr gut gut befriedigend ausreichend mangelhaft	☐ ☐ ☐ ☐ ☐	
Selbstein-schätzung	Es besteht die Fähigkeit und Bereitschaft eigene Kompetenzen und Defizite realistisch einzuschätzen	sehr gut gut befriedigend ausreichend mangelhaft	☐ ☐ ☐ ☐ ☐	

vgl. Mamerow 2010, S. 191

Beurteilungs-merkmal	Anforderung	Bewertung	Ankreuzen	Patienteninformation
		sehr gut gut befriedigend ausreichend mangelhaft	☐ ☐ ☐ ☐ ☐	
		sehr gut gut befriedigend ausreichend mangelhaft	☐ ☐ ☐ ☐ ☐	
		sehr gut gut befriedigend ausreichend mangelhaft	☐ ☐ ☐ ☐ ☐	
		sehr gut gut befriedigend ausreichend mangelhaft	☐ ☐ ☐ ☐ ☐	
		sehr gut gut befriedigend ausreichend mangelhaft	☐ ☐ ☐ ☐ ☐	

vgl. Mamerow 2010, S. 190-191

19 Tipps für Aufsätze zum Unterricht

Aufsätze mit Beratungsgesprächen in der Pflege:

Tolsdorf, Mareike/Bamberger, Günter G./Abt-Zegelin, Angelika (2009): „Bitte bleiben Sie hier …". Teil 1. Beratungsgespräche in der Pflege. In: Die Schwester Der Pfleger. 48. Jg., Heft 7, S. 652-654.

Bamberger, Günter G. (2009): „Eine Begegnung voller Liebe". Kommentar zum Beratungsgespräch Teil 1. In: Die Schwester Der Pfleger. 48. Jg., Heft 7, S. 654-655.

Rust, Lisa/Bamberger Günter G./Abt-Zegelin, Angelika (2009): „Setzen Sie sich doch noch einen Moment …".Teil 2. Beratungsgespräche in der Pflege. In: Die Schwester Der Pfleger. 48. Jg., Heft 9, S. 856-859.

Bamberger, Günter G. (2009): Hoffnung schenken, Mut für das Morgen machen. Kommentar zum Beratungsgespräch Teil 2. In: Die Schwester Der Pfleger. 48. Jg., Heft 9, S. 860-861.

Abt-Zegelin, Angelika/Bamberger, Günter G. (2010): „Gehen Sie ein Stück mit mir …?". Teil 3. Beratungsgespräche in der Pflege. In: Die Schwester Der Pfleger. 49. Jg., Heft 2, S. 128-130.

Bamberger, Günter G. (2010): Den Menschen die Augen für ihre Fähigkeiten öffnen. Kommentar zum Beratungsgespräch Teil 3. In: Die Schwester Der Pfleger. 49. Jg., Heft 2, S. 130-132.

Donner, D./Bamberger, Günter G./Abt-Zegelin, Angelika (2010): „Ich möchte vertrauen können…". Teil 4. Beratungsgespräche in der Pflege. In: Die Schwester Der Pfleger. 49. Jg., Heft 5, S. 438-441.

Bamberger, Günter G. (2010): Es geht um Nähe, Vertrauen, Menschlichkeit. Kommentar zum Beratungsgespräch Teil 4. In: Die Schwester Der Pfleger 49. Jg., Heft 5, S. 442-443.

Bamberger, Günter G. (2010): Beratungsgespräche in der Pflege – Rückblick und Ausblick. Teil 5. Beratungsgespräche in der Pflege. In: Die Schwester Der Pfleger. 49. Jg., Heft 12, S. 1180-1184.

Aufsätze zum Thema Empathie:

Ernst, Heiko (2010): Empathie: Die Gefühle der anderen. In: Psychologie Heute Compact. Heft 24, Weinheim: Julius Beltz, S. 18-21.

Scheu, Peter (2010): Empathie statt „Mit-Leid". Eine theoretische Grundlage zur Förderung empathischer Kompetenz in der pflegerischen Bildung. In: PADUA. Heft 5, S. 45-47.

Ausblick

Das Buch dokumentiert meine praktische Arbeit der letzten acht Jahre. Nach den vielen Überarbeitungen liegt nun ein Grundlagentext zur „Beratung als pflegerische Aufgabe" vor. Durch die Ausführungen wird die Vielschichtigkeit und Komplexität des Themas deutlich. Beratung in der Pflege wird auch spontan, nebenbei und ungeplant bei Pflegehandlungen durchgeführt. Für einen gelungenen Beratungsprozess ist es aber wichtig, sich die grundlegenden Bedingungen, der Inhalte und dessen Ausgestaltung bewusst zu machen, um diese Interventionsform als zentrale Tätigkeit von Pflegekräften wahrzunehmen, zu gestalten, zu reflektieren und stetig zu verbessern.

Durch das Pflegeversicherungsgesetz wurde ein Teil pflegerischer Anleitung und Beratung als Tätigkeit anerkannt. Ein kleiner Bereich dieser Arbeit ist finanziell abrechenbar. Wir sind aber insgesamt noch weit davon entfernt, das hohe Maß an fachlichem, sozialem, methodischem und persönlichem Wissen von Pflegekräften wirklich zu erkennen, es gezielt einzusetzen und dementsprechend auch finanziell angemessen zu entlohnen.

Die vorliegenden Ausführungen sind eine theoretische Konzeption, die in enger Zusammenarbeit mit der Praxis entstanden ist. Ob dieser Ansatz und seine Ausführungen für Patienten und Angehörige Verbesserungen beinhalten, müssen pflegewissenschaftliche empirische Untersuchungen näher betrachten. Hier liegt ein immenser Forschungsbedarf vor. Nicht nur die Vermittlung von Beratungswissen sollte Gegenstand dieser Untersuchungen sein, sondern die Anleitung zur Beratung und dann auch die Anleitung und Beratung von Patienten sowie Angehörigen selbst.

Je länger ich mich mit dieser Thematik beschäftige, umso mehr erkenne ich das unglaubliche fachliche Potenzial und die sozialen wie persönlichen Ressourcen von Pflegekräften für die Beratung als pflegerischer Aufgabe. Dieses Potenzial gilt es zu fördern, zu begleiten und vor allem auch finanziell für diese hoch kompetente Arbeitsleistung angemessen zu entlohnen.

Beratung als pflegerische Aufgabe ist im Unterschied zur psychologischen oder sozialpädagogischen Beratung in den Pflegeprozess integriert. Pflegekräfte haben oftmals einen sehr direkten Kontakt zu Patienten sowie Angehörigen und sind die ersten Ansprechpersonen wenn Konflikte oder Probleme vorliegen. Die pflegerische Beratung hat auch durch die Tätigkeiten am Körper der Patienten einen ganz anderen Zugang zu ihnen. In der speziellen Form von Nähe zu den Patienten liegt eine besondere Chance eine sehr vertrauensvolle Beziehung aufzubauen. Es ist aber deshalb eine Herausforderung für die Pflegekräfte eine hilfreiche Nähe-Distanz Balance herzustellen. Diese Nähe-Distanz Balace ist nicht nur für den Patienten wichtig um sich geschützt und sicher zu fühlen, sie ist auch für die Pflegekräfte von Bedeutung. Hilfreiche Gespräche können nur dann entstehen wenn die Beraterinnen die Situation der Patienten auch aus einer gewissen Distanz betrachten können. Die Balance von Belastungen und Ressourcen zu erkennen, zu besprechen und Lösungen dafür zu entwickeln kann für beide Gesprächsteilnehmerinnen nur durch eine gelungene Nähe-Distanz hergestellt werden.

Es ist bei allen Tätigkeitsfeldern im Pflegekontext wichtig, die Grenzen der Beratung in der Pflege wahrzunehmen und dann andere professionelle Fachkräfte in die Versorgung von Patienten sowie Angehörigen einzubeziehen. Ich hoffe sehr, dass das Einsatzfeld von Pflegekräften durch den Text deutlich wurde. Eine Pflegekraft kann nicht zu allen pflegerischen Themen Anleitungen und Beratungen durchführen. Das wäre eine völlige Überforderung. Es ist sinnvoll, dass sich jede Pflegekraft auf ein Anleitungs- und Beratungsthema spezialisiert. Vielleicht könnten Pflegeteams Themen auf verschiedene Pflegekräfte verteilen um mit dem umfangreichen Wissen zu Pflegethemen strukturiert und organisiert umzugehen.

Es wird auch deutlich, dass Pflegekräfte keine Sozialarbeiterinnen, Psychologinnen, Seelsorgerinnen etc. sind. Der Ausbildungsschwerpunkt liegt trotz des Unterrichts zur Beratung ganz deutlich im pflegerischen Kontext. Diese Grenzen immer wieder herauszuarbeiten und zu verdeutlichen ist für die Unterrichtsgestaltung wichtig. Die Aufgabe von Pflegekräften sollte eher im Überblick über den gesamten Beratungsbedarf von Patienten sowie Angehörigen bestehen, um dann weitere Beratungsleistungen anderer Profis zu vermitteln und zu koordinieren.

Der vorliegende Text versteht sich als Grundlagentext zur Beratung als pflegerischer Aufgabe. Die vielen Spezialisierungen von Pflegekräften als besondere Experten (Wundmanagerinnen etc.) oder als weitergebildete Fachkräfte (Fachkräfte für den psychiatrischen Kontext etc.) konnten hier

nicht besonders berücksichtigt werden. Dazu sind weitere Ausführungen, Fallbeispiele und Beiträge notwendig.

Ich wünsche meinem Text eine breite, lebendige Diskussion über Beratung als pflegerischer Aufgabe. Einen Austausch über das Potential von Pflegekräften, bestehende Möglichkeiten der Beratung, Einsatzfelder, das Theorie-Praxis Gefälle, die Grenzen zu anderen Disziplinen, der Vermittlung von Beratungswissen in Theorie und Praxis aber vor allem auch eine sozialpolitische Diskussion über die dringend notwendige Anerkennung dieser immer noch als „natürlich" und „persönlich" angesehenen Kompetenz und Arbeitsleistung.

Anhang 1 zur Anleitung

1. Fallsituation: Mundpflege bei Soor

Herr Müller ist 65 Jahre alt und leidet unter allergischem Asthma. Er ist übergewichtig und putzt sich nur alle zwei Tage die Zähne. Aufgrund des Asthmamedikaments und der mangelnden Mundhygiene ist ein Soor in seinem Mund entstanden. Er ist sehr müde und erschöpft. Zur Körperpflege kann er aufstehen und sich am Waschbecken versorgen. Er wendet sich an eine Pflegekraft mit dem Wunsch, seine Situation zu verstehen und zu verbessern. Sie schlagen ihm eine Anleitung zur Mundpflege vor.

Fragen von Herrn Müller während der Anleitung:

- „Was habe ich denn da in meinem Mund?"
- „Was ist denn ein Soor?"
- „Wie entsteht denn so ein Soor?"
- „Hat das irgendetwas mit dem Asthmamedikament zu tun?"
- „Was kann ich denn machen, damit das besser wird?"
- „Wie oft muss ich denn so eine Mundpflege machen?"
- „Darf ich nach der Mundpflege essen und trinken?"
- „Darf ich meine elektrische Zahnbürste dazu benutzen?"
- „Darf ich die Tupfer mehrfach benutzen?"
- „Gibt es ein spezielles Medikament für so einen Soor?"
- „Darf ich das Odol zuhause zum Spülen benutzen?"
- „Kann ich denn dann auch wieder Schokolade essen?"
- „Oder sollte ich beim Essen auf irgendetwas achten"?
- …

2. Fallsituation: Atemübungen bei COPD

Herr Baum ist 70 Jahre alt. Er leidet an einer COPD. Er hat bei Anstrengungen zunehmende Atemprobleme. Er ist müde und erschöpft, kann aber aufstehen und sitzt gerne am Tisch im Zimmer. Zuhause arbeitet er gerne in seinem Garten. Als Sie ins Zimmer kommen, um ihm seine Medikamente zu bringen, sehen Sie, dass er schwer atmet. Sie fragen ihn, ob Sie ihn zu speziellen Atemübungen (Kutschersitz und Lippenbremse) anleiten sollen. Er ist ein bisschen skeptisch, aber interessiert an einer Anleitung.

Fragen von Herrn Baum während der Anleitung

- „Wird das mit der Atmung besser, wenn ich solche Übungen mache?"
- „Was bewirken denn solche Übungen?"
- „Kann ich die Übungen auch machen, wenn ich schlecht Luft kriege?"
- „Darf ich die Übungen machen, wenn ich mein Medikament eingeatmet habe?"
- „Wie oft sollte ich denn die Übungen machen?"
- „Wann sollte ich denn die Übungen immer machen?"
- „Kann ich da irgendetwas falsch machen?"
- „Können Sie mir noch einen Tipp geben, wie ich das bei Anstrengung mit dem Atmen machen sollte, dann ist das mit der Luft immer am schlimmsten?"
- …

3. Fallsituation: Atemstimulierende Einreibung bei flacher Atmung

Frau Schreiber ist 82 Jahre alt. Sie hat in den letzten zwei Wochen stark abgenommen und ist oft müde und erschöpft. Sie kann mithilfe einer Pflegekraft aufstehen und am Tisch im Zimmer sitzen. Sie wird zuhause von ihrer Tochter versorgt. Als Sie ins Zimmer kommen, wendet sich die Tochter an Sie und weißt Sie darauf hin, dass die Mutter immer so flach atmet. „Meine Mutter wird doch nicht noch eine Lungenentzündung bekommen?". Sie bieten der Tochter und Frau Schreiber an, ob Sie die Tochter zu einer atemstimulierenden Einreibung bei Frau Schreiber anleiten sollen. Beide sind sehr interessiert und stimmen der Anleitung zu.

Fragen von Frau Schreiber und der Tochter während der Anleitung

- „Was bewirkt denn so eine Einreibung?"
- „Kann man mit einer solchen Einreibung eine Lungenentzündung verhindern?"
- „Was brauche ich denn da für eine Salbe"?
- „Kann ich auch unseren Franzbranntwein dazu benutzen?"
- „Wann sollte ich das denn am besten machen? Morgens, mittags oder abends?"
- „Wie oft am Tag darf ich denn so etwas machen?"
- „Soll ich das vor dem Essen oder nach dem Essen machen?"
- „Soll ich das im Sitzen oder im Liegen machen?"
- „Wie fest soll ich denn dabei ‚massieren'?"
- „Soll ich den ganzen Rücken bis ganz unten einreiben?"
- „Kann ich da irgendetwas falsch machen?"
- …

4. Fallsituation: Aktivierende Körperwaschung bei Pneumonie

Frau Zimt ist 75 Jahre alt. Sie leidet an einer Pneumonie. Sie ist immer sehr müde und erschöpft. Mit der Hilfe einer Pflegekraft kann sie die Körperpflege am Waschbecken durchführen. Sie wendet sich an Sie als Pflegekraft und fragt, was sie gegen diese unglaubliche Müdigkeit machen kann. Da die Tochter von Frau Zimt jeden Tag zu Besuch kommt und ihre Mutter auch weiterhin zuhause versorgen wird, bieten Sie der Tochter an, ihr eine Anleitung zur aktivierenden Körperwaschung zu zeigen. Frau Zimt und ihre Tochter sind daran sehr interessiert.

Fragen von der Tochter zur Anleitung

- „Was brauche ich denn alles für Materialien für die aktivierende Körperwaschung?"
- „Kann ich da mein Badeöl von zuhause nehmen oder soll ich was anderes ins Wasser geben?"
- „Was für Produkte sind denn für eine Aktivierung am besten?"
- „Wie warm sollte denn das Wasser sein?"
- „Kann ich dafür auch einen Schwamm benutzen?"
- „Wie sollte ich das denn machen?"
- „Soll ich bei den Füßen anfangen?"
- „Soll ich zum Körper waschen oder vom Körper weg?"
- „Kann ich das zuhause denn auch machen?"
- „Kann ich das auch unter der Dusche machen?"
- „Soll ich meine Mutter nach dem Waschen mit einer besonderen Creme pflegen?"
- …

5. Fallsituation: Beruhigende Körperwaschung bei Unruhe und Stress

Frau Blume ist 46 Jahre alt. Sie ist berufstätig, hat zwei Kinder im Teenageralter zuhause zu versorgen und ihre alten Eltern werden zunehmend pflegebedürftig. Sie hat viele Verpflichtungen und alle stellen hohe Erwartungen an sie. Sie findet kaum zur Ruhe und fühlt sich durch die Besuche ihrer Familienangehörigen total gestresst. Als Sie ins Zimmer kommen, merken Sie, wie unruhig und gestresst Frau Blume ist. Aufgrund eines Beinbruchs darf sie im Moment nicht aufstehen. Sie fragen Frau und Herrn Blume, ob Sie den Ehemann zur beruhigenden Körperwaschung anleiten sollen, damit sie sich etwas entspannen kann. Beide sind daran sehr interessiert. Da Sie während der beruhigenden Körperwaschung nicht reden sollten, erklären Sie dem Ehepaar den Sinn und Nutzen dieser Pflegehandlung und beantworten ihre Fragen.

Fragen von Frau und Herrn Blume vor der Anleitung

- „Und so eine Körperwaschung hilft bei Stress?"
- „Was bewirkt das denn im Körper?"
- „Wie oft kann ich denn so eine Körperwaschung machen?"
- „Sollte ich eine bestimmte Waschlotion dafür verwenden?"
- „Sollte ich eher warmes Wasser dafür nehmen?"
- „Gibt es bestimmte Körperteile, bei denen ich anfangen sollte zu waschen?"
- „Soll ich den ganzen Körper waschen?"
- „Kann ich dafür auch einen Schwamm nehmen?"
- „Kann ich dabei Musik hören, das beruhigt mich auch immer so?"
- „Gibt es bestimmte Dinge, auf die ich besonders achten sollte?"
- „Soll ich mich danach mit meiner Körperlotion eincremen?
- „Zu welcher Uhrzeit ist die Körperwaschung im Laufe eines Tages am sinnvollsten?"

6. Fallsituation: Hautpflege und Bewegungsübungen bei Durchblutungsstörungen

Frau Ziegler ist 66 Jahre alt. Bei ihr ist vor 20 Jahren ein Diabetes mellitus festgestellt worden, der auch behandelt wurde. Aufgrund ihrer Erkrankung sind an ihren Armen und Beinen Durchblutungsstörungen entstanden. Sie klagt über ein zunehmend marmoriertes Hautbild und ihr ist auch an den Händen und Füßen oft kalt. Die Körperpflege kann sie selbständig durchführen. Als Sie ins Zimmer kommen, sagt Frau Ziegler: „Schwester mir ist wieder so kalt und schauen Sie sich mal meine Hände an. Kann man denn da gar nichts machen?" Sie bieten Frau Ziegler eine Anleitung zur Hautpflege bei Durchblutungsstörungen sowie Bewegungsübungen an. Sie schaut ganz interessiert und fragt: „Wann können wir das denn machen?".

Fragen von Frau Ziegler während der Anleitung

- „Haben meine kalten Hände und Füße denn etwas mit dem Diabetes zu tun?"
- „Soll ich irgendeinen Badezusatz ins Wasser geben?"
- „Soll ich erst die Füße oder erst die Arme waschen?"
- „Wie soll ich das zuhause denn beim Duschen machen?"
- „Und wie ist das, wenn ich bade. Muss ich da was beachten?"
- „Kann ich mich nach dem Waschen eincremen?"
- „Gibt es da eine Creme oder Lotion, die besonders gut ist?"
- „Kann ich mir denn auch abends eine Wärmflasche machen?"
- „Kann ich die Bewegungsübungen auch im Bett machen?"
- „Kann ich die Übungen auch mit meinem Gymnastikband und den Massagebällen durchführen?"
- „Wie oft sollte ich die Übungen denn machen?"
- „Gibt es etwas, auf das ich besonders achten sollte?"
- „Kann ich da irgendetwas falsch machen?"

7. Fallsituation: Hautpflege bei Intertrigo

Herr Blatt ist 70 Jahre alt. Er ist übergewichtig und schwitzt ganz stark. Er ist zur Einstellung seines Bluthochdrucks auf ihrer Station. Aufgrund des starken Schwitzens hat sich in seiner rechten Achselhöhle eine Rötung gebildet, die ihn zunehmend schmerzt. Zusätzlich hat sich in seiner Bauchfalte eine Rötung mit einer offenen Stelle gebildet. Das Duschen kann er selbständig durchführen, er ist aber nur selten dazu zu motivieren. Sie kommen in das Zimmer und Herr Blatt sagt: „Schwester, die Haut unter meinem Arm und unter meinem Bauch tut immer mehr weh. Was kann ich denn da machen?" Sie bieten ihm eine Anleitung zur Hautpflege an. Er ist ganz überrascht, dass er selbst auch etwas machen kann, damit es mit der Haut besser wird.

Fragen von Herrn Blatt während der Anleitung

- „Hat das mit den Hautrötungen etwas mit dem Schwitzen zu tun?"
- „Ist das denn gut, wenn ich jeden Tag duschen würde?"
- „Wie oft sollte ich mich denn waschen und duschen?"
- „Kann ich denn mein normales Duschgel benutzen?"
- „Gibt es da irgendetwas, was ich beim Duschen beachten sollte?"
- „Kann ich da meinen Waschlappen weiter benutzen?"
- „Soll ich auf die Rötungen irgendeine Creme auftragen?"
- „Kann ich das Deo weiter benutzen?"
- „Ich schwitze so viel. Wie oft soll ich meine Kleidung denn wechseln?"
- „Soll ich beim Essen und Trinken auf irgendetwas besonders achten?

8. Fallsituation: Hygienische Maßnahmen bei Infektionsrisiken

Frau Bürger ist 75 Jahre alt. Sie ist aufgrund einer Magen-Darm-Infektion müde und erschöpft. Ihr Mann ist vor fünf Jahren gestorben und sie lebt alleine. Ihr Sohn (50 Jahre alt) und ihre Tochter (53 Jahre alt) wollen im Wechsel jeden Tag zu Besuch kommen. Vor dem Zimmer befindet sich eine Halterung mit Händedesinfektionsmittel. Auf der Zimmertür befindet sich zusätzlich ein Schild mit dem Hinweis, sich die Hände vor und nach dem Betreten des Zimmers zu desinfizieren. Als die Tochter das erste Mal zu Besuch kommt, fragt sie „Schwester, wie soll ich das mit der Händedesinfektion denn machen. Können Sie mir das mal zeigen, wie das geht?"

Fragen von der Tochter vor der Anleitung

- „Ich habe eben gerade das Schild gelesen, dass ich mir vor und nach dem Besuch meiner Mutter die Hände desinfizieren soll. Gilt das auch für mich als Tochter?"
- „Warum soll ich das denn machen?"
- „Muss ich das jetzt jedes Mal machen, wenn ich zu Besuch komme?"
- „Und wenn ich zwischendurch bei dem Besuch mal in die Cafeteria gehe, muss ich mir dann wieder die Hände desinfizieren, wenn ich in das Zimmer meiner Mutter gehe?"
- „Wie mache ich das denn genau mit der Halterung?"
- „Wie oft muss ich denn da drauf drücken?"
- „Soll ich das einfach nur kurz in den Händen einreiben?"
- „Und wenn ich gehe, soll ich das dann auch noch einmal machen?"
- „Soll ich mir nach dem Besuch dann auch noch die Hände waschen?"
- „Müssen wir das jetzt alle machen?"
- „Müssen wir das dann auch machen, wenn meine Mutter zuhause ist?"
- „Was könnte denn passieren, wenn wir das nicht machen?"

9. Fallsituation: Blutzuckermessung bei Diabetes mellitus

Herr Schmidt ist 48 Jahre alt. Er ist als Buchhalter berufstätig. Er lebt mit seinen beiden Kindern (15 und 18 Jahre alt) und seiner Frau in einem Einfamilienhaus. Bei ihm ist vor kurzem ein Diabetes mellitus festgestellt worden. Er ist zur Einstellung mit Insulininjektionen im Krankenhaus auf ihrer Station. Die Blutzuckerkontrollen wurden bisher von den Pflegekräften durchgeführt. Als Sie zur Blutzuckerkontrolle ins Zimmer kommen, sagt Herr Schmidt: „Schwester, mein Zimmernachbar macht das mit der Blutzuckerkontrolle immer selbst. Kann ich das auch Lernen und dann selbst machen?" Sie bieten ihm eine Anleitung zur Blutzuckerkontrolle an, auf die er sich richtig freut.

Fragen von Herrn Schmidt während der Anleitung

- „Wie oft soll ich die Blutzuckerkontrolle machen?"
- „Gibt es da bestimmte Zeiten am Tag, wann ich das machen sollte?"
- „Soll ich vor oder nach dem Essen messen?"
- „Muss ich zuhause den Finger auch desinfizieren?"
- „Was mache ich denn, wenn ich steche und kein Blut kommt?"
- „Wenn ich mal steche und kein Blut kommt, darf ich dann mit der gleichen Lanzette noch mal in einen anderen Finger stechen?"
- „Warum darf ich denn vor dem Messen nicht auf den Finger drücken?"
- „Was mache ich denn, wenn das Gerät plötzlich nicht mehr geht?"
- „Wie komme ich denn an die Lanzetten, die Teststreifen und das Gerät?"
- „Bezahlt das alles die Krankenkasse?"
- „Warum muss ich denn die Blutzuckerwerte immer in eine Tabelle eintragen?"
- „Was mache ich denn, wenn der Blutzucker plötzlich ganz niedrig oder hoch ist?"

10. Fallsituation: Subcutane Injektion bei Diabetes mellitus

Frau Weber ist eine 38-jährige Frau, die als Verkäuferin in einem großen Kaufhaus arbeitet. Sie hat zwei Kinder im Alter von 8 und 12 Jahren. Sie ist von ihrem Mann getrennt und allein erziehend. Vor kurzem ist bei ihr ein Diabetes mellitus festgestellt worden. Sie wird auf ihrer Station auf Insulin eingestellt. Die Injektionen wurden bisher von den Pflegekräften durchgeführt. Das Pflegepersonal und der Stationsarzt haben in der Visite Frau Weber gefragt, ob sie bereit wäre, das Injizieren des Insulins selbst zu lernen. Dann wäre sie wesentlich selbständiger von professioneller Hilfe. Sie ist etwas ängstlich, aber doch auch interessiert an einer Anleitung.

Fragen von Frau Weber während einer Anleitung

- „Warum muss ich denn das Insulin jeden Tag spritzen?"
- „Wann sollte ich das denn im Tagesverlauf spritzen?"
- „Sollte ich davor oder danach Essen?"
- „Muss ich zuhause auch vor dem Spritzen desinfizieren?"
- „Wo an meinem Körper kann ich das denn reinspritzen?"
- „Gibt es Stellen an meinem Körper, in die ich nicht reinspritzen darf?"
- „Soll ich nach dem Spritzen ein Pflaster auf die Stelle geben?"
- „Wer sagt mir denn zuhause, wie viele Einheiten ich spritzen soll?"
- „Sollte ich vor dem Spritzen den Blutzucker messen?"
- „Was mach ich denn, wenn der Blutzuckerwert zuhause sehr niedrig oder hoch ist?"
- „Kann ich das Insulin in meinem Badschrank aufbewahren?"
- „Wie komme ich denn an so einen Pen und das Insulin?"
- „Bezahlt das die Krankenkasse?"

Arbeitsauftrag

Fallarbeit: Vorbereitung

1. Bitte bilden Sie Gruppen mit zwei oder drei Personen.
2. Lesen Sie das Fallbeispiel und die Fragen des Patienten sowie der Angehörigen genau durch und stellen Sie sich die Patientensituation im Krankenzimmer konkret vor. Denken Sie dabei an eigene Erlebnisse.
3. Überlegen Sie nun, woran Sie den Anleitungsbedarf erkennen und machen sich dazu schriftliche Stichpunkte
4. Verfassen sie eine schriftliche Ausarbeitung nach den Phasen zur Anleitung.
   a. Was müssen Sie im Vorgespräch zur Anleitung an *Informationen* erheben?
   b. Welche *Ziele* soll Ihr Patient unter Berücksichtigung seiner Einschränkungen und Ressourcen erreichen?
   c. Welche *Methoden* können Sie unter Berücksichtigung der Einschränkungen und Ressourcen des Patienten anwenden?
   d. Schreiben Sie in kurzen Stichworten die einzelnen *Planungsschritte* auf.
   e. Überlegen Sie schriftlich, wie Sie die *Evaluation* durchführen können?

Fallarbeit: Praktische Übung

1. Üben Sie die Anleitungssituation anhand eines Rollenspiels und legen dabei die einzelnen Rollen fest.
   a. Beziehen Sie die *Fragen des Patienten* in die Anleitung mit ein.
2. Gehen Sie nun konkret nach Ihrer schriftlichen Planung vor.
3. Achten Sie dabei auf die Gestaltung vom
   a. Anfang (Begrüßung, Information des Patienten über die Anleitungssituation)
   b. Mittelteil (Durchführung der Anleitung und Übungszeit des Patienten)
   c. Abschluss (Evaluation)
4. Wechseln Sie nach einer Übungssequenz die Rollen in der Gruppe.
5. Anschließend präsentieren Sie bitte im Plenum Ihre Anleitung im Rollenspiel.

Fallarbeit: Reflektion im Plenum

1. Die Reflexion wird zuerst von der darstellenden Kleingruppe durchgeführt.
2. Danach gibt die Klasse ein Feedback (beachten sie die Feedback-Regeln) und zum Schluss geben die Dozenten zu Kommunikation, Gestaltung und der fachlichen Richtigkeit ein Feedback.
3. Bitte schicken Sie die schriftliche Ausarbeitung der Anleitung an Ihre Klassenleitung.

Anhang 2
Fallbeispiele zur Beratung

1 Herr Renz: Patient nach Herzinfarkt

Fallsituation

„Bruno Renz ist 49 Jahre alt und leitender Angestellter in der Textilbranche. Seiner Firma geht es, durch den steigenden Konkurrenzkampf mit fernöstlichen Mitbewerbern, sehr schlecht. Von den zehn ihm unterstellten Mitarbeitern erhielten bereits drei Mitarbeiter die betriebsbedingte Kündigung. Herr Renz arbeitete täglich zwischen 9 und 11 Stunden. Wenn er dann erschöpft nach Hause kam, versuchte er seinen 12- und 14-jährigen Kindern gerecht zu werden. Dies gelang ihm nach Einschätzung seiner Frau mehr schlecht als recht. So kam es neben beruflichen Konflikten auch noch zu privatem Ärger.

Herr Renz aß bisher sehr unregelmäßig und viel. Sein Körpergewicht betrug vor der Krankenhausaufnahme 85 kg bei 1,65 m Körpergröße. Auch über die erhöhten Blutfettwerte und den erhöhten Blutdruck machte sich insbesondere Frau Renz seit einiger Zeit Sorgen. Herr Renz rauchte zur Beruhigung ca. 20 Zigaretten am Tag.

Vor drei Tagen erlebte Herr Renz die stärksten Herzschmerzen seines Lebens. Er hatte das Gefühl, als gehe es mit ihm zu Ende. Eine Mitarbeiterin rief unmittelbar den Notarzt, der Bruno Renz direkt in das Krankenhaus brachte, in dem Sie arbeiten. Durch die Aufnahmediagnostik mittels 12-Kanal-EKG und Blutuntersuchungen (insbesondere Troponin und Herzenzyme) in der Intensivstation wurde bei Herrn Renz ein Herzinfarkt diagnostiziert. Die behandelnden Ärzte führten bei ihm eine Coronarangiografie mit anschließender Percutaner transluminaler Coronarangioplastie (PTCA) durch. Der Zustand von Herrn Renz besserte sich in den nächsten Tagen in der Intensivstation zusehends. Heute wird Herr Renz, nach drei Tagen Intensivaufenthalt, zu Ihnen auf die kardiologische Station verlegt.

Vom zuständigen Kardiologen erfahren Sie, dass Herr Renz durch die Vorschädigung seines Herzens eine verminderte Herzpumpleistung zurückbehalten hat. Diese äußert sich durch eine hohe Pulsfrequenz bei geringer Belastung. Medikamentös wird Herr Renz mit einem ACE-Hemmer, einem Betablocker, einem Diuretikum und ASS zur Reinfarktprophylaxe neu eingestellt. Der durchschnittliche Blutdruck liegt bei Herrn Renz bei 145/95 mmHg und soll während des stationären Aufenthaltes medikamentös eingestellt werden. Außerdem sind während des Aufenthaltes in der Intensivstation wiederholt Extrasystolen aufgetreten, die aber nicht medikamentös behandelt werden. Herr Renz darf sich, nach ärztlicher Anordnung, nur in Begleitung zur Toilette mobilisieren.

Sie führen das pflegerische Übernahmegespräch, in dem er Ihnen sagt: ‚Ich bin so zwiegespalten. Auf der einen Seite möchte ich diese Situation nicht noch einmal erleben. Ich dachte, meine letzte Stunde hat geschlagen. In der letzten Nacht habe ich erneut daran gedacht und konnte wieder nicht schlafen. Auf der anderen Seite geht es mir aber wieder gut, so dass ich denke, ich muss schnell wieder nach Hause. Ich habe schließlich eine Familie zu ernähren und zurzeit sehr viel Ärger in der Firma. Wenn ich daran denke, bekomme ich richtige Beklemmungen. Darf ich denn nicht vielleicht kurz aufstehen, um nach drei Tagen nur eine Zigarette zu rauchen? Das Aufstehen hat ja heute Morgen auch gut geklappt.‘" (Holtmann 2009, S. 103).

Bearbeitung des Fallbeispiels: Herr Renz

1. Informationen sammeln
Ressourcen

Herr Renz ist orientiert, hat bis auf die Herzproblematik keine körperlichen Behinderungen. Er ist mit seiner Ehefrau und zwei Kindern familär eingebunden. Er ist berufstätig und sorgt für die finanzielle Basis der Familie.

Probleme
- Herr Renz ist mit 85 kg bei 1,65 m Körpergröße übergewichtig.
- Er hat erhöhte Blutfettwerte und erhöhten Blutdruck.
- Er isst unregelmäßig und raucht ca. 20 Zigaretten am Tag.
- Er arbeitet zwischen 9 bis 11 Stunden am Tag.
- Der Job ist sehr anstrengend und geht zunehmend mit Entlassungen einher.
- Nach der Arbeit muss er den Erwartungen seiner Familie gerecht werden.
- Er war drei Tage auf der Intensivstation.
- Es sind Extrasystolen aufgetreten.
- Er hat eine hohe Pulsfrequenz bei geringer Belastung.
- Er darf sich nur in Begleitung zur Toilette mobilisieren.
- Er hat einen hohen Druck, wieder zur Arbeit zu gehen.
- Nachts kann er aus Angst vor einem neuen Herzinfarkt nicht schlafen.
- Er möchte gerne aufstehen und eine Zigarette rauchen.

2. Beratungsbedarf erfassen
Wissen
Es ist sinnvoll, Herrn Renz die Entstehung und Behandlung eines Herzinfarktes zu erklären. Dazu gehört die Aufklärung und Information über: Pathophysiologie des Herzinfarktes; Risikofaktoren wie: Ernährung; Übergewicht; Stress; Rauchen; hohe Blutfettwerte. Die Pflegekraft sollte die Aufklärung und Information des Arztes ergänzen und vertiefen. Aktuell ist es wichtig, ihm zu erklären, weshalb er sich nur in Begleitung belasten darf.

Handlung
Es ist sinnvoll, ihm zu zeigen, wie er sich verhalten soll, um sich gering zu belasten. Später ist es auch sinnvoll, ihm zu zeigen, wie er die Vitalzeichen selbst messen kann.

Gefühle
Herr Renz hat einen hohen Druck, so schnell wie möglich wieder zu arbeiten. Er hat auch Angst vor einem neuen Herzinfarkt. Deshalb ist es sinnvoll, mit ihm Bewältigungsstrategien zu besprechen, mit denen er sich entspannen kann.

Kontakte
Herr Renz ist familiär eingebunden, aber auch sehr gefordert. Zusätzlich zur Arbeit muss er sich auch noch um seine Frau und die Kinder kümmern. Es ist sinnvoll, zu einem späteren Zeitpunkt auch die Familie in die Beratung einzubeziehen, um zu schauen, wie die Familie ihn entlasten kann. Später wäre auch der Hinweis auf eine Selbsthilfegruppe sinnvoll.

3. Ziele der Beratung festlegen
Nahziele:
- Stabilisierung und Verbesserung des Allgemeinzustandes.
- Gesundheit ist stabil.
- Mitarbeit an der Behandlung im Krankenhaus.
- Kooperatives Verhalten bei der medizinischen und pflegerischen Behandlung.
- Medikamente werden regelmäßig eingenommen.
- Gesunde Ernährung.
- Reduzierung des Nikotinkonsums.
- Aktivierung von Bewältigungsstrategien zum Stressabbau.
- Patient hat Fachwissen zur Entstehung, Behandlung und Prävention des Herzinfarktes.
- Patient hat erste Einsicht und ansatzweise die Erkrankung akzeptiert.

Fernziele für die Zeit nach dem Krankenhausaufenthalt:
- Einsatz der Bewältigungsstrategien im beruflichen Alltag.
- Aktivierung des familiären Systems zur Entlastung von Aufgaben.
- Teilnahme an rehabilitativen Sportgruppen für Herzinfarkt Patienten.
- Schulung zum Thema gesunde Ernährung.
- Erlernen von unterschiedlichen Entspannungsmethoden.

4. Auswahl eines Beratungskonzepts

Im Fall von Herr Renz ist es sinnvoll, das Konzept der Lösungsorientierten Beratung nach Günther G. Bamberger als Hintergrundmodell zur Beratung in der Pflege einzusetzen. Herr Renz kann aktuell durch Verhaltensänderungen seine Situation verbessern. Die Reduzierung der Risikofaktoren ist ein Ansatzpunkt zur Beratung, die durch die Lösungsorientierte Beratung konkret ausgestaltet werden kann. Mit diesem Beratungskonzept kann strukturiert und relativ kurzfristig eine Verhaltensänderung umgesetzt werden. Sicher könnte die problematische Gefühlssituation langfristig auch für eine Klientenzentrierte Beratung sprechen, aber in diesem Fallbeispiel wäre das eine Überforderung des Klienten. Es geht in diesem Fall in erster Linie um Verhaltensänderungen und das Aktivieren von bisher gelernten und neuen Bewältigungsstrategien. Aber auch die Einstellung zur Arbeit und die hohen Anforderungen, die Herr Renz an sich stellt, können langfristig mit einem Lösungsorientierten Beratungskonzept als Hintergrundmodell bearbeitet werden.

5. Beratung planen
Interventionsformen

1. Anleitung:
Beim Aufstehen begleiten und anleiten.
Zur Mobilisation mit wenig Belastung anleiten.

2. Fachberatung:
Sinn der Begleitung beim Aufstehen erläutern.
Den Zusammenhang von Rauchen und Herzinfarkt verdeutlichen.
Zu einem späteren Zeitpunkt:
* Pathophysiologie, Behandlung und Prävention des Herzinfarktes
* Aktivieren von Bewältigungsstrategien zur Stressreduzierung

3. Psychoemotionale Begleitung:
* Auf die Angst vor einem erneuten Herzinfarkt eingehen.
* Komplimente für die hohen Leistungen.
* Aktivieren von Bewältigungsstrategien zur Lösung der Probleme.

Personen

Zuerst einzelne Gespräche mit Herrn Renz. Dann später gemeinsame Gespräche mit der Ehefrau. Vielleicht später auch Gespräche mit der gesamten Familie.

Inhalte

Geminderte Belastungsfähigkeit und Verhaltensregeln im Umgang damit.
Risikofaktoren (Essen, Übergewicht, Rauchen, Stress).

Methoden

* Das professionelle Gespräch.
* Lösungsorientierte Fragen.
* Demonstrationsmedien.
* Infobroschüren.
* Entspannungsmusik.

6. Beratung durchführen
Synchronisation

Sie führen das pflegerische Übernahmegespräch mit Herrn Renz durch. Das ist die erste Möglichkeit, eine vertrauensvolle Beziehung zu ihm herzustellen. Er formuliert ganz konkret seine Ängste und Wünsche. Hierbei ist es sinnvoll, die ärztlichen Anweisungen zu erklären und das weitere Vorgehen auf der Station zu verdeutlichen. In dieser ersten Phase ist es wichtig, den Patienten kennen zu lernen, die Problemsituation zu verstehen und dem Patienten eine erste Orientierung zu bieten. Hier ist es auch sinnvoll, dass Sie sich als Ansprechpartnerin vorstellen.

Lösungsvision

Die Lösungsvision wurde von Herrn Renz klar formuliert. „Auf der einen Seite möchte ich diese Situation nicht noch einmal erleben". Er möchte nicht noch einmal einen Herzinfarkt erleiden und so schnell wie möglich wieder arbeiten. Sicher liegt ihm auch viel daran, wieder für seine Familie finanziell und emotional zu sorgen.

Lösungsverschreibung

Bei der Lösungsverschreibung geht es darum, geeignete Lösungen zur Realisierung der Lösungsvision zu überlegen. Der erste Schritt ist, nach dem Wissen über die Entstehung des Herzinfarktes zu fragen und dieses Wissen zu erweitern. Wichtig ist hier auch, kleine Etappen und Inhalte zu besprechen. Im Akutkrankenhaus können nicht alle Themen bearbeitet werden. Aber punktuell könnte das Rauchen und Essen als Beratungsinhalt zum Erreichen der Lösungsvision thematisiert werden. Sicherlich ist es letztendlich die Entscheidung von Herrn Renz, welche Inhalte für ihn am bedeutsamsten sind und welche Verhaltensänderung realistisch ist, die seine Wünsche und Bedürfnisse berücksichtigt. Hier wäre zum Beispiel eine mögliche Frage, wann er es schafft, sich gesund zu ernähren oder wann er es schafft, nur wenig zu rauchen. Eine ausführliche Fachberatung über Lösungsmöglichkeiten sollte hier stattfinden, wenn er sich gesundheitlich stabilisiert hat.

Lösungsbegleitung

Wenn zum Beispiel das Thema Essen und eine gesunde Ernährung ein angestrebtes Ziel in der Beratung bildet, dann wird bei der Begleitung danach gefragt, ob er es schafft im Krankenhaus auf Schokolade und andere ungesunde Ernährungsgewohnheiten zu verzichten und wie es ihm dabei geht.

Lösungsevaluation

Bei der Lösungsevaluation geht es um eine Einschätzung, ob die Lösungsvision mit den Ansätzen der Lösungsverschreibung tatsächlich zu einer Lösung des Problems geführt haben oder ob eventuell noch weitere Hilfen benötigt werden.

Lösungssicherung

Wenn es funktioniert, dass er sich im Krankenhaus gesund ernährt, wäre es sinnvoll, dass er mit Tagebuchaufzeichnungen dieses Verhalten festhält. Dass er den Tagesablauf, seine Gefühle und seine Umgebungsfaktoren zu seinem Verhalten in Beziehung setzt.

7. Evaluation

Mit der Evaluation wird eine Überprüfung und Auswertung der Beratung durchgeführt. Es wird danach gefragt, ob der Patient die Beratungsinhalte verstanden hat und die Anleitung, Fachberatung und psychoemotionale Begleitung zu einer Verbesserung der Patientensituation geführt hat. Im Fall von Herrn Renz ist also zu fragen, ob er tatsächlich nur in Begleitung aufsteht, ob er die Anleitung zur belastungsreduzierten Mobilisation anwenden kann. Das ist mit der Beobachtung seines Verhaltens oder einer Rückdemonstration zu überprüfen. Es ist auch wichtig zu überprüfen, ob er die Entstehung, Behandlung und Prävention eines Herzinfarktes verstanden hat. Hier wäre es möglich, mit ihm zusammen die wichtigsten Punkte zu wiederholen und zusammenzufassen. Ob eine psychoemotionale Begleitung erfolgreich war, kann an dem Wohlbefinden und den allgemeinen Verhaltensweisen eines Patienten gemessen werden. Manche Patienten sagen dann auch einfach: „Das Gespräch mit Ihnen hat mir so gut getan, ich fühle mich jetzt viel besser".

8. Dokumentation

Die Beratung wird mit dem Namen des Patienten, dem Namen der Pflegekraft, dem Beratungsort, dem Datum, der Uhrzeit, der Dauer der Beratung, dem besprochenem Thema, den Hintergründen sowie dem Verlauf beschrieben. Es sollten Schwierigkeiten bei der Beratung genauso dokumentiert werden wie das Ergebnis sowie der weitere Beratungsbedarf.

9. Reflexion

In der Reflexion beschäftigt sich die Pflegekraft mit der durchgeführten Beratung und damit, was sie selbst dabei gefühlt und gedacht hat. Es geht darum, mit etwas Distanz das eigene Verhalten einzuschätzen und zu bewerten. Die Reflexion dient der Überprüfung des eigenen Verhaltens und damit der Verbesserung der Beratungsqualität.

Aspekte der Reflexion ist die Selbstwahrnehmung, also wie ging es mir in der Beratung, welche Gefühle und Reaktionen hatte ich gegenüber dem Patienten, der Umgang mit Gefühlen, konnte ich ruhig bleiben oder bin ich nervös geworden? Auch die Qualität der Empathiefähigkeit sowie die Art der Kommunikation sind Reflexionsthemen. Konnte ich mich auf den Patienten konzentrieren oder war ich mit mir selbst beschäftigt? Mit welcher Stimmung ging ich auf den Patienten ein? War ich sicher oder eher ängstlich und unsicher? War ich gut vorbereitet? Wenn es Schwierigkeiten gab, konnte ich darauf eingehen oder hat mich die Situation überfordert? Bei sehr schwierigen Beratungssituationen ist die Reflexion in Form einer Kollegialen Beratung oder Supervision sinnvoll.

2 Frau Firenze: Italienische Patientin mit Demenz

Fallsituation

Die 79-jährige Frau Firenze wird von ihrer Tochter und ihrem Schwiegersohn betreut. Sie konnte wegen einer demenziellen Erkrankung nicht mehr in ihrer eigenen Wohnung bleiben und ist deswegen zu ihrer Tochter, dem Schwiegersohn und den zwei Enkeln gezogen.

Frau Firenze ist in den siebziger Jahren mit ihrem Mann und ihren drei Töchtern von Italien nach Deutschland gezogen. Die einzelnen Familienmitglieder haben sich sehr schnell die deutschen Sprachkenntnisse angeeignet. Zuhause in der Familie wurde aber immer italienisch gesprochen und die italienische Kultur, auch das Essen, hatte eine sehr große Bedeutung. Der Ehemann verstarb vor fünf Jahren. Die anderen Töchter wohnen in verschiedenen Großstädten in Deutschland verteilt.

Frau Firenze hat aufgrund der vor drei Jahren diagnostizierten Altersdemenz verschiedene kognitive Einschränkungen, die sich unterschiedlich äußern. „Oftmals findet sie nicht in ihr Zimmer, sie vergisst regelmäßig zu trinken und lehnt außerdem Tee jeder Art kategorisch ab" (Junginger 2009, S. 155). Es passiert auch öfters, dass sie ihre Tochter nicht mehr erkennt. Sie verwechselt zunehmend deutsche und italienische Wörter.

Die Mahlzeiten nimmt sie mit der Familie zusammen ein und hat dabei auch einen guten Appetit, genießt das Zusammensein mit den Enkeln und ist sicher in der selbständigen Nahrungsaufnahme. „Hilfe benötigt [sie] bei der Körperpflege und beim Ankleiden, auch die Einnahme ihrer Medikamente muss überwacht werden." (ebd.). Ihr Bewegungsdrang ist sehr hoch. Diesen darf sie im Haus der Tochter ungehindert ausleben. Die Tochter und der Rest der Familie lassen ihre Rundgänge über den Flur ungehindert zu. „Zwischendurch lässt sie sich mit einfachen Bastelangeboten, leichten Küchenarbeiten, gymnastische[n] [Übungen] und anderen Beschäftigungstherapien gut ablenken und gleichzeitig sinnvoll beschäftigen" (ebd.). Sie mag es sehr, mit ihrer Tochter und anderen Besuchern alte Volkslieder zu singen. Manchmal kann sie auch italienische Texte und Gedichte vortragen. Damit erfährt sie immer wieder kleine Erfolgserlebnisse.

„Ganz aktuell ist sie immer öfter inkontinent. [...] [Frau Firenze] realisiert teilweise sehr klar, dass sie neuerdings ihre Blase nicht mehr sicher kontrollieren kann. Das ist ihr in den Phasen mit guter Orientierung außerordentlich unangenehm und höchst peinlich. Daneben gerät sie dann in eine gereizte Stimmung, in der sie nicht selten aggressiv wird" (ebd.) und außerdem ihre Tochter, den Schwiegersohn und die Enkel beschimpft (vgl. Juninger 2009, S. 155).

Sie arbeiten bei einem ambulanten Pflegedienst und werden von der Tochter angerufen. Die Tochter schildert kurz die Situation und bittet Sie um Hilfe. Sie ist zunehmend überfordert und sucht dringend Unterstützung.

Bearbeitung des Fallbeispiels: Frau Firenze
1. Informationen sammeln
Ressourcen

- Frau Firenze ist familiär eingebunden.
- Sie ist mobil und kann alleine essen.
- Sie hat Phasen, in denen sie gut orientiert ist.
- Sie kann ihren Bewegungsdrang ungehindert ausleben.
- Sie lässt sich mit Bastelarbeiten, Küchenarbeiten, gymnastischen Übungen und anderen Beschäftigungen gut ablenken und sinnvoll beschäftigen.
- Sie mag es sehr, alte Volkslieder zu singen.
- Sie kann sich an italienische Texte und Gedichte erinnern.

Probleme

- Sie musste wegen ihrer demenziellen Erkrankung zur Tochter umziehen.

- Ihr Ehemann verstarb vor fünf Jahren.
- Zwei Töchter wohnen in verschiedenen Großstädten in Deutschland verteilt.
- Sie hat wegen der Altersdemenz verschiedene kognitive Einschränkungen.
- Sie findet oft ihr Zimmer nicht.
- Sie vergisst regelmäßig zu trinken und lehnt bestimmte Getränke ab.
- Sie verwechselt zunehmend deutsche und italienische Wörter.
- Bei der Körperpflege und der Einnahme der Medikamente benötigt sie Hilfe.
- Sie ist zunehmend inkontinent und schämt sich in Phasen guter Orientierung dafür.
- Dann kann es auch sein, dass sie aggressiv wird.
- Die Tochter fühlt sich zunehmend mit der Situation überfordert und bittet um Hilfe.

2. Beratungsbedarf erfassen

Wissen

Zu Beginn ist es wichtig, die Tochter nach ihrem Wissensstand zum Thema Inkontinenz und Demenz zu fragen. Dann sollten die wichtigsten fachlichen Informationen zu beiden Themen besprochen werden. Es ist sinnvoll, zuerst das Thema Inkontinenz und dann das Thema Demenz in einer Fachberatung anzusprechen.

Handlung

Der Umgang mit Inkontinenzmaterial sollte der Tochter und vielleicht auch Frau Firenze gezeigt werden. Es könnten auch Übungen zur Stärkung der Beckenbodenmuskulatur angesprochen werden. Die Vermittlung von Merktechniken könnte hilfreich sein.

Gefühle

Frau Firenze wird aggressiv, wenn sie ihre Blase nicht mehr kontrollieren kann. Die Tochter ist damit dann überfordert. Beide brauchen professionelle Unterstützung zur Verbesserung der Situation. Der professionelle Umgang mit Inkontinenzmaterial kann dabei eine Entlastung für Frau Firenze bieten und gleichzeitig die Tochter entlasten. Es kann auch sinnvoll sein, der Tochter den Zusammenhang zwischen Demenz und Aggressionen zu verdeutlichen.

Kontakte

Vielleicht könnte eine Gruppe für Angehörige von Demenzkranken eine Entlastung für die Tochter sein. Aber auch Gruppenangebote für Frau Firenze wären sinnvoll.

3. Ziele der Beratung festlegen

- Entlastung für die Tochter herstellen.
- Aussprachemöglichkeit für die Tochter gewähren.
- Lösungsangebote zur Stabilisierung und Verbesserung der Situation anbieten.
- Aggressionspotenzial von Frau Firenze langfristig senken.
- Bewältigungsstrategien im Umgang mit der Inkontinenz aktivieren.
- Eigenständigkeit von Frau Firenze erhalten.
- Kulturelle Identität stärken.
- Vermittlung von Fachwissen zum Thema Inkontinenz und Demenz.
- Erste Einsicht und ansatzweise Akzeptanz der Erkrankung.
- Einbezug von weiteren Personen in das Hilfsnetz.
- Aktivieren von weiteren Hilfen.

4. Auswahl eines Beratungskonzeptes

Im Fall von Frau Firenze ist es sinnvoll, das Konzept der Lösungsorientierten Beratung nach Günter G. Bamberger als Hintergrundmodell zur Beratung in der Pflege auszuwählen. Über eine Beratung der Tochter kann die Situation für Frau Firenze langfristig verbessert werden. Ein veränderter Umgang mit der Inkontinenz kann die problematische Situation entschärfen. Aber auch das Aktivieren von Bewältigungsstrategien im Umgang mit der Demenz bzw. Aggression spricht für ein Lösungsorientiertes Beratungsmodell. Hier ist es besonders wichtig, der Tochter ein hohes Maß an Anerkennung für ihre bisherigen Betreuungsleistungen zuzusprechen.

5. Beratung planen
Interventionsformen

1. Psychoemotionale Begleitung
- Auf die Überforderung eingehen.
- Hohe Leistungen anerkennen.
- Lösungen gemeinsam erarbeiten.

2. Fachberatung
- Verhalten von Demenzkranken erläutern.
- Behandlung und Verbesserung der Inkontinenz erklären.
- Aggressives Verhalten im Zusammenhang verdeutlichen.

3. Anleitung
- Umgang mit Inkontinenzmaterial aufzeigen.
- Übungen zur Stärkung der Beckenbodenmuskulatur erläutern.
- Merkhilfen anbieten.

Personen

Es ist sinnvoll, erst alleine mit der Tochter von Frau Firenze zu sprechen. Es kann sein, dass sich Frau Firenze schämt, über ihre Inkontinenz zu sprechen. Deshalb ist es angemessener, wenn die Tochter der Mutter das Inkontinenzmaterial zeigt.

Vielleicht ist es zu einem späteren Zeitpunkt passend, dass eine Pflegekraft ein Einzelgespräch mit Frau Firenze führt. Es kann sein, dass sie Angst hat, ihre Tochter zu stark zu belasten oder sie hat vielleicht Angst, irgendwann vielleicht doch in ein Altenwohnheim umziehen zu müssen.

Inhalte
- Inkontinenz.
- Demenzielles Verhalten.
- Aggressionen.

Methoden
- Das professionelle Gespräch.
- Lösungsorientierte Fragen.
- Infobroschüren.
- Grafik zur Beckenbodenmuskulatur und Blase.
- Übungen zur Stärkung der Beckenbodenmuskulatur.

6. Beratung durchführen
Synchronisation

Nach dem Telefonat mit der Tochter vereinbaren Sie einen Termin für ein gemeinsames Gespräch. Am sinnvollsten ist es, wenn die Tochter zu Ihnen kommt, damit Sie ungestört über die Situation sprechen können. Ein Gespräch mit Frau Firenze ist später angedacht.

Lösungsvision

Die Tochter fühlt sich mit der Situation überfordert. Sie sucht eine Entlastung und eine Verbesserung der häuslichen Situation. Am problematischsten erlebt sie die Aggressivität ihrer Mutter. Sie wünscht sich eine entspannte Atmosphäre.

Lösungsverschreibung

Im Gespräch wird deutlich, dass die Schamgefühle wegen der Inkontinenz der zentrale Auslöser für das aggressive Verhalten von Frau Firenze sind.

Deshalb bildet dieses Problem in der Beratung auch den Mittelpunkt. Der Einsatz von Inkontinenzmaterial und die Anleitung zum Gebrauch werden als wichtige Lösung angesehen. Da die Tochter eine sehr vertrauensvolle Beziehung zu ihrer Mutter hat, möchte sie ihr den Umgang damit zeigen und auch mit ihr Übungen zur Stärkung der Beckenbodenmuskulatur gemeinsam machen.

Lösungsbegleitung

In dieser Phase wird danach geschaut, ob die Ideen für eine Lösung tatsächlich umsetzbar sind oder ob irgendwelche Schwierigkeiten aufgetreten sind. Wenn Probleme entstehen, ist es sinnvoll, nach anderen Lösungen zu suchen.

Lösungsevaluation

Nach einiger Zeit vereinbaren Sie ein gemeinsames Telefonat mit der Tochter und erfahren dann, ob sich die Situation verbessert hat, die Lösungen langfristig zur Problembewältigung geführt haben oder ob weiterhin ein aggressives Verhalten vorliegt.

Lösungssicherung

Wenn sich die Situation tatsächlich verbessert hat, kann der Beratungsprozess vorerst beendet werden. Wenn noch ein weiterer Bedarf besteht, ist zu überlegen, andere Lösungen für das Problem zu finden. Es ist sinnvoll, dass sich die Tochter klar wird, mit welchen Lösungen das Problem bewältigt wurde und dies zum Beispiel durch Karteikarten oder Tagebucheintragungen festhält.

7. Evaluation

Mit der Evaluation wird eine Überprüfung und Auswertung der Beratung durchgeführt. Es wird danach gefragt, ob die Angehörige die Beratungsinhalte verstanden hat und die Anleitung, Fachberatung und psychoemotionale Begleitung zu einer Verbesserung der Situation geführt hat. Im Fall von Frau Firenze ist die Evaluation sowohl auf die Situation der Tochter als auch der Patientin zu beziehen. Mit der Beobachtung oder Schilderung des Verhaltens von Frau Firenze durch die Tochter kann der Beratungserfolg überprüft werden. Hier wäre es möglich, mit ihr zusammen die wichtigsten Punkte zu wiederholen und zusammenzufassen. Ob eine psychoemotionale Begleitung erfolgreich war, kann an dem Wohlbefinden und den allgemeinen Verhaltensweisen der Angehörigen und der Patientin gemessen werden. Manche Patienten sagen dann auch einfach: „Das Gespräch mit Ihnen hat mir so gut getan, ich fühle mich jetzt viel besser".

8. Dokumentation

Die Beratung wird mit dem Namen der Angehörigen und der Patientin, dem Namen der Pflegekraft, dem Beratungsort, dem Datum, der Uhrzeit, der Dauer der Beratung, dem besprochenem Thema, den Hintergründen sowie dem Verlauf beschrieben. Es sollten Schwierigkeiten bei der Beratung genauso dokumentiert werden wie das Ergebnis sowie der weitere Beratungsbedarf.

9. Reflexion

In der Reflexion beschäftigt sich die Pflegekraft mit der durchgeführten Beratung und damit, was sie selbst dabei gefühlt und gedacht hat. Es geht darum, mit etwas Distanz das eigene Verhalten einzuschätzen und zu bewerten. Die Reflexion dient der Überprüfung des eigenen Verhaltens und damit der Verbesserung der Beratungsqualität.

Ein Aspekt der Reflexion ist die Selbstwahrnehmung, also wie ging es mir in der Beratung, welche Gefühle und Reaktionen hatte ich gegenüber der Angehörigen und der Patientin. Der Umgang mit eignen Gefühlen sollte reflektiert werden; konnte ich ruhig bleiben oder bin ich nervös geworden. Auch die Qualität der Empathiefähigkeit sowie die Art der Kommunikation sind Reflexionsthemen. Konnte ich mich auf den Patienten konzentrieren oder war ich mit mir selbst beschäftigt? Mit welcher Stimmung ging ich auf die Angehörige und die Patientin ein? War ich sicher oder eher ängstlich und unsicher? War ich gut vorbereitet? Wenn es Schwierigkeiten gab, konnte ich darauf eingehen oder hat mich die Situation überfordert? Bei sehr schwierigen Beratungssituationen ist die Reflexion in Form einer Kollegialen Beratung oder Supervision sinnvoll.

Literatur

Abt-Zegelin, Angelika/Bamberger, Günter G. (2010): „Gehen Sie ein Stück mit mir …?". Teil 3. Beratungsgespräche in der Pflege. In: Die Schwester Der Pfleger. 49. Jg., Heft 2, S. 128-130.

Abt-Zegelin, Angelika/Schieron, Martin (2012): Von Kollege zu Kollegin. Kollegiale Beratung in der Pflege. In: Die Schwester Der Pfleger. 51. Jg., Heft 1, S. 22-25.

American Nurses Association (1991): Standards of Clinical Nursing Practice. Kansas City MO: American Nurses Association.

Antonovsky, Aaron (1979): Health, stress and coping: New perspectives on mental and physical well-being. San Francisco; London: Jossey-Bass Publishers.

Antonovsky, Aaron (1997): Salutogenese: zur Entmystifizierung der Gesundheit. Deutsche Übersetzung von Alexa Franke im Original: Antonovsky, Aaron (1987): Unraveling the mystery of health. Tübingen: dgvt-Verlag.

Antons, Klaus (2000): Praxis der Gruppendynamik. Übungen und Techniken. Göttingen: Hogrefe.

Bachmair, Sabine/Faber, Jan/Hennig, Claudius/Kolb, Rüdiger/Willig, Wolfgang (2008): Beraten will gelernt sein. Ein praktisches Lehrbuch für Anfänger und Fortgeschrittene. Weinheim; Basel: Beltz.

Balint, Michael (1954): Training general practitioners in psychotherapy. In: British Medical Journal: 1: 115-120.

Balint, Michael (1957): The doctor, his patient and the illness. London: Pitman Medical Publishing Co.

Bamberger, Günter G. (2005): Lösungsorientierte Beratung. Weinheim; Basel: Beltz. 3. Auflage.

Bamberger, Günter G. (2009): „Eine Begegnung voller Liebe". Kommentar zum Beratungsgespräch Teil 1. In: Die Schwester Der Pfleger. 48. Jg., Heft 7, S. 654-655.

Bamberger, Günter G. (2009): Hoffnung schenken, Mut für das Morgen machen. Kommentar zum Beratungsgespräch Teil 2. In: Die Schwester Der Pfleger. 48. Jg., Heft 9, S. 860-861.

Bamberger, Günter G. (2010): Lösungsorientierte Beratung. Weinheim; Basel: Beltz. 4. Auflage.

Bamberger, Günter G. (2010): Den Menschen die Augen für ihre Fähigkeiten öffnen. Kommentar zum Beratungsgespräch Teil 3. In : Die Schwester Der Pfleger. 49. Jg., Heft 2, S. 130-132.

Bamberger, Günter G. (2010): Es geht um Nähe, Vertrauen, Menschlichkeit. Kommentar zum Beratungsgespräch Teil 4. In: Die Schwester Der Pfleger. 49. Jg., Heft 5, S. 442-443.

Bamberger, Günter G. (2010): Beratungsgespräche in der Pflege – Rückblick und Ausblick. Teil 5. Beratungsgespräche in der Pflege. In: Die Schwester Der Pfleger. 49. Jg., Heft 12, S. 1180-1184.

Becker, Regina (1997): Häusliche Pflege von Angehörigen: Beratungskonzeptionen für Frauen. Frankfurt am Main: Mabuse.

Becker, Regina (2008): Beratung von pflegenden Angehörigen: Eine queer-feministische Diskursanalyse. Kasseler Gerontologische Schriften Band 45. Kassel: kassel university press.

Belardi, Nando/Akgün, lale/Gregor, Brigitte/Pütz, Thomas/Sonnen, Fritz Rolf/Neef, Reinhold (2011): Beratung: Eine sozialpädagogische Einführung. Weinheim; München: Juventa.

Benien, Karl (2008): Schwierige Gespräche führen. Modelle für Beratungs-, Kritik- und Konfliktgespräche im Berufsalltag. Reinbek bei Hamburg: Rowohlt.

Benner, Patricia (1994): Stufen zur Pflegekompetenz: From Novice to Expert. Aus dem Englischen übersetzt von Matthias Wengenroth. Bern: Hans Huber.

Berkel, Karl (1995): Konflikttraining. Arbeitshefte Führungspsychologie. Hrsg. von Bienert, Werner/Crisand, Ekkehard. Heidelberg: Sauer

Bienstein, Christel/Fröhlich, Andreas (1995): Basale Stimulation in der Pflege. Pflegerische Möglichkeiten zur Förderung wahrnehmungsbeeinträchtigter Menschen. Düsseldorf: Selbstbestimmtes Leben.

Bindernagel, Daniel/Krüger, Eckard/Rentel, Tilmann/Winkler, Peter (Hrsg.) (2010): Schlüsselworte. Idiolektische Gesprächsführung in Therapie, Beratung und Coaching. Heidelberg: Carl-Auer-Systeme.

Blake, Robert Rogers/Mouton, Jane Srygley

(1964): Verhaltenspsychologie im Betrieb. Wien: Econ.

Bohrer, Annerose (2008): Aggression und Stress. Wege aus dem Teufelskreis. In: Forum Ausbildung. Konflikte im Berufsalltag. 2. Jg., Heft 1, Brake: Prodos, S. 25-27.

Bohrer, Annerose (2009): Lernort Praxis. Kompetent begleiten und anleiten. Brake: Prodos .

Bohrer, Annerose/Oetting-Roß, Claudia/Rüller, Horst (2007): Gesundheitsförderung. Heft 23. Brake: Prodos.

Bohrer, Annerose/Oetting-Roß, Claudia (2007): Lernaufgabenpool Teil 1. Die eigene Kommunikationsfähigkeit einschätzen. In: Forum Ausbildung. Arbeitsbögen für die praktische Ausbildung Teil 1. 1. Jg., Heft 1, Brake: Prodos, S. 4-7.

Bohrer, Annerose/Oetting-Roß, Claudia (2007): Lernaufgabenpool Teil 1. Eine Bezugsperson anleiten. In: Forum Ausbildung. Arbeitsbögen für die praktische Ausbildung Teil 1. 1. Jg., Heft 1, Brake: Prodos, S. 23-25.

Bohrer, Annerose/Kuckeland, Heidi/Oetting-Roß, Claudia/Scherpe, Manuela/Schneider, Kordula (2008): Beratung gestalten. Heft 25. Brake: Prodos.

Bohrer, Annerose/Rüller, Horst (2002): Unterrichtsentwurf zum Thema Beratung: Beraten, aber wie? – Eine knochenfreudliche Ernährung. In: Unterricht Pflege. Beratung; Anleitung; Schulung. 7. Jg., Heft 4, Brake: Prodos, S. 22-25.

Bohrer, Annerose/Rüller, Horst (2006): Kommunikation im Berufsalltag. Heft 20. Brake: Prodos.

Brinker, Klaus/Sager, Sven F. (2010): Linguistische Gesprächsanalyse. Eine Einführung. Berlin: Erich Schmidt.

Brüggemann, Helga/Ehret-Ivankovic, Kristina/Klütmann, Christopher (2009): Systemische Beratung in fünf Gängen. Ein Leitfaden. Göttingen: Vandenhoeck & Ruprecht.

BUKO-QS (Bundeskonferenz zur Qualitätssicherung im Gesundheits- und Pflegewesen) (2006): http://www.buko-qs.de/pdf/QN_IIIStand_130306.pdf 15.06.2006.

Bundesministerium für Gesundheit (BMfG) (2009): Zahlen und Fakten zur Pflegeversicherung. (Stand Juli 2009), www.bmg.bund.de/cln_179/nn_118248/shar.

CMSA-Case Management Society of America (1995): Standards of Practice for Care Management. Little Rock AR: CMSA.

Cohn, Ruth. C. (1975): Von der Psychoanalyse zur themenzentrierten Interaktion. Von der Behandlung einzelner zu einer Pädagogik für alle. Stuttgart: Klett-Cotta.

Deutsche Gesellschaft für Supervision e.V. (Hrsg.) (2008): Konzepte für Supervision. Neun theoretische und methodische Ansätze. Köln: Preuss.

Deutsches Netzwerk für Qualitätsentwicklung in der Pflege (Hrsg.) (2000-2006): Nationale Expertenstandards in der Pflege zu Themen: Dekubitusprophylaxe, Entlassungsmanagement, Schmerzmanagement, Sturzprophylaxe, Förderung der Harnkontinenz. Osnabrück: Hochschule Osnabrück.

DeutscherPflegerat(2004):Rahmenberufsordnung. www.deutscherpflegerat.de/pdfs/Rahmenberufsordnung.pff, 15.5.2006)

DGSv. Deutsche Gesellschaft für Supervision e.V. (Hrsg.) (2008): Konzepte für Supervision. Neun theoretische und methodische Ansätze. Köln: Preuss GmbH.

Donner, D./Bamberger, Günter G./Abt-Zegelin, Angelika (2010): „Ich möchte vertrauen können…“. Teil 4. Beratungsgespräche in der Pflege. In: Die Schwester Der Pfleger. 49. Jg., Heft 5, S. 438-441.

Duden (1997): Das Herkunftswörterbuch. Etymologie der deutschen Sprache. Nachdruck der 2. Auflage. Mannheim; Leipzig; Wien; Zürich: Duden.

Dulabaum, Nina L. (2009): Mediation: Das ABC: die Kunst, in Konflikten erfolgreich zu vermitteln. Weinheim; Basel: Beltz.

Ehrat, Hans Hermann (2010): Vorwort. In: Bindernagel, Daniel/Krüger, Eckard/Rentel, Tilmann/Winkler, Peter (Hrsg.): Schlüsselworte. Idiolektische Gesprächsführung in Therapie, Beratung und Coaching. Heidelberg: Carl-Auer-Systeme, S. 15-16.

Eißing, Eva (2007): Wahrnehmung. In: Lauber, Annette/Schmalstieg, Petra (Hrsg.): Wahrnehmen und Beobachten. Stuttgart; New York: Thieme, S. 4-32.

Eißing, Eva (2007): Beobachtung. In: Lauber, Annette/Schmalstieg, Petra (Hrsg.): Wahrnehmen und Beobachten. Stuttgart; New York: Thieme, S. 33-61.

Ellensohn, Thorsten (2009): Anwendungsfelder der Idiolektik. Lebensberatung. http://www.idiolektik.de/?p=1&s=66, 28.11.2009.

Elzer, Matthias/Sciborski, Claudia (2007): Kommunikative Kompetenzen in der Pflege. Bern: Hans Huber.

Elzer, Mathias (2009) Ein halbes Jahrhundert Balint-Gruppe. In: www.psychoanalyse-aktuell.de/therapie/balint-gruppe.html, 24.07.2009.

Emmrich, Dirk/Hotze, Elke/Moers, Martin (2006): Beratung in der ambulanten Pflege. Problemfelder und Lösungsansätze mit Fortbildungskonzept. Seelze/Velber: Kallmeyer.

Engelmeyer, Eva (Lektorat) (2004): Selbstlernkurs: Konfliktmanagement. Offenbach am Main: Gabal.

Engelmeyer, Eva (Lektorat) (2008): Selbstlernkurs: Führen von Mitarbeitergesprächen. Offenbach am Main: Gabal.

Engelmeyer, Eva (Lektorat) (2009): Selbstlernkurs: Telefontraining. Offenbach am Main: Gabal.

Engelmeyer, Eva (Lektorat) (2009a): Selbstlernkurs: Präsentationstechnik. Offenbach am Main: Gabal.

Enzyklopädia Britannica (2011): www.enzyklopaedia britannica.de

Ermann, Michael (2000): Gegenübertragung. In: Mertens, Wolfgang/ Waldvogel, Bruno (Hrsg.): Handbuch psychoanalytischer Grundbegriffe. Stuttgart: Kohlhammer, S. 226-232.

Ernst, Heiko (2010): Empathie: Die Gefühle der anderen. In: Psychologie Heute Compact. Heft 24, Weinheim: Julius Beltz, S. 18-21.

Ewers, Michael/Schaeffer, Doris (Hrsg.) (2000): Case-Management in Theorie und Praxis. Bern: Hans Huber.

Fellermann, Jörg (1999): Supervision. Beiheft zum Informationsfilm, Supervision. Herausgegeben von der Deutschen Gesellschaft für Supervision e.V. Kassel: take off-media services.

Franke, Alexa (2001): Gesundheits- und Krankheitstheorien der Klinischen Psychologie und ihre Anwendung auf Frauen. In: Franke, Alexa/ Kämmerer, Annette (Hrsg.): Klinische Psychologie der Frau. Ein Lehrbuch. Göttingen; Bern; Toronto; Seattle: Hogrefe, S. 11-50.

Freud, Siegmund (1900a): Die Traumdeutung. GW 2/3.

Freund, Siegmund (1985b): Übersicht der Übertragungsneurosen. Ein bisher unbekanntes Manuskript. Ediert und mit einem Essay versehen von Ilse Grubrich-Simitis. Frankfurt am Main: Fischer.

Fröhlich, Andreas D. (Hrsg.) (1994): Wahrnehmungsstörungen und Wahrnehmungsförderung. Heidelberg: Edition Schindele.

Fuhr, Reinhard (2003): Struktur und Dynamik der Berater-Klient-Beziehung. In: Krause, Christina/Fittkau, Bernd/Fuhr, Reinhard/Thiel, Heinz-Ulrich (Hrsg.): Pädagogische Beratung. Grundlagen und Praxisanwendung. Paderborn: Ferdinand Schöningh, UTB, S. 32-50.

Fuhr, Reinhard/ Gremmler-Fuhr, Martina (2002): Gestalt-Ansatz. Köln: Edition Humanistische Psychologie.

Gamber, Paul (1995): Konflikte und Aggressionen im Betrieb. München: mvg.

Geißner, Ursula (2006): Fallbuch Pflege. Kommunikation verstehen. Stuttgart; New York: Thieme.

Glasl, Friedrich (2002): Konfliktmanagement: ein Handbuch für Führungskräfte, Beraterinnen und Berater. Stuttgart: Verlag Freies Geistesleben.

Goleman, Daniel. (2007): Emotionale Intelligenz. München: Deutscher Taschenbuchverlag.

Gröning, Katharina (2006): Pädagogische Beratung: Konzepte und Positionen. Wiesbaden: Verlag für Sozialwissenschaften.

Hasseler, Martina/Meyer, Martha (2006): Prävention und Gesundheitsförderung-Neue Aufgaben für die Pflege. Grundlagen und Beispiele. Hannover: Schlütersche Verlagsgesellschaft.

Haas-Unmüßig, Pia (2001): Neue Aufgaben erfordern umfassende Weiterbildung. In: Pflegezeitschrift, Heft 4, Stuttgart: Kohlhammer, S. 285-286.

Herder, Babette (2005): Kommunikative Kompetenz als Komponente beruflicher Handlungskompetenz im Berufsfeld Pflege. In: Unterricht Pflege. Kommunikation. 10. Jg., Heft 4., Brake: Prodos Verlag, S. 2-10.

Herold, Eva Elisabeth (1995): Theoretische und methodische Grundlagen für die Pflege Gesunder und Kranker in der Gemeinde. In: Brunen, M. Helgard/Herold, Eva Elisabeth (Hrsg.): Ambulante Pflege. Die Pflege Gesunder und Kranker in der Gemeinde. Band 1. Hannover: Schlütersche, S. 39-120.

Herold, Reinhard/Weiß, Heinz (2000): Übertragung. In: Mertens, Wolfgang/Waldvogel, Bruno (Hrsg.): Handbuch Psychoanalytischer Grundbegriffe. Stuttgart: Kohlhammer, S. 758-771.

Holtmann, Andreas (2009): Herr Renz: Patient nach Herzinfarkt. In: Nauerth, Annette/Bonse-Rohmann, Mathias/Hüntelmann, Ines/Raschper, Patrizia (Hrsg.): Endspurt Pflege. Schriftliche Abschlussprüfung 1. Tag. Band 1. München: Elsevier. Urban & Fischer, S. 103-109.

Hornstein, Walter (1975): Beratung in der Erziehung. Ansatzpunkte, Voraussetzungen, Möglichkeiten. In: Funkkolleg Beratung in der Erziehung. Studienbegleitbrief 1. Weinheim: Beltz.

Hummel-Gaatz, Sonja/Doll, Axel (2007): Unterstützung, Beratung und Anleitung in gesundheits- und pflegerelevanten Fragen fachkundig gewährleisten. München: Elsevier. Urban & Fischer.

Hüper, Christa/Hellige, Barbara (2007): Professionelle Pflegeberatung und Gesundheitsförderung für chronisch Kranke. Frankfurt am Main: Mabuse.

Hurrelmann, Klaus/Klotz, Theodor/Haisch, Jochen (2004): Einführung: Krankheitsprävention und Gesundheitsförderung. In: Hurrelmann, Klaus/Klotz, Theodor/Haisch, Jochen (Hrsg.): Lehrbuch Prävention und Gesundheitsförderung. Bern; Göttingen; Toronto; Seattle: Hans Huber, S.11-19.

Jefferys-Duden, Karin (2000): Konfliktlösung und Streitschlichtung: das Sekundarstufen-Programm. Weinheim; Basel: Beltz.

Jonas, David/Winkler, Peter (2010): Die Eigensprache. In: Bindernagel, Daniel/Krüger, Eckard/Rentel, Tilmann/Winkler, Peter (Hrsg.): Schlüsselworte. Idiolektische Gesprächsführung in Therapie, Beratung und Coaching. S. 18-26. Heidelberg: Carl-Auer.

Jung-Heintz, Heike (2000): Beraten-Schulen-Anleiten. In: Kellnhauser, Edith/Schewior-Popp, Susanne/Sitzmann, Franz/Geißner, Ursula/Gümmer, Martina/Ullrich, Lothar (Hrsg.): Thiemes Pflege: entdecken, erleben, verstehen, professionell handeln. Stuttgart; New York: Thieme, S.142-153.

Juninger, Christa (2009): Frau Huth: Ambulant betreute Patientin mit Altersdemenz und Inkontinenz. In: Nauerth, Annette/Bonse-Rohmann, Mathias/Hüntelmann, Ines./Raschper, Patrizia (Hrsg.): Endspurt Pflege. Schriftliche Abschlussprüfung 1. Tag. Band 1. München: Elsevier. Urban & Fischer, S. 155-163.

Kierkegaard, Sören (1924): Die Tagebücher. München: Hegener Bücherei im Kösel Verlag.

Kliebisch, Udo W./Meloefski, Roland (2009): Lehrer Alltag. Erfolgreich handeln in der Praxis. Band 1. Baltmannsweiler: Schneider Verlag Hohengehren.

Klug-Redmann, Barbara (1996): Patientenschulung und Patientenberatung. Berlin: Ullstein Mosby.

Koch-Straube, Ursula (2000): Beratung in der Pflege-eine Skizze. In: Pflege & Gesellschaft. 5. Jg, Heft 1, Duisburg: Cicero, S. 1-3.

Koch-Straube, Ursula (2001): Beratung in der Pflege. Bern; Göttingen; Toronto; Seattle: Hans Huber.

Koch-Straube, Ursula (2008): Beratung in der Pflege. 2. Auflage. Bern: Hans Huber.

Koschorke, Martin (1976): Fragestellungen zum theologischen Verständnis der Beratung. In: Zeitschrift Wege zum Menschen. 28. Jg., Heft 4, Göttingen: Vandenhoeck und Ruprecht, S. 130-136.

Krause, Christina/Fittkau, Bernd/Fuhr, Reinhard/Thiel, Heinz-Ulrich (Hrsg.) (2003): Pädagogische Beratung. Grundlagen und Praxisanwendung. Paderborn: Ferdinand Schöningh. UTB.

Krause, Christina/Wiesmann, Ulrich/Hannich, Hans J. (2004): Subjektive Befindlichkeit und Selbstwertgefühl von Grundschulkindern. Lengerich: Pabst Science Publishers.

Kreyenberg, Jutta (2005): Handbuch Konfliktmanagement: Konfliktdiagnose, - definition und -analyse; Konfliktebenen, Konflikt- und Führungsstile; Interventions- und Lösungsstrategien, Beherrschung der Folgen. Berlin: Cornelsen.

Kriz, Jürgen (2007): Grundkonzepte der Psychotherapie. Weinheim: Beltz.

Krüger, Eckard (2010): Die Kunst des Fragens. In: Bindernagel, Daniel/Krüger, Eckard/Rentel, Tilmann/Winkler, Peter (Hrsg.): Schlüsselworte. Idiolektische Gesprächsführung in Therapie, Beratung und Coaching. S. 27-46. Heidelberg: Carl-Auer-Systeme.

Kuckeland, Heidi (2007): Das Anforderungs-Ressourcen-Modell, ein Vorschlag zur unterrichtlichen Umsetzung. In: Unterricht Pflege. Gesundheitsförderung. Heft 1, Brake: Prodos, S. 39–46.

Kuckeland, Heidi (2009): Beratende Tätigkeit in der Praxisanleitung und Praxisbegleitung. In: Forum Ausbildung. Praxisbegleitung. 3. Jg., Heft 2, Brake: Prodos, S. 24-33.

Kuckeland, Heidi (2009): Anleitungsprozess gestalten. In: Forum Ausbildung. Basiselemente der Praxisanleitung. 3. Jg., Heft 1. Brake: Prodos, S. 6-9.

Kuckeland, Heidi/Scherpe, Manuela/Schneider, Kordula (2008): Beratung in der Pflege – zukunftsorientierte Aufgaben für Pflegefachkräfte. In: Unterricht Pflege. Beratung. 13. Jg., Heft 3, Brake: Prodos, S. 2-11.

Kuckeland, Heidi/Schneider, Kordula (2011): Konflikte professionell lösen – Eine Möglichkeit reaktiver Strategien auf Unterrichtsstörungen. In: Unterricht Pflege. Unterrichtsstörungen professionell begegnen. 16. Jg., Heft 4, Brake: Prodos, S. 34-42.

Künzel-Schön, Marianne (2000): Bewältigungsstrategien älterer Menschen. Grundlagen und Handlungsorientierungen für die ambulante Arbeit. Weinheim; München: Juventa.

Langmaack, Barbara (2001): Einführung in die Themenzentrierte Interaktion. Leben rund ums Dreieck. Weinheim: Beltz.

Laplance, Jean./Pontalis, Jean-Bertrand (1967): Das Vokabular der Psychoanalyse. Frankfurt am Main: Suhrkamp.

Lauber, Annette/Schmalstieg, Petra (2007): Wahrnehmen und Beobachten. Stuttgart; New York: Thieme.

Lay, Reinhard (2001): Beratungskompetenz in der Pflege. In: PrinterNet. Heft 9, S. 195–200.

Lemaire, Bernhard (2008): Hauptsache Supervision. In: Deutsche Gesellschaft für Supervision e.V. (Hrsg.): Konzepte für Supervision. Neun theoretische und methodische Ansätze. Köln: Preuss GmbH. Vorwort der Herausgeberin, S. 7.

Lippmann, Eric (Hrsg.) (2006): Coaching: angewandte Psychologie für die Beratungspraxis. Heidelberg: Springer.

Loffing, Christian (2003): Coaching in der Pflege. Bern; Göttingen; Toronto; Seattle: Hans Huber.

London, Fran (2003): Informieren, Schulen, Beraten. Praxishandbuch zur pflegebezogenen Patientenedukation. Bern; Göttingen; Toronto; Seattle: Hans Huber.

Lüttge, Dieter (1981): Beraten und Helfen: Beratung als Aufgabe des Lehrers. Bad Heilbrunn: Klinkhardt.

Mamerow, Ruth (2010): Praxisanleitung in der Pflege. Heidelberg: Springer.

Matolycz, Esther (2009): Kommunikation in der Pflege. Wien; New York: Springer.

Maturana, Humberto R./Varela, Francisco J. (1987): Der Baum der Erkenntnis: die biologischen Wurzeln des menschlichen Erkennens. Bern: Scherz.

McLeod, John (2004): Counselling – eine Einführung in Beratung. Tübingen: dgvt.

Meier, Johanna (2009): Selbstlernkurs: Beziehungsmanagement. Offenbach am Main: Gabal.

Meier, R. (2009): Gesprächstechniken. Fünf Schritte zu einer guten Gesprächsführung. Arbeitsheft. Offenbach am Main: Gabal.

Meyer-Rentz, Monika (2009): Emotionale Kompetenz fördern. In: Forum Ausbildung. Praxisbegleitung. 3. Jg., Heft 2, Brake: Prodos, S. 20-23.

Mertens, Wolfgang/Waldvogel, Bruno (Hrsg.) (2000): Handbuch psychoanalytischer Grundbegriffe. Stuttgart; Berlin; Köln: Kohlhammer.

Ministerium für Arbeit, Soziales, Gesundheit, Familie und Frauen des Landes Rheinland-Pfalz (Hrsg.) (2005): Rahmenlehrplan und Ausbildungsrahmenplan für die Ausbildung in der Gesundheits- und Krankenpflege und Gesundheits- und Kinderkrankenpflege des Landes Rheinland-Pfalz. Mainz: MfASGuF.

Molcho, Samy (1998): Körpersprache. München: Mosaik bei Goldmann.

Molcho, Samy (2009): Mit Körpersprache zum Erfolg. DVD. München: United Soft Media Verlag.

Montada, Leo/Kals, Elisabeth (2001): Mediation. Ein Lehrbuch auf psychologischer Grundlage. Weinheim: Beltz.

Montada, Leo/Kals, Elisabeth (2007): Mediation. Ein Lehrbuch auf psychologischer Grundlage. Weinheim: Beltz. 2. Auflage.

Nestmann, Frank (Hrsg.) (1997): Beratung. Bausteine für eine interdisziplinäre Wissenschaft und Praxis. Tübingen: dgvt.

Nestmann, Frank/Engel, Frank/Sickendiek, Ursel (Hrsg.) (2007): Das Handbuch der Beratung. Band 2: Ansätze, Methoden und Felder. Tübingen: dgvt.

Nußbeck, Susanne (2006): Einführung in die Beratungspsychologie. München; Basel: Ernst Reinhardt. UTB.

Oetting-Roß, Claudia (2008): Konfliktbearbeitung mit TZI. Verschiedene Sichtweisen in Balance. In: Forum Ausbildung. Konflikte im Berufsalltag. 2. Jg., Heft 1, Brake: Prodos, S. 18–21.

Oetting-Roß, Claudia (2008): Verhalten in Konflikten. Dem eigenen Konfliktstil auf der Spur. In: Forum Ausbildung. Konflikte im Berufsalltag. 2. Jg., Heft 1, Brake: Prodos, S. 4-9

Ohne Verfasser (2009): www.aeksh.de/shae/2003/200303/h033036a.html, 18.03.2009

Ohne Verfasser (2009): www.balintgesellschaft.de/programm/balintarbeit.php, 20.03.2009

Ohne Verfasser (2009): www.balintgruppe.de/html/grundlagen.html, 24.07.2009

Ohne Verfasser (2009): www.bgfinstitut.de/material/BGFSympHH/Vortrag%20Kowalski.pdf

Ohne Verfasser (2009): www.bgw-online/internet/generator/Inhalt/OnlineInhalt/BGWMitteilung/20..., 14.03.2009

Ohne Verfasser (2009): www.bmj.de/enid/Mediation_-_au_ergerichtliche_Streitbeilegung/Mediati..., 14.03.2009

Ohne Verfasser (2009): www.coaching-report.de/ablauf_des_coaching/index.htm, nach Rauen, Christopher (Hrsg.) (2000): Handbuch Coaching. Göttingen: Hogrefe.

Ohne Verfasser (2009): www.coaching-report.de/coaching-ausbildung/index.htm 14.03.2009

Ohne Verfasser (2009): www.coaching-report.de/anlaesse_fuer_coaching/index.htm 14.03.2009.

Ohne Verfasser (2009): www.coaching-report.de/definition_coaching/index.htm 14.03.2009

Ohne Verfasser (2009): www.coaching-report.de/coaching-varianten/index.htm 14.03.2009

Ohne Verfasser (2009): www.coachingreport.de/definition_coaching/entwicklung_des_coaching-begrif... 14.03.2009

Ohne Verfasser (2009): www.coachingreport.de/definition_coaching/unterschiede_zur_supervision.htm 14.03.2009

Ohne Verfasser (2009): C3%B6rpersprache%20-%20Auch%20wenn%20wir%20schweigen%reden%20wir%20-%20Mindmap.pdf<

Ohne Verfasser (2009) www.dbvc.de/cms/index.php?id=361&PHPSESSID=46a54v7fa5fb4cee3835c7...

Ohne Verfasser (2009): www.dgsv.de

Ohne Verfasser (2009): www.dgsv.de/supervision_verstaendnis.php

Ohne Verfasser (2009): www.dgsv.de/supervision_nutzen.php

Ohne Verfasser (2009): www.idiolektik.de

Ohne Verfasser (2009): www.idiolektik.de/?p=1&s=5, 17.04.2009

Ohne Verfasser (2009): www.idiolektik.de/?p=1&s=37, 17.04.2009

Ohne Verfasser (2009): www.idiolektik.de/?p=1&s=39, 28.11.2009

Ohne Verfasser (2009): www.idiolektik.de/?p=1&s=66, 28.11.2009.

Ohne Verfasser (2009): www.idiolektik.de/?p=1&s=80, 17.04.2009

Ohne Verfasser (2009): www.jurawiki.de/Mediation?aktion=print 14.03.2009

Ohne Verfasser (2011): www.juris.de/jportal/portal/t/page/jurisw.psml?action=control, 26.03.2011

Ohne Verfasser (2009): www.kollegialeberatung.de

Ohne Verfasser (2009): www.kollegiale-beratung. de/Ebene1/anwend.html, 12.03.2009

Ohne Verfasser (2009): www.kollegiale-beratung. de/Ebene2/voraus.html, 12.03.2009

Ohne Verfasser (2009): www.kollegiale-beratung. de/Ebene1/argument.html, 12.03.2009

Ohne Verfasser (2009): www.learnline.de/angebote/schulberatung/main/medio/banlass/gf/gf_sys_check..., 19.12.2009

Ohne Verfasser (2009): www.malteser.de/55.Malteser_Medizin_Plus/55.07.Journalisten/Basisinformation, 18.03.2009

Ohne Verfasser (2009): www.marxautomation. de/inhalt/downloads/deutsch/public/erfolg/selbstorganisation/K%

Ohne Verfasser (2009): www.mediation-der-andere-weg.de, 14.03.2009

Ohne Verfasser (2015): www.paritaet-Isa.de/cms/63-0-Statistisches-Bundesamt-Demografischer-Wandel-fuehrt-zu-50-mehr-Pflegebeduerftigen-im-Jahr-2030.html, 20.06.2015

Ohne Verfasser (2009): www.psychoanalyse-aktuell.de/therapie/balintgruppe.html, 24.07.2009

Ohne Verfasser (2009): www.xnsoftskillsfrprojektmangerxbd.de/2007/03/04/zehnregelnfurerfolgreic...,14.03.2009

Ohne Verfasser (2009): www.toleranz-ist-nicht-akzeptanz.de/feedbackregeln.html, 06.09.2009

Ohne Verfasser (2009): www.wikipedia.org/wiki/Coaching 14.03.2009

Ohne Verfasser (2009): www.wikipedia.org/wiki/Balint-Gruppe 24.07.2009

Ohne Verfasser (2009): www.xn—soft-skills-fr-projektmanagerxbd.de/2007/03/04/zehn-regeln-für-erfolgreic... , 14.03.2009

Olbrich, Christa (2009): Idiolektik im Anwendungsfeld von Pflege. In: www.idiolektik. de/?p=1&s=80, 17.4.2009

Pallasch, Waldemar/Kölln, Detlef/Reimers, Heino/Rottmann, Cornelia (Hrsg.) (2001): Das Kieler Supervisionsmodell. Weinheim; München: Juventa

Peitz, Christian/Gagelmann, Michael (2006): Kommunikation in der Pflege. Filme für die Aus-, Fort- und Weiterbildung. München: Elsevier. Urban & Fischer.

Poimann, Horst (2008): Idiolektik: richtig fragen. Praktische Übungen zur idiolektischen Gesprächsführung. Würzburg: Huttenscher.

Poser, Märle/Schneider, Kordula (Hrsg.) (2005): Leiten, Lehren und Beraten. Bern: Hans Huber.

Prodos Verlag (2008): Unterricht Pflege. Beratung. Heft 3. Brake: Prodos Verlag.

Prodos Verlag (2008): Beratung gestalten. Heft 25. Brake: Prodos Verlag.

Prodos Verlag (2009): Forum Ausbildung. Schwerpunkt: Basiselemente der Praxisanleitung. Heft 1. Brake: Prodos Verlag.

Quernheim, German (2004): Spielend anleiten und beraten. Hilfen zur praktischen Pflegeausbildung. München; Jena: Elsevier, Urban & Fischer.

Rahmenkonzept der beruflichen Schulen Baden-Würtemberg LEU H 02-4 REFA (Hrsg.) (1975): Methodenlehre des Arbeitsstudiums. Band 6. Arbeitsunterweisungen. REFA.

Rappe-Giesecke, Kornelia (2002): Die konzeptionelle Entwicklung der Supervision in den letzten zwanzig Jahren. In: Supervision, Heft 2, S. 55-65.

Rappe-Giesecke, Kornelia (2003): Supervision für Gruppen und Teams. Heidelberg: Springer. 3. Auflage.

Rappe-Giesecke, Kornelia (2009): Supervision für Gruppen und Teams. Heidelberg: Springer. 4. Auflage.

Rauen, Christopher (Hrsg.) (2000): Handbuch Coaching. Göttingen: Verlag für andewandte Psychologie.

Rausch, Adly (2008): Zur Charakteristik des Beratungsbegriffes. In: Rausch, Adly/Hinz, Arnold/Wagner, Rudi F. (Hrsg.): Modul Beratungspsychologie. Bad Heilbrunn: Julius Klinkhardt. UTB, S. 17-29.

Reibnitz von, Christine (2006): Integrierte Versorgungsformen stellen neue Anforderungen an die Pflegeausbildung. In: PrinterNet. Heft 3, S. 151–156.

Rentel, Tilman (2010): Resonanz und Schlüsselworte. In: Bindernagel, Daniel/Krüger, Eckard/Rentel, Tilmann/Winkler, Peter (Hrsg.): Schlüsselworte. Idiolektische Gesprächsführung in

Therapie, Beratung und Coaching. Heidelberg: Carl-Auer-Systeme, S. 47-55.

Rogers, Carl R. (1989): Die nicht-direktive Beratung. Counseling and Psychotherapy. Frankfurt am Main: Fischer.

Rogers, Carl R. (1989a): Die klientenzentrierte Gesprächspsychotherapie. Client-Centered Therapy. Frankfurt am Main: Fischer.

Rüller, Horst (2005): Kommunikation im Unterricht. In: Unterricht Pflege. Kommunikation. 10. Jg., Heft 4., S. 11-22.

Rust, Lisa/Bamberger Günter G./Abt-Zegelin, Angelika (2009): „Setzen Sie sich doch noch einen Moment …".Teil 2. Beratungsgespräche in der Pflege. In: Die Schwester Der Pfleger. 48. Jg., Heft 9, S. 856-860.

Sachweh, Svenja (2006): „Noch ein Löffelchen?": effektive Kommunikation in der Altenpflege. Bern: Hans Huber.

Sander, Klaus/Ziebertz, Thorsten (2010): Personzentrierte Beratung. Ein Lehrbuch für Ausbildung und Praxis. Weinheim; München: Juventa.

Scheu, Peter (2010): Empathie statt „Mit-Leid". Eine theoretische Grundlage zur Förderung empathischer Kompetenz in der pflegerischen Bildung. In: PADUA. Heft 5, S. 45-47.

Schmidt, Simone (2009): Expertenstandards in der Pflege: Eine Gebrauchsanleitung. Heidelberg: Springer.

Schneider, Kordula (2002): Neue Arbeitsfelder in der Pflege-eine definitorische Klärung von Beratung, Anleitung und Schulung. In: Unterricht Pflege. Beratung; Anleitung; Schulung. 7. Jg., Heft 4, Brake: Prodos, S. 2-8.

Schneider, Kordula (2005): Beratungskonzepte. In: Poser, Märle/Schneider, Kordula (Hrsg.): Leiten, Lehren und Beraten. Fallorientiertes Lehr- und Arbeitsbuch für PflegemanagerInnen und PflegepädagogInnen. Bern: Hans Huber, S. 387-424.

Schulz von Thun, Friedemann (2006): Miteinander reden: 1. Störungen und Klärungen. Allgemeine Psychologie der Kommunikation. Reinbek bei Hamburg: Rowohlt Taschenbuch.

Schützendorf, Erich (2007): Mehr Eigenzeit. Was AltenpflegerInnen im Arbeitsalltag für sich tun können. In: Dr. med. Mabuse. 32. Jg., Nr. 166, S. 51–54.

Schützendorf, Erich (2006): Wer pflegt, muss sich pflegen. Belastungen in der Altenpflege meistern. Wien; New York: Springer.

Sickendiek, Ursel/Engel, Frank/Nestmann, Frank (2008): Beratung. Eine Einführung in sozialpädagogische und psychosoziale Beratungsansätze. Weinheim; München: Juventa.

Simon, Walter (2004): GABALs großer Methodenkoffer. Grundlagen der Kommunikation. Offenbach am Main: Gabal.

Shazer, Steve de (1990): Wege der erfolgreichen Kurztherapie. Stuttgart: Klett Cotta.

Statistisches Bundesamt (2012): www.destatis.de/DE/PresseService/Presse/Pressemitteilungen/2010/11/PD10_429_224.html, 16.12.2012

Störkel, Friederike (2007): Prävention und Gesundheitsförderung. Grundlagen und Konzepte. In: Unterricht Pflege. Gesundheitsförderung. 12. Jg., Heft 1, Brake: Prodos, S. 2-8.

Thiersch, Hans (1997): Soziale Beratung. In: Nestmann, Frank (Hrsg.): Beratung – Bausteine für eine interdisziplinäre Wissenschaft und Praxis. Tübingen, S. 99-110.

Thomas, Birgit/Wirnitzer, Bruno (2001): Patienten und Pflegende in einer neuen Rolle. In: Pflegezeitschrift. Heft 7, Stuttgart: Kohlhammer, S. 469–473.

Thomas, Birgit/Wirnitzer, Bruno/Gottwald, Christa/Behrens, Johann (2005): Schulung und Anleitung in der stationären Krankenpflege zur Förderung der Selbständigkeit bei älteren Menschen mit eingeschränkter Mobilität nach hüftnahen Frakturen. In: PrinterNet 9, S. 472–479.

Tietze, Kim-Oliver (2008): Kollegiale Beratung. Problemlösungen gemeinsam entwickeln. Reinbek bei Hamburg: Rowohlt.

Tolsdorf, Mareike/Bamberger, Günter G./Abt-Zegelin, Angelika (2009): „Bitte bleiben Sie hier …" Teil 1. Beratungsgespräche in der Pflege. In: Die Schwester Der Pfleger. 48. Jg., Heft 7, S. 652-654.

Tschudin, Verena. (1990): Helfen im Gespräch. Eine Anleitung für Pflegepersonen. Basel: Recom.

Tschudin, Verena (1998): Counselling Skills For Nurses. London

Völkel, Ingrid (2009): Praxisanleitung in der Altenpflege. München; Jena: Elsevier. Urban & Fischer.

Wagner, Rudi F. (2008): Ethische Fragen in der Beratung. In: Rausch, Adly/Hinz, Arnold/Wagner, Rudi F. (Hrsg.): Modul Beratungspsychologie. Bad Heilbrunn: Klinkhardt. UTB. S. 251–272.

Wagner, Rudi F./Hinz, Arnold/Rausch, Adly/Becker, Brigitte (2009): Modul Pädagogische Psychologie: Grundlagenwissen und Hilfen für den beruflichen Alltag. Bad Heilbrunn: Klinkhardt. UTB.

Watzl, Petra (2008): Konfliktarten und ihre Merkmale. In: Forum Ausbildung. Konflikte im Berufsalltag. 2. Jg., Heft 1, Brake: Prodos, S. 31-33.

Watzlawick, Paul/Beavin, Janet H./Jackson, Don D. (2007): Menschliche Kommunikation: Formen, Störungen, Paradoxien. Bern: Hans Huber.

Weichler-Oelschlägel, Marion (2007): Informationsweitergabe. In: Lauber, Annette/Schmalstieg, Petra (Hrsg.) Wahrnehmen und Beobachten. Stuttgart; New York: Thieme, S. 51-61.

Weinberger, Sabine (2008): Klientenzentrierte Gesprächsführung. Weinheim; München: Juventa.

Weisbach, Christian-Rainer/Sonne-Neubacher, Petra (2008): Professionelle Gesprächsführung. Ein praxisnahes Lese- und Übungsbuch. München: dtv.

Wilz, Gabriele/Adler, Corinne/Gunzelmann, Thomas (2001): Gruppenarbeit mit Angehörigen von Demenzkranken. Ein therapeutischer Leitfaden. Göttingen; Bern; Toronto; Seattle: Hogrefe.

Winter, Maik H. J./Kuhlmey, Adelheid (2002): Prävention und Gesundheitsförderung in der Pflege. Konzepte und Umsetzungsmöglichkeiten. In: Stöckel, Sigrid/Walter, Ulla (Hrsg.): Prävention im 20. Jahrhundert. Historische Grundlagen und aktuelle Entwicklungen in Deutschland. Weinheim; München: Juventa, S. 266–272.

Zur Autorin

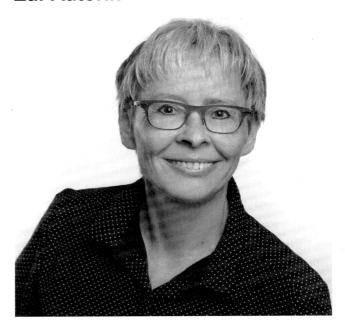

Dr. phil. Regina Becker wurde 1966 in Frankenberg (Eder) geboren. Sie ist Krankenschwester und promovierte Diplom-Pädagogin. Nach ihrer Ausbildung zur Krankenschwester an der Universitätsklinik Marburg absolvierte sie den Zweiten Bildungsweg am Hessenkolleg Wiesbaden und studierte an der Universität Frankfurt am Main Erziehungswissenschaften, Psychologie und Soziologie. Sie baute dann einen Sozialen Dienst in einem Altenwohn- und Pflegeheim auf. Anschließend führte sie Lehraufträge an der Universität Bremen im Studiengang „Lehramt Pflegewissenschaft" durch. Danach promovierte sie über die „Beratung von pflegenden Angehörigen" an der Universität Kassel. Zurzeit arbeitet sie als selbständige Dozentin an Krankenpflege- und Altenpflegeschulen sowie in der Fortbildung beim Deutschen Berufsverband für Pflegeberufe (DBfK). Homepage: www.pflegende-frauen.de